CRCのための
臨床試験
スキルアップノート

■編集　中野　重行
国際医療福祉大学大学院創薬育薬医療分野・教授/
大分大学医学部創薬育薬医学・客員教授/大分大学名誉教授

中原　綾子
国際医療福祉大学大学院創薬育薬医療分野・専任講師

■編集協力　石橋　寿子
聖路加国際病院教育・研究センター研究管理部

榎本有希子
日本大学医学部附属板橋病院薬剤部（治験管理室）・主任

笠井　宏委
独立行政法人国立がん研究センター中央病院臨床試験管理室

医学書院

CRCのための 臨床試験スキルアップノート		
発　　　行	2010年10月1日　第1版第1刷©	
編　　　集	中野重行・中原綾子	
編集協力	石橋寿子・榎本有希子・笠井宏委	
発 行 者	株式会社　医学書院	
	代表取締役　金原　優	
	〒113-8719　東京都文京区本郷 1-28-23	
	電話 03-3817-5600（社内案内）	
印刷・製本	永和印刷	

本書の複製権・翻訳権・上映権・譲渡権・公衆送信権（送信可能化権を含む）は医学書院が保有します．

ISBN978-4-260-00859-4

JCOPY　〈(社)出版者著作権管理機構　委託出版物〉
本書の無断複写は著作権法上での例外を除き禁じられています．
複写される場合は，そのつど事前に，(社)出版者著作権管理機構
（電話 03-3513-6969，FAX 03-3513-6979，info@jcopy.or.jp）の
許諾を得てください．

執筆者一覧 (執筆順)

中野	重行	国際医療福祉大学大学院創薬育薬医療分野・教授／大分大学医学部創薬育薬医学・客員教授／大分大学名誉教授
中原	綾子	国際医療福祉大学大学院創薬育薬医療分野・専任講師
小居	秀紀	塩野義製薬株式会社臨床開発部臨床開発Ⅳ部門長・次長
増原	直子	聖マリアンナ医科大学病院治験管理室・副師長
後藤	邦子	財団法人日本医薬情報センター・理事
森下	典子	独立行政法人国立病院機構大阪医療センター臨床研究センター臨床研究推進室・看護師長
西村(鈴木)多美子		就実大学薬学部薬理学教室・教授
榎本有希子		日本大学医学部附属板橋病院薬剤部(治験管理室)・主任
倉成	正恵	大分大学医学部附属病院総合臨床研究センター
笠井	宏委	独立行政法人国立がん研究センター中央病院臨床試験管理室
渡部	歌織	東京大学医学部附属病院臨床研究支援センター・主任
柏熊留里子		川崎市立多摩病院治験管理室・看護師長
石橋	寿子	聖路加国際病院教育・研究センター研究管理部
鈴木由加利		新潟大学医歯学総合病院生命科学医療センターちけんセンター部門・看護師長
伊豆津美和		株式会社CTD
白鳥	敦子	順天堂大学医学部附属順天堂医院GCPセンター
福島	芳子	独立行政法人放射線医学総合研究所企画部研究倫理管理支援ユニット
島田	昌典	株式会社イノベイションオブメディカルサービス医療事業部治験支援課・課長
森下真千子		聖マリアンナ医科大学病院治験管理室・主任
北澤	京子	日経BP社日経メディカル編集委員
三輪	亮寿	三輪亮寿法律事務所・所長・弁護士
松木	祥子	東京慈恵会医科大学附属病院臨床試験支援センター

序

　医薬品は患者の治療において，有効かつ安全であることが求められます。したがって，より有効かつ安全な薬物治療を志向することが，創薬育薬医療に携わる者の社会的使命になります。創薬育薬医療チームのなかで CRC(clinical research coordinator；臨床研究コーディネーター)は，主として薬物や医療機器などの有効性と安全性に関する信頼できるエビデンスを作るためのキーパーソンとなる臨床研究支援スタッフです。

　CRC が創薬育薬医療チームのなかで役割を果たすためには，「創造性とコミュニケーション能力」が必要になります。「創造性とコミュニケーション能力」に優れた人材の育成には，創薬育薬医療スタッフが一堂に会して交じり合って学習する機会，たとえば，参加体験型学習である本来の意味での「ワークショップ」などが役立ちます。そこで，2008 年 2 月以降約 3 年間にわたり，厚生労働科学研究費の補助を得た，日本臨床薬理学会主催の参加体験型の「CRC のためのワークショップ」と「認定 CRC のためのワークショップ」を，北海道から沖縄までの全国各地で開催しています。

　また，創薬育薬医療チームのスタッフの育成を目指した大学院のコースとして，働きながら学ぶ社会人を対象にした国際医療福祉大学大学院の「創薬育薬医療分野」のコースがあります。また，国際医療福祉大学大学院では，公開講座として 2004 年以来毎年，「乃木坂スクール」を開催してきました。この「乃木坂スクール」で開講されている「CRC のためのコース」のコーディネーターを筆者が務めるようになってからの 2007 年前期と後期に開催された内容から，いくつかのテーマを選択して，読み物としてまとめました。

　本書のタイトルを『CRC のための臨床試験スキルアップノート』と題して，A．総論―CRC の役割と業務の現状，B．創薬育薬医療スタッフの連携，C．創薬育薬医療チーム内のコミュニケーションとトラブル予防策，D．被験者保護と IRB のありかた，E．臨床試験のインフォームドコンセントの 5 つのカテゴリーに分類し，スクールの講師を務めていただいた方々の講演内容を骨格にして，読みやすくまとめ直していただいています。

　創薬育薬医療に携わる「創薬育薬医療チーム」のスタッフの方々の日々の活動に，または今後の知識，技能，態度の習得に少しでも役立つならば，編集者と編集協力者の喜びとするところです。最後になりましたが，本書の編纂に当たっては，医学書院編集部の北條立人氏の努力に負うところ大であり，ここに謝意を表します。

2010 年 8 月

中野重行

目次

オーバービュー 　　中野重行　　1
- ① わが国における CRC の誕生 …… 1
- ② 日本臨床薬理学会認定 CRC 制度の設立と認定 CRC …… 1
- ③ CRC 連絡協議会の結成と「CRC と臨床試験のあり方を考える会議」の誕生 …… 1
- ④ 「CRC の ABC Steps」と SCRP …… 2
- ⑤ 創薬育薬医療チームと創薬育薬医療スタッフ …… 4
- ⑥ 創薬育薬医療チームのスタッフの育成 …… 4

A　総論―CRC の役割と業務の現状

1. CRC の役割とスキルの向上　　中原綾子　　8
- ① 新 GCP が施行された経緯 …… 8
- ② CRC に必要な知識とスキル …… 11
- ③ 治験の現状 …… 12
- ④ 治験の動向 …… 13
- ⑤ 治験の現状調査から見えてくる課題 …… 14
- ⑥ CRC の業務拡大―治験から臨床試験へ …… 16

2. 治験依頼者との接点業務の現状と改善点―治験依頼者の立場から　　小居秀紀　　19
- ① 治験依頼者における業務改善への取り組み …… 21
- ② 治験依頼者からみた CRC の現状と課題 …… 25
- ③ まとめ …… 29

3. 治験依頼者との接点業務の現状と改善点―CRC の立場から　　増原直子　　31
- ① 収集データの品質保証に対する CRC の心構え …… 31
- ② 被験者の安全確保における CRC の心構え …… 36
- ③ まとめ …… 38

4. 品質保証業務の現状と改善点―監査担当者/CRC の立場から　　後藤邦子・森下典子　　40
- ① 医薬品開発とは …… 40
- ② 医療機関からみた監査への疑問と監査担当者からの回答 …… 45
- ③ 監査結果を受けて医療機関はどのように対応すべきか …… 55
- ④ 監査担当者から医療機関に望むこと …… 56

⑤ 監査担当者から CRC に望むこと ……………………………………………… 60
⑥ 今後の監査のありかた …………………………………………………………… 61

5. GCP 調査の立場と CRC の視点—GCP 調査の立場から　　西村(鈴木)多美子　62
① GCP の目的と原則的事項 ………………………………………………………… 63
② GCP 調査の立場からの GCP 遵守への提言 …………………………………… 65
③ GCP 調査の見直しの方向性 ……………………………………………………… 68

6. GCP 調査の立場と CRC の視点—CRC の立場から　　榎本有希子　70
① CRC 業務と GCP …………………………………………………………………… 70
② 被験者となるべき者の選定 ……………………………………………………… 70
③ 被験者に対する責務 ……………………………………………………………… 71
④ 治験実施計画書からの逸脱 ……………………………………………………… 75
⑤ 治験中の副作用等報告 …………………………………………………………… 77
⑥ 説明文書 …………………………………………………………………………… 81
⑦ 被験者の意思に影響を与える情報が得られた場合 …………………………… 82
⑧ まとめ ……………………………………………………………………………… 83

B　創薬育薬医療スタッフの連携

1. 創薬育薬医療チーム内の調整—市中肺炎を例にして　　倉成正恵・中原綾子　86
① CRC の役割 ………………………………………………………………………… 86
② 市中肺炎を対象とした抗菌薬の治験例における院内調整 …………………… 88
③ 院内の治験システムの構築 ……………………………………………………… 93
④ よりよいコーディネーションを行うために CRC に必要な能力 …………… 94

2. 創薬育薬医療チーム内の調整—検査部門を中心にして　　笠井宏委　95
① 治験に関係する院内部門と院内調整の現状について ………………………… 96
② 院内調整のスキルとコツ ………………………………………………………… 101
③ 予期せぬこと，そのとき必要になる院内調整 ………………………………… 102
④ 院内調整のために必要な能力 …………………………………………………… 104
⑤ 医師主導治験・研究者主導臨床試験のマネジメント ………………………… 104

3. わかりやすい資料の作り方—薬剤師 CRC の立場から　　渡部歌織　105
① 院内スタッフに配布する資料とは ……………………………………………… 105
② プロトコールサマリーの作り方 ………………………………………………… 107
③ スタートアップミーティング時に配布する資料 ……………………………… 108
④ 検体処理などの手順に関する資料 ……………………………………………… 110
⑤ 施設内のその他のスタッフに治験を知らせる資料 …………………………… 112
⑥ まとめ ……………………………………………………………………………… 112

4. わかりやすい資料の作り方—看護師 CRC の立場から　　柏熊留里子　113
- ① 院内配布用資料の作り方 ·· 113
- ② プロトコールサマリーの作り方 ·· 115
- ③ 治験スケジュールの調整用資料 ·· 117
- ④ 検体処理の手順に関する資料 ·· 119

5. CRC 業務に必要なツール作成の実際　　石橋寿子　123
- ① Excel を用いた個別のスケジュール表の作成 ························ 123
- ② Excel を用いた被験者ごとの服薬日誌の作成 ························ 127
- ③ 選択・除外基準の一覧表およびスクリーニング板の作成 ········· 127
- ④ Excel や Word を用いたワークシート・チェックリストの作成 ··· 129
- ⑤ Visio を用いた他職種・他部門との打ち合わせ資料の作成 ······· 132
- ⑥ まとめ ·· 135

C　創薬育薬医療チーム内のコミュニケーションとトラブル予防策

1. 医療機関と治験依頼者間のトラブル　　鈴木由加利　138
- ① トラブルを起こさないために CRC ができること ···················· 138
- ② 治験依頼者とのトラブル事例 ·· 142
- ③ まとめ—CRC から望むこと ·· 147

2. 医療機関と被験者間のトラブル　　伊豆津美和・白鳥敦子　148
- ① 治験におけるトラブルの特徴 ·· 148
- ② 被験者選定，インフォームドコンセント時のトラブル ············ 149
- ③ 被験者の抱える不安へのサポート ···································· 153
- ④ 来院管理で予測されるトラブル ······································· 154
- ⑤ 治験実施中に起こりうるトラブル・逸脱 ···························· 156
- ⑥ トラブルにつながりやすい有害事象，補償 ························· 161
- ⑦ トラブルを予防するために ·· 166

3. 医療機関のスタッフ間のトラブル—医療機関所属 CRC の立場から　　福島芳子　169
- ① 医療機関のスタッフ間で起こりうるトラブル ······················· 169
- ② 医療機関のスタッフ間で CRC が心がけること ······················ 173

4. 医療機関のスタッフ間のトラブル—SMO 所属 CRC の立場から　　島田昌典　174
- ① 日本 SMO 協会から報告されたトラブル事例 ························ 174
- ② トラブル発生のメカニズム ·· 175
- ③ 事例紹介 ··· 176
- ④ 現場で活躍する CRC の方へ—よりよい治験実施に向けて ········ 180

5. 事例から学ぶトラブル予防策　　森下真千子　181
① 事例紹介 ……………………………………………………………………… 181
② トラブルを CRC の財産とする ……………………………………………… 187

D　被験者保護と IRB のありかた

1. 一般市民からみた治験と被験者保護　　北澤京子　190
① 患者にとって治験とは ……………………………………………………… 190
② なくならない情報の非対称性 ……………………………………………… 191
③ 治験のインフォームドコンセント ………………………………………… 192
④ CRC 自身がプロトコールを吟味する必要性 ……………………………… 193
⑤ 治験の"質"を評価できる CRC に ………………………………………… 194

2. 法的立場からみた被験者保護をめぐる「Q&A」　　三輪亮寿　195

3. 被験者保護と模擬 IRB による学習　　中野重行　200
① 臨床試験の基本構造と被験者保護 ………………………………………… 200
② 被験者保護のためのインフォームドコンセントと IRB の役割 ………… 201
③ 臨床試験の科学性と倫理性を学ぶために役立つ「模擬 IRB」 …………… 203
④ 「模擬 IRB」の実施方法 …………………………………………………… 204

E　臨床試験のインフォームドコンセント

1. 同意説明文書を考える　　中原綾子　208
① インフォームドコンセントとインフォームドチョイス ………………… 208
② 患者にわかりやすい説明とは ……………………………………………… 209
③ インフォームドコンセント時のキーポイント …………………………… 209
④ 患者が抱いている想い ……………………………………………………… 211
⑤ CRC が陥りやすい「勘違い」 ……………………………………………… 213
⑥ IRB からの指摘事項 ………………………………………………………… 214
⑦ 同意説明文書作成・インフォームドコンセント時のポイント ………… 214

2. 創薬育薬医療スタッフに必要な被験者保護の知識　　松木祥子　216
① 被験者が置かれている状況を考える ……………………………………… 216
② 被験者の意思決定を促すもの ……………………………………………… 217
③ 副作用についての情報提供 ………………………………………………… 217
④ 被験者の納得を引き出す …………………………………………………… 218
⑤ 被験者の判断力を見極める ………………………………………………… 223

付録：参加体験型ワークショップの記録　　　中原綾子・中野重行　225
　① ワークショップとしての「模擬IRB」の行い方 ……………………………… 225
　② ワークショップとしての「代諾者の必要な治験での同意取得」……………… 228

索引　233

【本書で頻出する用語について】

■ CRC

　CRC は clinical research coordinator の略語であり，文字どおり「臨床研究コーディネーター」のことである。わが国で CRC の養成が本格的に始まったのは，GCP が改定され新 GCP となった翌年（1998 年）からであるが，当初，治験の部分の基盤整備を急いだ関係で「治験コーディネーター」という呼称で養成研修会が開催された。しかし，医療の質を高めるためには信頼できるエビデンスが必須であり，治験という段階を終えて製造販売された後の医薬品にも臨床試験を含む臨床研究が必要であることから，本来の意味で「CRC」と呼ぶことが一般的となってきた。また，CRC には治験だけでなく臨床試験を含む臨床研究全体の支援が期待される機会が増えつつある。本書では，「CRC」に統一して記載することにして，「治験コーディネーター」という用語の使用は避けることとした。ただし，CRC が治験を支援する際には「治験コーディネーターとして働く」という表現はありえる。また，CRC の説明としての「臨床研究コーディネーター」という用語は，必要に応じて使用することとした。

■ 治験，臨床試験，臨床研究

　人間を対象にした研究を「臨床研究」という。臨床研究の中でなんらかの介入の影響を明らかにしようとする前向きの研究を，「臨床試験」と称する。臨床試験の中で，厚生労働省から製造販売の承認を得るために申請する資料にする臨床試験を「治験」と称する。つまり，治験は臨床試験に含まれており，臨床試験は臨床研究に含まれている。

■ プロトコール

　プロトコール（またはプロトコル）は，「活動手順」などの意で使用されている英語 protocol が原語である。日本語に翻訳されることなく，英語の発音がそのまま日本語化して使用されている。プロトコールは，最近の傾向として長音「ー」を省略する流れの中で，「プロトコル」とも記載されるが，本書では「プロトコール」を採用した。プロトコールは治験に関する記載が主体となる文脈では「治験実施計画書」，臨床試験についての幅広い記載が主体となる文脈では「臨床試験実施計画書」という表現を主として採用した。しかし，プロトコールという表現の混在も許容することとした。

（中野重行）

本書で用いた主要な略語一覧

CRA	clinical research associate ； モニター（治験依頼者サイドの治験担当者である臨床開発モニター）
CRC	clinical research coordinator ； 臨床研究コーディネーター
CRF	case report form ； 症例報告書
CRO	contract research organization ； 開発業務受託機関
GCP	Good Clinical Practice ； 医薬品の臨床試験の実施の基準
GLP	Good Laboratory Practice ； 医薬品の安全性に関する非臨床試験の実施の基準
GMP	Good Manufacturing Practice ； 医薬品及び医薬部外品の製造管理及び品質管理の基準
IC	informed consent (informed choice) ； インフォームドコンセント（インフォームドチョイス）
ICH	International Conference on Harmonization of Technical Requirements for Registration of Pharmaceuticals for Human Use ； 日米欧医薬品規制調和国際会議
IRB	institutional review board ； 治験審査委員会
SAE	serious adverse event ； 重篤な有害事象
SDV	source document verification ； 原資料の直接閲覧
SMO	site management organization ； 治験施設支援機関
SOP	standard operating procedure ； 標準業務手順書

オーバービュー

1 わが国におけるCRCの誕生

　わが国で本格的なCRC（clinical research coordinator；臨床研究コーディネーター）の養成研修が始まったのは1998（平成10）年である．改定された新GCP（Good Clinical Practice；医薬品の臨床試験の実施の基準）が完全実施された年であった．CRCは当初，「治験コーディネーター」として養成が始まった．医薬品の治験の実施方法が，1990年代に始まった国際的なハーモナイゼーションの動きと連動して，大きく変わった時期だったので，新しい実施方法に基づく治験の実施を支援するスタッフの必要性が叫ばれたからである．したがって，研修が始まった当時は，CRCは治験を支援するスタッフという意味で「治験コーディネーター」と呼ばれていた．

　しかし，CRCは本来の言葉の意味するとおり，「臨床研究コーディネーター」であるので，CRCが治験の支援活動をするとき「治験コーディネーターとして働く」というのが正しい表現であるといえる．したがって，その後CRCの育成が進むとともに，CRCは「臨床研究コーディネーター」と呼ばれるようになり，治験を含む臨床研究を支援するようになってきた．

2 日本臨床薬理学会認定CRC制度の設立と認定CRC

　CRCの初期養成研修会が始まって10年以上が経過し，CRCは着実に育っている．CRCの初期養成研修の受講者は6,000人を超えた．

　日本臨床薬理学会認定CRC制度は2002（平成14）年に設立され，認定CRC試験は2004（平成16）年から開始された．知識レベルの評価は多肢選択方式の試験により，技能レベルの評価は記述試験により，態度レベルの評価は面接試験により行っている．

　認定CRC試験合格者（認定CRC）の数は，2010（平成22）年1月1日には約1,200名を数えるまでになった．

3 CRC連絡協議会の結成と「CRCと臨床試験のあり方を考える会議」の誕生

　CRCの養成研修会は，1998（平成10）年に薬剤師研修センター（厚生労働省の研修を実施），日本看護協会，日本病院薬剤師会，文部科学省（その後，山口大学に委嘱）が開始した．少し遅れて，日本臨床衛生検査技師会が養成研修を始めた．2001（平成

13)年春,これらの諸団体に日本臨床薬理学会と製薬工業協会が加わって「CRC連絡協議会」(代表世話人:中野重行)を結成した。このCRC連絡協議会において,CRCの共通の話し合いの場として「CRCと臨床試験のあり方を考える会議」を開催することになり,以後毎年秋に開催が継続されている。その後,日本SMO協会がこのCRC連絡協議会に加わって,現在7つの団体で運営している。

2007(平成19)年に開催された日本臨床薬理学会年会のトワイライトセミナーで,薬剤師研修センター(厚生労働省の研修を実施),日本看護協会,日本病院薬剤師会,日本臨床衛生検査技師会,文部科学省(山口大学に委嘱)の間で,CRC養成研修会の必須事項を作ることの必要性に関する合意が得られた。その後,2008(平成20)年8月下旬に開催されたこれら5団体に日本臨床薬理学会が加わった会議で,次の2つの合意を得た。

❹ 「CRCのABC Steps」とSCRP

2008(平成20)年8月の5団体と日本臨床薬理学会の会議で得られた合意事項は,次の2つである。

第一は,「CRCのABC Steps」,つまり,Assistant CRC(ACRC),Beginner CRC(BCRC),Certified CRC(CCRC:日本臨床薬理学会認定CRC),Senior CRC(SCRC:Specialist CRCなど)というCRCのステップアップの図式が出来上がったことである(❶,❷)。その後,SCRCは,CRCの仕事の領域を超えた方々を含めてSenior Clinical Research Professional(SCRP)としてまとめることになった。SCRPの中にSCRCも含まれるようにするのがより現実的かつ妥当であろうとの合意に基づき,現在ではACRC,BCRC,CCRC,SCRP(このなかにSCRCも含まれる)というステップアップの図式に発展した。

第二は,CRCの研修必須事項の内容を,日本臨床薬理学会認定CRC制度委員会で作成した「CRCのための研修ガイドライン」(『CRCテキストブック』第2版の付録参照,医学書院発行,2007)に記載されている項目を含むものにすること,および研修期間は5日間以上とすることである。

CRC養成研修会はどのようなイメージのものになるかを具体的に提案するために,日本臨床薬理学会主催の「CRC養成モデル研修会」を企画し,2009(平成21)年8月5日〜9日の5日間,京都大学医学部で開催した。この研修会は,必須項目のポイントを網羅した講義と,参加体験型学習であるワークショップを組み合わせた構成とした。この「CRC養成モデル研修会」を共催したのは,大分大学医学部創薬育薬医学講座,国際医療福祉大学大学院創薬育薬医療分野,京都大学大学院医学研究科社会健康医学系専攻遺伝カウンセラー・コーディネーターユニット,聖マリアンナ医科大学薬理学教室,大阪市立大学大学院医学研究科医薬品・食品効能評価学,大分大学医学部附属病院総合臨床研究センター,NPO法人豊の国より良き医療と健康づくり支援センター(略称:豊サポート)であった。

1 CRC の ABC Steps

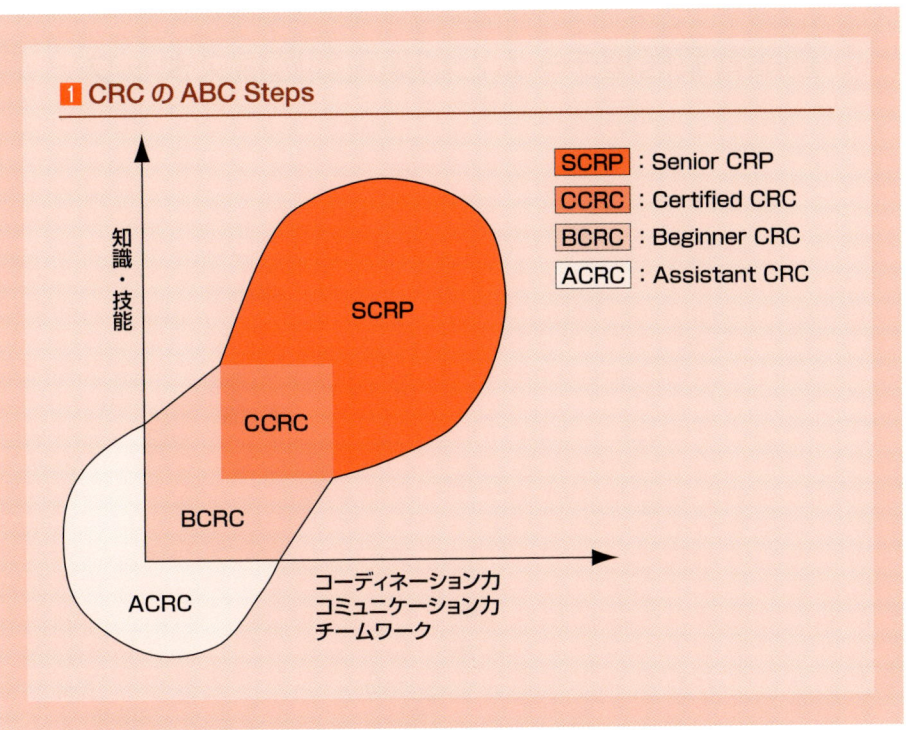

2 CRC の ABC Steps

ACRC：Assistant CRC
- 次の BCRC になる前のすべての CRC

BCRC：Beginner CRC
- 5団体の合意に基づく minimum requirement を満たす研修修了者

CCRC：Certified CRC (JSCPT)
- 日本臨床薬理学会 (JSCPT) 認定 CRC 試験の合格者

SCRP：Senior CRP (Clinical Research Professional)
- 専門領域で働く specialist CRC，clinical research manager，統計学者，臨床研究者，医師，創薬育薬領域の教育職，その他必要に応じて幅広い職種が含まれる

❺ 創薬育薬医療チームと創薬育薬医療スタッフ

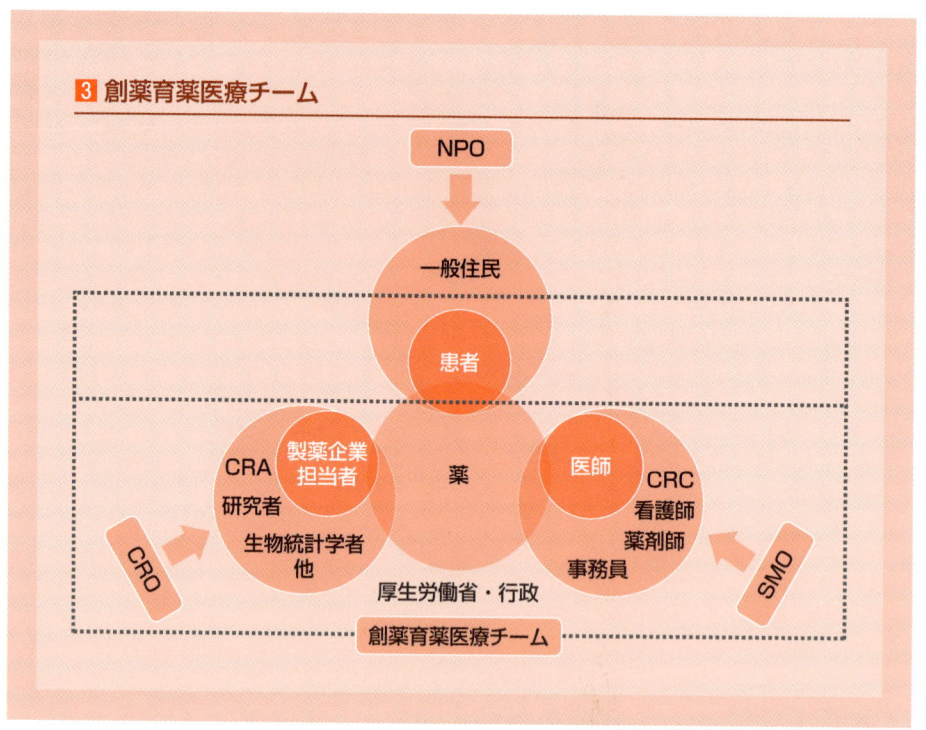

　創薬と育薬のプロセスには，共通の目的をもった多職種の方々が参画するため，創薬と育薬の全体像が見えにくくなりやすい。そこで，創薬と育薬という目的を共有した多職種の方々の働くこの領域を「創薬育薬医療」として医療の中に位置づけ，この創薬育薬医療の領域で働く人達を「創薬育薬医療チーム」のスタッフとするコンセプトを，2006（平成18）年に提唱した（3）。

　「創薬育薬医療チーム」というコンセプトを提唱した理由は，創薬と育薬を目指す同じ「創薬育薬医療チーム」のチームプレイヤーとしての自覚が創薬育薬医療スタッフの間に育ち，目指すビジョンに合致した効果的なチームプレーが生まれることを期待したからである。

❻ 創薬育薬医療チームのスタッフの育成

　「創薬育薬医療」がわが国の医療の中で健全に育ち，医薬品が本来目的としている「真に患者のために貢献できる」（より有効かつ安全な薬物治療を志向する）ようにするためには，今後わが国内に「臨床試験のこころ」をもった医療者が数多く育ち，また臨床研究者やCRCをはじめとする多くの創薬育薬医療スタッフが育ち，信頼できる

エビデンスを作るための基盤整備を整える必要がある。

　そのためには，「創造性とコミュニケーション能力」に優れた創薬育薬医療スタッフの育成が必要となる。「創造性とコミュニケーション能力」に優れた人材の育成には，創薬育薬医療スタッフが一堂に会して交じり合って学習する機会（たとえば，参加体験型学習である本来の意味での「ワークショップ」など）を増やす必要がある。

　今後，臨床試験の理論を学び，実践の力を身につけた創薬育薬医療チームが育つために，全国の各地で，創薬育薬医療チームのスタッフの養成のための大学院の研修コース，あるいは研修会やワークショップが生まれ，育っていくことが期待される。

（中野重行）

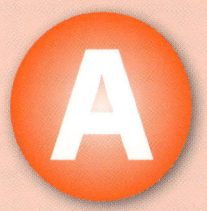

総論一
CRCの役割と業務の現状

A. 総論—CRCの役割と業務の現状

1 CRCの役割とスキルの向上

　CRCの養成が始まり10年が経過した。現在，4,000人とも5,000人ともいわれる数多くのCRCが誕生し，医療資格の壁を越えた新しい職種ともてはやされているが，"社会的に認知された職種"であるとはまだ言いがたい状況である。「治験とは？」，「新GCPとは？」を考えながらCRCがどのような役割を果たすのか，どのような業務ができるのか手探り状態ではじめたというのが実情といえる。

❶ 新GCPが施行された経緯

　新GCPのキーワードである「倫理的科学的な治験を実施する」という言葉は，患者の人権と福祉を守る立場にある医療スタッフにあっては当然の原則である。ただ臨床研究・臨床試験として行われてきた過去の非倫理的「人体実験」という歴史的経緯をふまえ，現在の臨床における試験や研究を実施する際の倫理規定が存在していることを認識する必要がある。

> **新GCPのキーワードをCRC業務であらわすと…**
> 倫理性：インフォームドコンセントと文書による同意取得
> 科学性：GCP・プロトコールを遵守した治験の実施
> 信頼性：SDV（原資料の直接閲覧）・モニタリング・監査の対応

　■に示したように一般市民にとって，人体実験といえばナチス・ドイツにおける人体実験や旧日本軍が行った人体実験が思い浮かぶようで，マイナスイメージが強い。ナチス・ドイツの人体実験に対する裁判で出されたのがニュルンベルク綱領である。これを基盤に世界医師会は，ヒトを対象とする医学研究に関わる医師，その他の関係者に対して，医学研究におけるヒトを対象にした実験や研究を行う際の倫理性の基本原則としてヘルシンキ宣言を発展させてきた。CRCは，このような歴史的背景があって法の整備がなされ，現行のGCPの施行に至っていることを理解したうえで治験に臨む必要がある。

◼1 新 GCP が施行された経緯

人体実験からイメージするもの

　ナチスの人体実験・米軍の放射能人体実験・タスキギー梅毒研究・日本軍731部隊の人体実験

これらの歴史的背景を踏まえ法の整備が行われた

- ニュルンベルク綱領（1947年）
- ヘルシンキ宣言（1964年）
- ベルモントレポートの発令（1979年）
- 旧 GCP 完全実施（1990年）
- ICH*-GCP への合意（1996年）
- 答申 GCP の告示（1997年）
- 新 GCP の完全実施（1998年）

*ICH; International Conference on Harmonization of Technical Requirements for Registration of Pharmaceuticals for Human Use；日米欧医薬品規制調和国際会議

　治験に関わるようになり CRC 自身の治験に対するイメージは一新されたと思われるが，まだ一般市民・医療スタッフは良いイメージを抱いていない印象も受ける。

　教科書や啓発パンフレットには患者や医療スタッフが治験に参加することのメリットが種々あげられている。以下に一例をあげる。

患者にとってのメリット
① 来院頻度や検査の回数が増えるがていねいな診察を受けることができる
② 治験薬（実薬）が投与されれば最新の治療を受ける機会になる
③ 将来の患者のために社会貢献できる

医療スタッフにとってのメリット
① 科学的なエビデンス医療の基盤づくりに参加できる
② 医療人として医療の質のレベル向上に役立てる

　しかしながら，治験への参加は患者あるいは医療スタッフにとってメリットばかりではない。

　一般市民・医療スタッフが治験に対してマイナスイメージを抱いている場合も少なからずある。そのイメージを◼2，◼3に示す。

> **2 一般市民に治験のイメージが悪いのは…**
> - 有効性が確立されていない
> - 未知の副作用が起こりうる
> - マイナス情報(重篤な副作用や死亡例など)が十分公表されているのか疑問
> - 製薬会社と医師の癒着(新GCP以前?)
> - マスコミで薬害や医療事故などマイナスイメージの部分ばかりが強調される

> **3 医療スタッフに治験のイメージが悪いのは…**
> - 通常の診療のなかで実施されるために余分な業務が増えるような感じがする
> - 通常の診療業務をプロトコールに規定された手順で行うので煩雑に感じる
> - 非倫理的イメージ(悪い意味の人体実験のイメージが強い)
> - 通常業務が忙しい

　このような治験に対する悪いイメージが浸透し,治験がなかなか推進しないという現実がある。CRCが養成されたきっかけは,治験を円滑に進めていくための方策として始まった全国治験活性化3カ年計画である。医療機関においてCRCには被験者・治験担当医師・治験依頼者の間のみならず医療スタッフ間(治験チーム)のコーディネーションが期待され,また治験依頼者からは直接閲覧の対応やCRF(case report form;症例報告書)の記載や医師との調整が期待された。

> **CRCに期待される能力**
> ① 患者に適切な情報を伝える能力
> ② 患者をケアする能力
> ③ 治験依頼者からの情報を正しく受け取る能力
> ④ 医師・医療スタッフ間を調整する能力

　GCPを遵守した治験の円滑な推進をはかるためのCRC業務が構築された。**表1**に企業主導治験で行われている一般的なCRC業務を示す。CRC業務は治験開始前から,終了まで幅広い業務が発生する。その業務内容は,デスクワークから,被験者ケア,医師の診療補助など多岐にわたり,様々な医療職種の知識を身につけておく必要がある。しかし,これらすべての業務をCRC1人で実施することは難しく,薬剤部・検査部・看護部(外来・入院病棟)・放射線部・医事課・管理課・経理課など院内の多くの部署の協力を得て連携をとることが重要になる。

表1　日本におけるCRC業務の例

治験の準備	・治験の申請時ヒアリング ・説明同意文書作成支援 ・治験実施に必要な資料作成 　プロトコールサマリー(ポケットプロトコール)作成 　スクリーニングシート・症例ファイル作成 　ワークシート(シール)作成・来院スケジュール管理表 　業務分担(役割の明確化)・治験情報の作成(カルテ貼付用)　など ・治験関連部署の調整 ・スタートアップミーティング開催 ・被験者スクリーニング
治験実施中	・インフォームドコンセントの補助 ・被験者の来院スケジュール調整(管理) ・被験者対応(面談) ⇒ クリニカルチェック，情報収集 ・服薬コンプライアンス，有害事象の確認，併用薬，併用禁止薬，併用療法の確認 ・臨床検査の依頼と検査値の確認経過の記録および整合性チェック(ローカルデータマネジメント) ・CRFの作成・確認・提出・保管管理 ・試験薬や検査資材・機器などの管理 ・モニタリング・監査への対応(モニタリング・監査・GCP調査など依頼者との対応)
その他	・有害事象，補償などへの対応 ・医事(保険外併用療法費)への対応 ・治験責任医師が作成する文書の作成支援 ・治験責任医師が保管する文書の保管管理 ・被験者相談窓口の対応

❷ CRCに必要な知識とスキル

　表1に示したようにCRC業務は，治験開始前の準備の段階から終了まで幅広い。日本において治験は日常診療のなかで実施される。治験を実施する医療機関において医療スタッフが日常業務の範囲内で治験業務を無理なく実施できるよう調整サポートするのがCRCである。そのためにはあらかじめ院内の各部署のスタッフの日常業務を把握しておく必要がある。

　4のように担当した疾患の病態やその標準的治療法【医学的知識】，標準的に使用されている薬剤の種類とその作用や副作用【薬学的知識】，実施される検査の内容と正しいデータ収集のための手順【臨床検査の知識】，といったように医学薬学に関する専門知識から，医事・管理業務のような医療事務に関する知識も必要になる。また，CRCには薬事法やGCP・医療法などの法規関連の知識や基本的なPC操作など，それぞれがもっている医療資格に関わる以外の知識やスキルが求められている。このように日本におけるCRCは治験や臨床試験に関わるすべての業務をCRC業務として構築してきた。日常診療業務に無理のない形で治験業務を実施できるように様々な工夫が必要になる。そのためには知識ばかりでなく，マネジメント能力・問題解決能力・コ

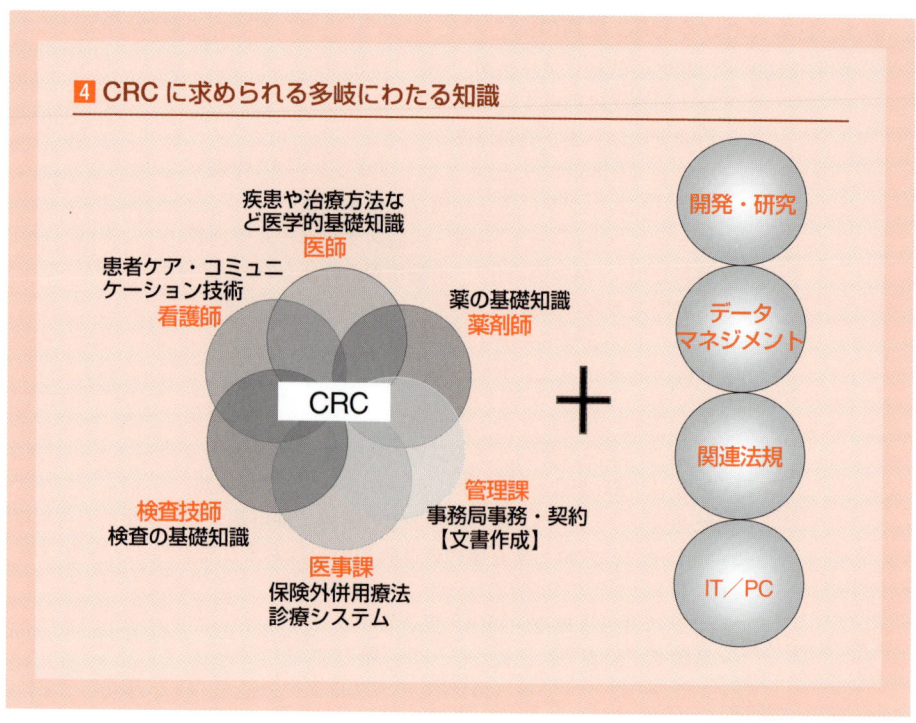

ミュニケーション能力のような体験して身につける技術も要求される。

❸ 治験の現状

　2004(平成16)年に出された全国治験活性化3カ年計画においては治験の空洞化を解消するために次のような目標が掲げられた。

- 治験ネットワークの推進
    - 大規模治験ネットワーク・地域治験ネットワークの構築
- 医療機関の治験実施体制の充実
    - CRC 5,000人養成・治験推進協議会の開催
- 患者の治験参加の支援
    - 市民への啓発
- 企業における治験負担の軽減
- 臨床研究全体の推進

　3年経過後,「医療機関の治験実施体制に関する調査班」が組織されアンケート調査による結果が報告された(詳細は厚生労働省のホームページに掲載されている)。その結果,CRCの育成や医療機関の体制整備が整ってきていること,また症例数が多い評価しやすい疾患における治験は進行するようになったが,国際的にはその進捗は遅れ

> **5 治験の現状**
>
> これまでの治験活性化により，症例数が多く評価がしやすい疾患においては，企業主導の治験は進行するようになった
>
> ↓
>
> 症例数が少ない疾患，評価がしにくい疾患，企業の収益性が低い薬剤，難治性疾患，小児疾患，がんなどの技能を要する治験が進行しにくい

をとっており，症例数が少ない疾患や難治性疾患，がん，小児疾患など疾患により治験が進行しにくい現状が浮き彫りになった（5）。

❹ 治験の動向

> **6 治験の動向**
> - ブリッジング試験から国際共同治験
> - 企業主導治験と医師主導治験
> - がん，小児，精神など領域の専門化
> - 中核病院，拠点病院などの体制の強化
> - 治験実施の効率化
> - 治験依頼者と医療機関の業務の明確化
> - CRF（手書き）から EDC へ※
>
> ※electronic data capturing；電子媒体を用いたデータ管理

　日本における「くすり」の開発は，物質から薬として承認されるまでに十数年の年月を要するといわれる。海外に比べると審査体制や医療制度の違いがあるとはいうものの日本では治験の空洞化，ならびに海外の開発スピードから後れをとっているために，日本の患者は新しい治療を受ける機会を逸しており，不幸なことといえる。新 GCP が施行された頃は国内での独自の治験がほとんどであった。

　そのなかで，海外先行の医薬品に関しては海外のデータを用いたブリッジング試験が行われていたが，海外とのドラッグ・ラグを解消するためには国際同時開発の必要性に迫られ，最近では国際共同治験やアジアでの共同治験などが実施されるようになっている。また GCP 施行当時は企業主導治験が主であったが，GCP 改正に伴い医師主導治験の実施が可能になり，CRC 業務は拡大されつつある。

1．CRC の役割とスキルの向上

❺ 治験の現状調査から見えてくる課題

7 治験を実施する人材に関する現状調査

医師
- 受託理由（医学の発展・研究費・最新の知識）
- 多忙，実績が評価されない

治験審査委員会(IRB)委員
- 研修がない，非専門家の発言が少ない

データマネジャー
- 医療免許保有者が半数（トレーニングシステムが確立されていない）

治験事務職員
- 人数が3割程度足りないと感じる

8 治験の啓発に関する現状調査

治験の情報と参加のきっかけ
- 一般的情報：新聞・雑誌・テレビ・インターネット
- 参加の動機：医師やCRCからの情報

自分や家族が治験に参加する際の具体的説明は医師やCRCから受けたい人が多数

　前述のように全国治験活性化3カ年計画の結果が厚生労働省の調査班によってまとめられているので，ここで一部抜粋する（詳細は厚生労働省ホームページに掲載されている）。

(1) 治験ネットワークの推進では，ネットワークが期待される機能を発揮しているとは言いがたい。

(2) 医療機関の治験実施体制の充実では，治験推進協議会の開催やCRCが育成されたといった点で目標は達成されたが，治験を実施する人材（医師・IRB委員・データマネジャー・治験事務職員など）の育成の面では十分とは言いがたい（7）。

(3) 患者の治験への参加（啓発）においては，多数の患者や家族が，治験に参加する際の具体的説明を医師やCRCから受けたいと思っているが，その半数以上が治験情報の提供機会が不十分と考えている。治験に参加する側の要望として，①治験前後の十分な説明と情報提供，②補償の内容，③治験の結果と上市に関わる情報があげられ治験開始前から承認後までの幅広い情報提供を望んでいることがわかる（8）。

(4) 企業における治験業務負担の軽減においては，治験の効率化・IT化が進められる一方で，治験の専門的窓口の設置が進まないことやモニターの施設訪問回数が多いこと，施設内で作成すべき書類資料作成を企業側が負っていることなどが具体的問題としてあげられている。

　このように，調査結果から，人材育成の面では，CRCの育成は進んでいるものの，生物統計学者やデータマネジャーの教育システムの確立の遅れがうかびあがる。ま

> **⑨ 調査結果から感じ取れるもの**
> - 新 GCP 施行後 CRC は育ってきたが臨床試験の専門家（生物統計学者，データマネジャーなど）の育成が不十分
> - 治験のグローバル化が進むなかで，日本は質の確保はできた
> - 効率化や価格の点で非常に遅れをとっている
> - 体制整備のなかで，ネットワークが十分な機能を果たしていない

た，CRC には臨床研究の支援まで幅広い活動が望まれていることがわかる（⑨）。

厚生労働省では全国治験活性化3カ年計画の結果をふまえて，平成19年度より，新たな全国治験活性化5カ年計画を発表した。国をあげての施策の検討が行われ，これに伴い年単位で薬事法や GCP の改正が行われており，治験環境は大きく変りつつあるといえる。

治験を効率よく実施するために，依頼者と医療機関の業務の明確化や EDC の導入が進められている。治験環境の変化と治験の活性化は CRC の業務も大きく変えつつある（⑥）。たとえば，CRC の業務の細分化がはかられ，「がん領域」，「精神科領域」，「小児領域」など専門領域化する傾向にある。少人数で多くの試験を担当していくために，CRC のもつバックグラウンドを活かして，被験者ケアを行う CRC，試験データの管理（CRF や EDC の記載など）を行う CRC といったように業務を分担している施設もある。また，医師主導治験や大規模臨床試験のように試験全体のマネジメントを行う CRC も出現している。このように現在では CRC 業務が GCP のなかで述べられている「治験責任医師の指示の下に忙しい医師の支援業務を行う」という範囲を越え，レベルの高い知識と高度のスキルをもった CRC が望まれている（⑩）。

> **⑩ 治験の活性化とともに CRC 業務は……**
>
> CRC 業務の細分化
> CRC 業務の専門化
>
> ↓
>
> レベルの高い知識と高度のスキルをもった CRC が望まれている

⑥ CRCの業務拡大——治験から臨床試験へ

　CRC養成当初は，薬剤師・看護師を対象としていたことによる教育システムの違いや専門性の違いから，チーム内の連携が問題となっていた。そこで，CRCという同じ土俵に立って，問題点を共有し解決する場が必要ということで各職能団体から代表が集まりCRC連絡協議会を開催し，のちに「CRCと臨床試験のあり方を考える会議（あり方会議）」が開催されるに至った。

> **CRCと臨床試験のあり方を考える会議**
>
> 日本臨床薬理学会・日本看護協会・日本病院薬剤師会・日本臨床衛生検査技師会・日本薬剤師研修センター・日本製薬工業協会・日本SMO協会　が主催

　この10年間，治験におけるCRC業務はほぼ確立してきた。それぞれのもつバックグラウンドに関わりなく，CRCとしての研究や意見交換，討論がさかんに行われるようになり，この間の「CRCと臨床試験のあり方を考える会議」や「日本臨床薬理学会年会」においては，教育講演・セミナーなどで臨床試験の専門家から最新情報を得る，あるいはレクチャーを受ける形式から，CRCみずから「シンポジウム」，「総合討論」，「会議」といった形式での意見交換がなされるようになりつつある（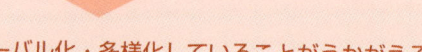）。

11 あり方会議・臨床薬理学会年会を振り返って
- 初心者CRCを対象としたシンポジウム
- 専門領域（精神・小児・がん）治験を担当するCRCのシンポジウム
- 米国CRCを招いて教育講演
- 臨床試験（研究）に関わるCRCを招いてのシンポジウム

↓

業務が専門化・グローバル化・多様化していることがうかがえる

1）臨床試験の多様化とCRC業務の多様化

　先に述べたように臨床試験は企業主導の治験ばかりでなく，医師主導治験，さらにはグローバル試験にも拡大してきている。またエビデンスを構築していくうえで重要な臨床研究やトランスレーショナルリサーチにおいてもCRCの支援が求められるよ

> **12 CRC業務の拡大**
> - 治験
>   - 企業主導治験
>   - 医師主導治験
>   - グローバル試験
> - 臨床試験（臨床研究）
> - トランスレーショナルリサーチ
> - ヒト組織バンク事業

うになった（⑫）。2007（平成19）年，「新たな治験活性化5カ年計画」が発表された。これは「全国治験活性化3カ年計画」を実施した結果をふまえたもので，様々な基盤整備が進められている。

　CRCの業務に限定した視点からも，CRCの呼称を「治験コーディネーター」から「臨床研究コーディネーター」と改める方向にある。このことからCRCの業務が企業主導の治験から医師主導の臨床研究へと幅が広がっていることがうかがえる。「新たな治験活性化5カ年計画」においても次に掲げる項目の整備強化が図られている。

> (1) ネットワークの役割の強化
> 　　中核病院・拠点病院の設置
> (2) 臨床研究の実施基盤整備
> 　　臨床研究に関する倫理指針の見直し
> (3) 臨床研究に関わる人材の育成
> 　　研究者（医師）・生物統計学者・データマネジャー・臨床研究コーディネーター
> (4) 国民への普及啓発と治験・臨床研究への参加促進
> (5) 依頼者と医療機関の役割の明確化
> 　　治験手続きの効率化とスピードアップ

2) 臨床試験の国際化が進むなかでのCRCの課題

　治験の枠組みを越えた臨床試験の基盤整備が進められるなかで，CRCはどのようにスキルアップしていくかが今後の課題になるであろう。グローバル試験が導入され，英会話ができなければいけないとか，EDCを英語で入力しなければいけないといった問題ではない。現状は治験審査委員会が臨床研究審査委員会へ，治験管理センターが臨床研究管理センターへと様変わりしている。治験コーディネーターが臨床研究コーディネーターへ変化しても，CRCの業務や役割に本質的な変化があるわけではない（⑬）。いかなる環境においても関連法規を遵守し，倫理性・科学性を見極める技術とスキルを身につけていく必要がある（⑭）。そのためには，今まで培ってきた企

> **13 臨床試験の国際化**
> 治験の枠組みを越えた臨床試験の基盤整備
> - 治験審査委員会から臨床研究審査委員会へ
> - 治験管理センターから臨床研究支援センターへ
> - 創薬ボランティアから創薬育薬ボランティアへ
> - 治験コーディネーターから臨床研究コーディネーターへ

> **14 業務が複雑化しても本質に変化はないはず…**
> - いかなる環境においても関連法規を遵守する意識をもつ
> - 被験者保護を重視する
> - プロトコールからの逸脱を未然に防ぎ正確なデータ収集を行う

業主導治験における CRC 業務を活かし，被験者保護の視点でグローバル試験や臨床研究に携わっていくことが大切である．

● 文献

1）小林真一，他：治験参加者を対象とした意識調査．医薬産業政策研究所リサーチペーパー・シリーズ No.18，2004 年 5 月
2）医療機関の治験実施体制に関する調査班：治験に関するアンケート調査結果．平成 18 年 10 月（http://www.mhlw.go.jp/shingi/2006/10/dl/s1023-10_005.pdf）
3）厚生労働省医政局研究開発振興課「新たな治験活性化 5 カ年計画」について．平成 19 年 3 月 30 日（http://www.mhlw.go.jp/shingi/2007/03/s0330-5.html）

（中原綾子）

A. 総論−CRCの役割と業務の現状

2 治験依頼者との接点業務の現状と改善点─治験依頼者の立場から

　ICH（日米欧医薬品規制調和国際会議）の進展を受け，1998（平成10）年に現行のGCPが全面施行されて以来，日本における臨床試験（治験）の環境は劇的な変化を遂げてきた。ヘルシンキ宣言に基づく被験者に対する倫理面への配慮や科学的根拠に基づいた試験の実施，データの信頼性保証といった臨床試験（治験）の進め方は基本的に変わるものではなかったが，治験依頼者に最終的な法的責務が課せられ，原資料の直接閲覧（source document verification；SDV）や数多くの必須文書の確認など，実務レベルでの業務内容は大きく変わることとなった。また，プラセボや実薬対照比較試験では米国主導で推進されていた「同等性の検証から優越性ないし非劣性の検証への流れ」がグローバルスタンダードとなり，日本においても，規模拡大（500例以上の症例数）や実施上困難（1年間のプラセボ対照比較試験など）を伴う試験，またいわゆる「ドラッグ・ラグ」解消に向けた国際共同治験の実施と，これまでに経験のないハードルの高い臨床試験への対応を求められることとなった。

　このような状況のなかで，治験依頼者は医薬品開発に対してどのような視点で取り組んでいるのだろうか。「戦略」の面では，疾患領域を絞り込み，化合物のキャラクターを見極めるための臨床試験の種類・内容を検討し，さらに，質・スピード・コストの面が許容でき，かつ適切な薬効評価が可能である国・地域や医療機関・医師を見極めたうえで臨床試験（治験）を実行できる体制実現を目指している。また，モニタリ

---

1 治験依頼者の医薬品開発に対する視点

戦略
- どの疾患領域で研究・開発を実施するか　（⇒疾患領域の絞り込み）
- どのような試験を実施するか　（⇒試験の種類・内容）
- どの国・地域で試験を実施するか　（⇒国際共同治験，アジア共同治験）
- どの施設，医師で試験を実施するか　（⇒施設/医師の選定）

業務プロセス
- モニタリング業務プロセスの改善，業務効率化の推進
- IT技術の有効活用（EDCの導入・推進，eCTDへの対応）

ファイナンス，人的リソースマネジメント
- 人材育成（グローバル開発，医薬品開発全般に精通した人材）
- CROとの連携強化

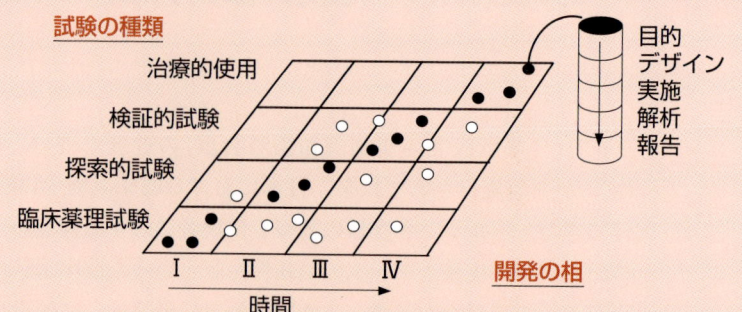

2 開発の相と試験の種類の関係

開発の相と，ある医薬品の臨床開発に際し実施される目的別試験の種類との関係を表す．黒丸はある開発の相で最も一般的に実施される試験を示し，白丸はその相で実施されることが比較的まれな試験を示す．それぞれの丸は個々の試験を表し，右側のカラムはそれぞれの試験の構成要素とその順序を表す．
〔厚生省医薬安全局審査管理課長：臨床試験の一般指針(ICH-E8)，医薬審第380号，平成10年4月21日より〕

ング業務プロセスの標準化・改善や，関連する部署との連携も含めた様々な開発業務の効率化・生産性向上，EDCの導入・推進やeCTD(electronic common technical document)への対応などIT技術の有効活用の「業務プロセス」の面でも積極的に取り組んでいる．さらに，医薬品開発のグローバル化や開発経費の高騰への対応として，グローバル開発や医薬品開発全般を広い視野で考えることのできる人材の育成，開発業務受託機関(contract research organization；CRO)との連携強化も積極的に進めている(**1**)．特に，臨床試験の種類・内容に関しては，ある開発の相で最も一般的に実施される試験のみならず，どの時間軸でどのような種類の臨床試験を実施することが化合物のキャラクターを見極めるうえで最適か，すなわち「開発戦略(このなかの臨床分野の申請データパッケージ)」の策定がより重要となっている(**2**)．さらに，臨床試験(治験)の質・スピード・コスト面のハードルがますます高くなるなか，適切な薬効評価を行うためには，「臨床試験(治験)の成否の8～9割は，どの医療機関や医師，さらにどのCRCが実施するかによる」といわれているとおり，治験施設・医師の選定が試験成功の鍵となる．そのため，治験依頼者は従来の医学専門家や治験調整医師からの紹介や営業部門からの紹介，公表文献・学会発表の調査のみならず，治験施設支援機関(site management organization；SMO)や臨床試験ネットワークからの紹介，CROの実績データの活用など多くの情報のなかから，GCP上の要件調査の前に実施する「実施可能性調査」の候補を抽出するプロセスを重視するようになっている(**3**)．

> **3 治験施設・医師の選定が試験成功の鍵**
>
> 臨床試験(治験)の成否の8～9割は，治験施設/責任医師の選定による
>
> **訪問による調査の候補となる施設/医師の抽出が重要**
> - 医学専門家，治験調整医師からの紹介
> - 公表文献，学会発表の調査
> - 社内における過去の治験実績
> - 営業部門(MR)からの紹介
> - SMOからの紹介(提携医療機関)
> - 臨床試験ネットワークからの紹介(提携医療機関)
> - CROの治験実績データの活用

❶ 治験依頼者における業務改善への取り組み

> **4 治験依頼者が臨床試験(治験)に期待すること**
>
> 「質」の高い臨床試験の実施
> - 「正確」なデータ　⇒信頼性の保証
> - 化合物のキャラクター(有効性・安全性)の適切な評価
>
> 「スピード」面で国際共同治験実施時に負けない
> - 治験申込～治験審査委員会(IRB)～契約～治験薬設置
> - 症例登録のスピード，登録症例数
> - 症例報告書のクリーンアップ
>
> 適正な「コスト」
> - モニター，CRC/治験事務局担当者の生産性向上
> - 欧米先進国なみの治験費用(国際競争力維持の条件)

　治験依頼者が臨床試験(治験)に期待することは，様々なところで述べられているとおり，「質・スピード・コスト」である。日本において，「質」の高い臨床試験を，国際共同治験参加時にも負けない「スピード」で，さらに適正な「コスト」で実施できる体制を，医療機関関係者などと連携しながら，今後も構築・推進していく必要がある(**4**)。

1）「質」の高い臨床試験（治験）とは

> **5　「質」の高い臨床試験（治験）とは？**
>
> 治験の目的：ヒトにおける適切な薬効評価
>
> 「正確」なデータ　⇒信頼性の保証
> - GCPを遵守（「倫理性」「科学性」「信頼性」の担保）
> - 治験実施計画書の遵守
> - 原資料と齟齬（不整合・矛盾）がない
>
> 化合物のキャラクター（有効性，安全性）が適切に評価されたデータ
> - 適切な薬効評価が可能な臨床試験計画の策定
> - 薬効評価に適した被験者の登録
> - 適切な薬効評価が実施できる医師による評価

> **6　モニタリングへの協力のお願い**
>
> 「GCPの精神」：倫理性，科学性，信頼性
>
> 【モニタリングとは】
> 治験の適正な実施を確保するために行う調査
> - 治験実施計画書遵守およびGCP遵守の確認
> - 有害事象の発現状況の確認
> - 治験実施体制の確認
> - 原資料等の保存状況の確認
> - 症例報告書と原資料との照合による確認
> - 症例報告書の変更・修正記録の確認　など

　ところで，「質」の高い臨床試験（治験）とは何だろうか。「正確」なデータであることは信頼性保証の観点から当然のこととして，さらに化合物のキャラクター（有効性，安全性）が適切に評価されたデータであるのか，すなわち適切な薬効評価が可能な試験計画であったのか，登録された被験者は薬効評価に適した患者像であったのか，適切な薬効評価が実施できる医師による評価の結果であったのか，今後ますますこの点に着目し議論していく必要があると考える（5）。GCPの精神が「倫理性」「科学性」「信頼性」であることは前述のとおりであるが，治験依頼者は医療機関で実施される臨床試験（治験）がGCPや治験実施計画書を遵守したものであることをモニタリングにより保証する責務がある（6）。それには医師やCRCなど医療機関関係者の理解・協力が必要不可欠である。

2）モニタリング業務の改善に向けて

7 「リスクマネジメント」の応用

【リスクと不確実性】
リスク：確率的に予測可能

- 予定外のことが起こる可能性について検討し，その可能性を減らす，または影響を最小限にとどめるために事前に何をすべきか考えること　　**予防措置（事前準備）**

真の不確実性：確率的に予測不可能

- 予期せぬこと，予定外のことが起きた場合に，迅速に対応できるように伝達経路や処理手順を明確にすること　　**事後処理（連絡・説明）**

「ある日突然」問題が発生し，臨床試験（治験）の進行が極端に混乱するような事態を未然に防ぐことが大切

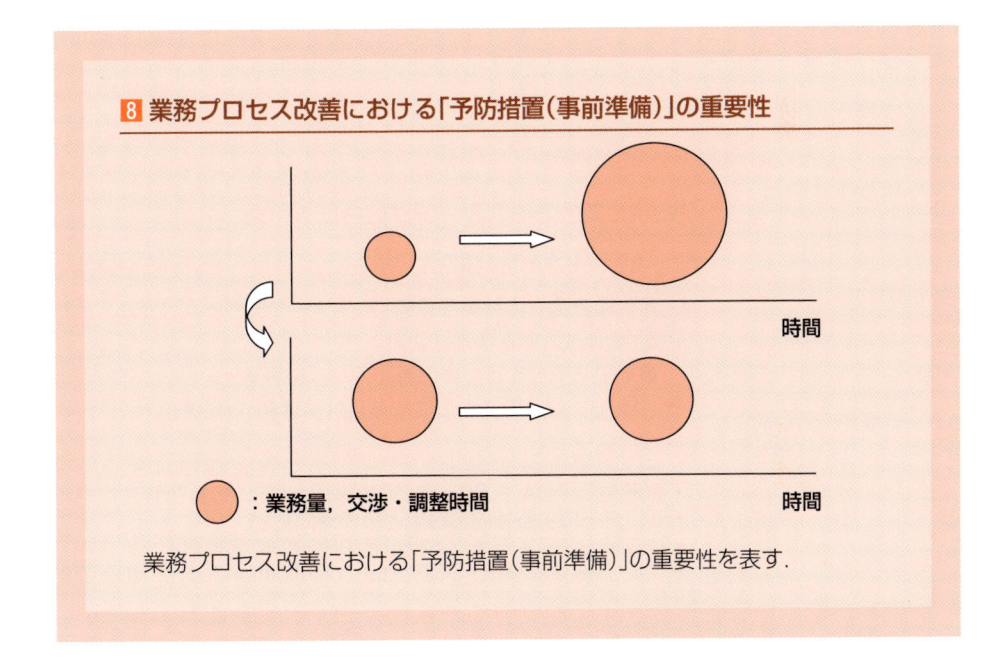

8 業務プロセス改善における「予防措置（事前準備）」の重要性

● ：業務量，交渉・調整時間

業務プロセス改善における「予防措置（事前準備）」の重要性を表す．

　業務改善への取り組みの前提として，「リスクマネジメント」の応用を紹介したい。「リスク」とは確率的に予測可能なものとして定義される。一方，確率的に予測不可能なものとして「真の不確実性」がある。「リスク」には予防措置を，「真の不確実性」には事後処理を適切に実施することで，ある日突然問題が発生し，治験の進行が極端に混乱するような事態を未然に防ぐことが大切である（ 7 ）。また，業務プロセス改善においては「予防措置（事前準備）」が特に重要である。事前準備が不十分なために発生した

問題の解決のために，後々多くの業務や交渉・調整が発生することがしばしばあるが，事前準備をしっかり実施することでそれらの業務の軽減，効率化につなげることができる。ただし，リスクのすべてに対応することには無理があるので，「緊急度」「重要度」「影響度」を勘案し，優先順位を決めておくことも必要である(**8**)。

---

9 モニタリング業務におけるプロセス改善のポイント

GCP関連治験手続き
- 「IRB審査資料」の妥当性(⇒審査必須資料とは？)
- 同意説明文書の医師/記載欄の工夫
- 直接閲覧申込書/報告書様式の工夫

症例ファイル(ワークシートなど)の作成方針

症例報告書作成・変更の手引きの作成方針

症例に関するモニタリングのあり方
- 症例報告書データクリーンアップの手順，記録の残し方
- 適格性確認DA(direct access)やSDV実施方法，記録の残し方
- 矛盾記録，逸脱に関する記録の記載範囲/内容
- 重篤な有害事象(SAE；serious adverse event)発生時の記録の残し方

---

10 症例に関するモニタリングにおける工夫

「ワークシート」⇔「症例報告書」⇔「モニタリングに関する記録」が連動
- 症例報告書への記載を意識した「ワークシート」「モニタリングに関する記録」の作成方針を事前に決定
- 最低限必要とする記録の範囲/内容を明確化
  ⇒ モニターのスキルに依存しない体制へ(標準化)

↓

- 適確性確認DAやSDVの時間短縮(⇒CRCの負荷軽減)
- モニターによる社内資料まとめの時間短縮
- 社内データマネジメント担当者の確認の時間短縮
- クエリー(疑義事項/DCF；data clarification form)への迅速対応の実現

現行のGCP施行以降，モニタリング業務の範囲は拡大し，内容は複雑化した。それに伴いモニターの業務量は飛躍的に増加し，モニタリング業務の効率化・生産性向上は，モニターの業務負荷軽減のみならず，コスト面での競争力となり企業格差にもつながる問題となった。さらにこの問題は，CRCをはじめとした医療機関関係者の業務改善とも密接に関係する。**9**に示した治験手続きや症例に関するモニタリングの業務改善のポイントは，いずれもが事前準備・事前合意をいかに適切に実施するかに

よる面が大きい。特に，長時間のSDVで医療機関でも問題となっている，症例に関するモニタリングでは，事前にワークシートや症例報告書，社内提出の記録類の作成方針の明確化(連動化)と最低限記録に残す範囲の明確化により，モニターによるバラツキを軽減し，SDVや，クエリー対応などその後のデータクリーンアップに関するモニタリングの時間短縮につながる(⑩)。

❷ 治験依頼者からみたCRCの現状と課題

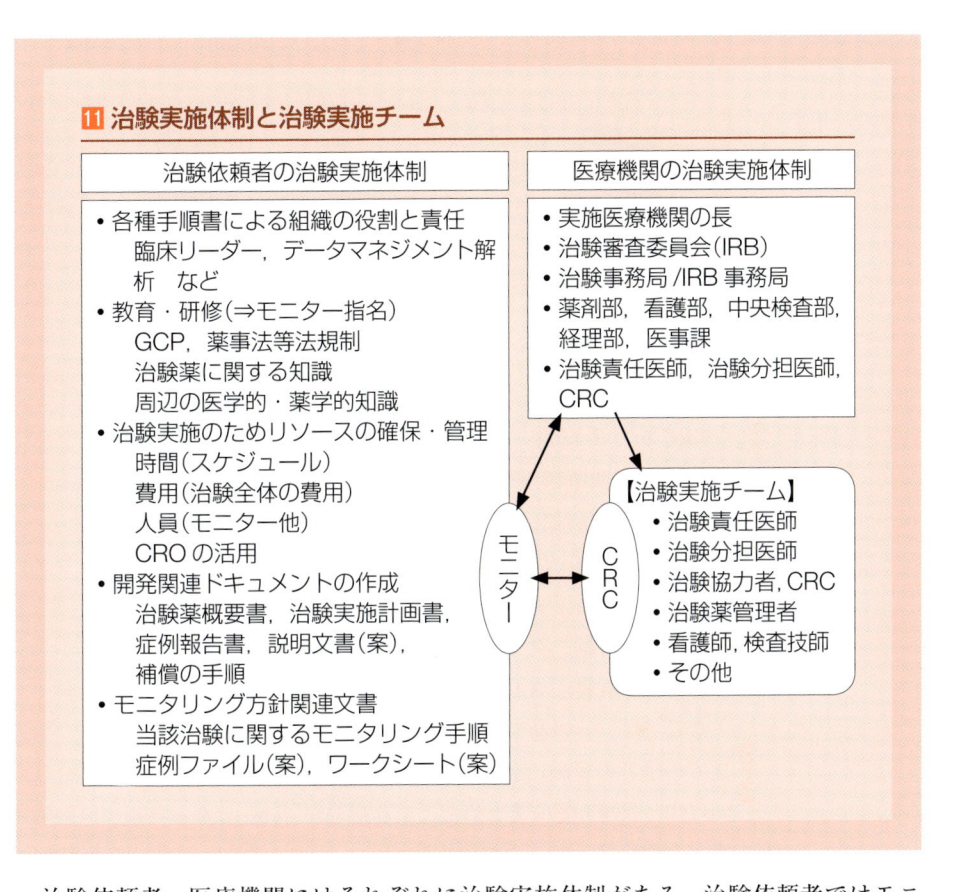

⓫ 治験実施体制と治験実施チーム

治験依頼者の治験実施体制	医療機関の治験実施体制
・各種手順書による組織の役割と責任 　臨床リーダー，データマネジメント解析　など ・教育・研修(⇒モニター指名) 　GCP，薬事法等法規制 　治験薬に関する知識 　周辺の医学的・薬学的知識 ・治験実施のためリソースの確保・管理 　時間(スケジュール) 　費用(治験全体の費用) 　人員(モニター他) 　CROの活用 ・開発関連ドキュメントの作成 　治験薬概要書，治験実施計画書， 　症例報告書，説明文書(案)， 　補償の手順 ・モニタリング方針関連文書 　当該治験に関するモニタリング手順 　症例ファイル(案)，ワークシート(案)	・実施医療機関の長 ・治験審査委員会(IRB) ・治験事務局/IRB事務局 ・薬剤部，看護部，中央検査部，経理部，医事課 ・治験責任医師，治験分担医師，CRC 【治験実施チーム】 ・治験責任医師 ・治験分担医師 ・治験協力者，CRC ・治験薬管理者 ・看護師，検査技師 ・その他

モニター ⇔ CRC

治験依頼者，医療機関にはそれぞれに治験実施体制がある。治験依頼者ではモニターの背後に試験ごとに構成されるプロジェクトチームとSOP(standard operating procedure；標準業務手順書)管理や教育研修など医薬品開発体制全体を支援する機能が存在する。一方，医療機関では臨床試験(治験)ごとに治験責任医師をリーダーとした「治験チーム」が構成される。医療機関の治験チームの取りまとめ役がCRCであり，治験依頼者のチームの代表者がモニターとなる(⓫)。また，日本の特徴ともいえるが，CRCは治験施設である医療機関のみならず，医療機関におけるCRC業務の外部委託先となるSMOにも多数在籍する(⓬)。

12 日本におけるCRO，SMOの位置付け

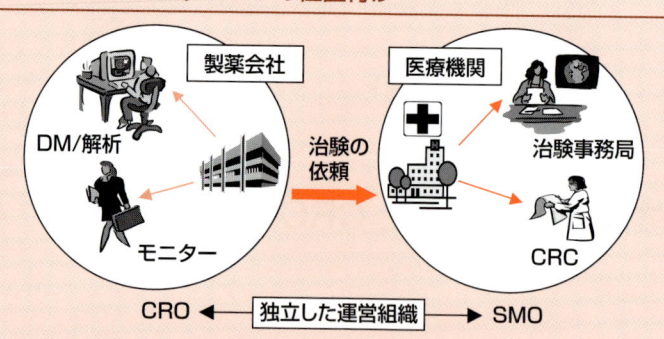

日本におけるCRO，SMOの位置付けを表す．CROは製薬会社の外部委託先となり，モニターやデータマネジメント／統計解析などの業務を受託する．一方，SMOは医療機関の外部委託先として，治験事務局やCRCなどの業務を受託する．なお，データの信頼性保証などの観点から，これらは独立した運営組織であることが望ましい．

1）CRCの現状と課題

CRCを，所属先，病院の規模，業務形態から分類した．
① 医療機関所属，大学病院・大〜中規模病院，常駐
② 医療機関所属，クリニック・私的小規模病院，常駐
③ SMO所属，大学病院・大〜中規模病院，派遣
④ SMO所属，大学病院・大〜中規模病院，常駐
⑤ SMO所属，クリニック・私的小規模病院，派遣
⑥ SMO所属，クリニック・私的小規模病院，常駐

ここでは，そのなかでも該当CRC数も多く代表的と考える①，③，⑤について，これまでの筆者の経験（実地での口頭での協議），各種学会・研修会での報告をもとに，CRCの現状と課題を13にまとめた．業務形態が「常駐」となると担当試験数は多くなる傾向にある．大学病院・大〜中規模病院では，試験の難易度が高いこともあってか，試験あたりの実施症例数は少なく症例登録スピードも遅い傾向であるが，一方で，院内調整などCRCの業務範囲は広い．薬効評価の観点での治験の質では，薬効評価に適した患者像を探求する意識の高い医療機関所属CRCが担当の試験データのほうがよいように見受けられる．また，CRC経費や医師との距離感では最近増加傾向にある大学病院・大〜中規模病院へのSMO所属CRCの派遣の形態に課題がある．さらに，モニターからの要望へのフレキシビリティでは，SMO所属でクリニック・私的小規模病院を担当するCRCが高いようである．最後に，最も重要であると考えている臨床試験（治験）への目的意識，実施の意義の理解の点では，医療機関所属CRCが最も優れており，筆者自身もこれまでに数多くのことを学ばせていただいた．

13 医療機関 / SMO 所属 CRC の現状と課題

	医療機関所属 CRC 大学病院・ 大～中規模病院	SMO 所属 CRC 大学病院・ 大～中規模病院	SMO 所属 CRC クリニック・ 私的小規模病院
業務形態	常駐	派遣	派遣
雇用形態	正職員，臨時職員	正職員	正職員
担当試験数	多(5～8)	少(1～3)	少(1～3)
担当試験難易度	高	高	低
実施症例数／試験	△	△	◎
症例登録スピード	△	△	◎
治験の質（逸脱なし）	○	○	○
治験の質（薬効評価）	○	△	△
CRC の経費	○	×	△
業務範囲（院内調整）	大	大	小
フレキシビリティ	△	△	◎
医師との距離感	○	△	○
目的意識	◎	○	○

2) CRC 業務の改善に向けて

14 治験依頼者からみた CRC 業務改善のポイント①

治験の目的：ヒトにおける適切な薬効評価

まずは何よりも被験者の倫理面への配慮
- 適切な同意取得
- 有害事象発現時のすみやかな治療への支援

被験者に協力していただいた臨床データは，「薬効評価」にぜひ使用させていただきたい（治験参加への厚意に報いるためにも）
- GCP の不遵守，治験実施計画書からの逸脱の防止
  有効性解析対象外となるケースあり
  1 つの不遵守・逸脱が治験全体の結果に影響することも…

　治験依頼者からみた CRC 業務改善のポイントは，まずは，試験の目的が「ヒトにおける適切な薬効評価」であることをしっかり認識することである．特に治験に参加いただいた被験者の厚意に報いるためにも，そのデータは有効性評価にぜひ使用させ

15 治験依頼者からみた CRC 業務改善のポイント②

症例ファイル（治験実施手順，ワークシートなど）作成方針の事前合意
- ワークシート / カルテシールなどの事前協議
  （⇒「有効性」「安全性」の根拠を残す）
- 観察項目・検査内容の確認と合意（⇒「モレ」をなくす）

症例報告書の作成・変更方針の事前合意
- 正確で完全な症例報告書の作成

症例に関するモニタリング方法の事前合意
- 原資料の特定（⇒「有効性」「安全性」の根拠を残す）
- 有害事象 / 副作用の特定方針の統一

---

16 治験依頼者から見た CRC 業務改善のポイント③

GCP 関連治験手続き　　⇒できるだけ簡略に
- 「IRB 審査資料」の妥当性（審査必須資料とは？）
  　　ポケットプロトコール？　　　⇒誰のため（⇒医師 /CRC）
  　　被験者への治験参加カード？　⇒誰のため（⇒被験者）
- 同意説明文書の医師 /CRC 記載欄の工夫
  　　治験分担医師名，CRC 名の明記は不要では？
  　　　⇒ 変更が予想される項目は，記載欄を「（　　　）」で設定
- 直接閲覧申込書 / 報告書様式の工夫
  　　本当に直接閲覧の申込書 / 報告書は必要？
  　　必要としても，モニター名で問題ないはず（社長名は不要）

ていただくという意識はとても重要であり，治験実施計画書からの逸脱によって有効性解析対象症例とならないケースが出てきたり，さらには試験全体の結果に影響することがあることの認識も必要である．また，症例に関するモニタリングに関しては，リスクマネジメントの観点から，ワークシートや治験手順といった症例ファイルや症例報告書の作成・修正の方針，適格性確認のための直接閲覧や SDV などのモニタリング方法の事前準備・事前合意が重要である．また，これは治験事務局・IRB 事務局業務となるが，GCP 関連の治験手続きに関しても，IRB 審議資料の妥当性や同意説明文書における医師や CRC の記載欄，SDV 申込や報告に関する書類についても，「できるだけ簡略に」するとの観点で思い切って見直していただきたい（14～16）．

③ まとめ

---

17 良いCRC／モニターになるためには

良いCRCになるために…
- 医薬品開発における臨床試験の意義の理解
- CRCの役割・業務内容に対する知識・理解
- 治験実施計画書の内容理解（試験実施の意義，目的）
- コミュニケーション能力

良いモニターになるために…
- 医薬品開発に携わる者としての高い目的意識
- 医学・薬学，医薬品開発全般の知識・理解
- モニタリング業務の内容充実（先を見越した業務設定）
- コミュニケーション能力

---

18 日本の臨床試験（治験）への期待

「質（適切な薬効評価）」の高い臨床データの発出

治験を熟知した医師の育成
- 臨床で実績のある医師の積極的な参画

国際競争力のある治験実施体制の確立
- モニター，CRC／治験事務局担当者の生産性の向上
- 海外なみの「少施設多数症例」の実現
- 国際共同治験・アジア共同治験をマネジメントできる人材育成

「治験チーム」とのさらなる連携強化
- 治験実施医療機関と治験依頼者の業務分担の明確化
- モニター，CRCの相互理解（お互いの立場の尊重）

　臨床試験（治験）の実施において，CRCはなくてはならない存在である．良いCRCやモニターになるための要件を17にまとめたが，CRCとモニターには，医薬品開発に携わる者としての高い目的意識をもち，臨床試験（治験）のみならず医薬品開発全般に必要な知識・技能や，お互いの相互理解や自身の人間性を基盤としたコミュニケーション能力などの向上に努めてほしい．

　最後に，日本の臨床試験（治験）への期待を18に示す．医薬品開発のグローバル化の

流れのなか，日本人の良さであるていねいさや人に対する思いやりを生かし，強みである「適切な薬効評価に基づく『質』の高い臨床データの発出」を，さらに進展させていくことが国際競争力のアップにつながると考える。治験依頼者として，医師やCRCなど医療機関関係者や規制当局，SMO，CROの方々との連携強化を推進し，「より良い医薬品を"1日も早く""1つでも多く"患者さんとそのご家族のお手元」に届けることに貢献できるよう，引き続き日々の自己研鑽に励みたい。

● 文献

1) 厚生省医薬安全局審査管理課長：臨床試験の一般指針（ICH-E8），医薬審第380号，平成10年4月21日
2) 厚生労働省医薬食品局審査管理課長：国際共同治験に関する基本的な考え方について，薬食審査発第0928010号，平成19年9月28日

（小居秀紀）

A. 総論—CRCの役割と業務の現状

3 治験依頼者との接点業務の現状と改善点 — CRCの立場から

治験の実施には，収集データの品質保証（倫理性・科学性・信頼性の観点からのデータの保証）および被験者の安全確保が重要となる。このために，治験実施前の段階から治験実施計画書（プロトコール）の妥当性を検討し，治験実施中においては，適切な被験者モニタリングが必要となる。これらの課題に，CRCとしてどこまで貢献できるのかを考えることで，CRCの心構え（役割）について言及したい。

❶ 収集データの品質保証に対するCRCの心構え

1）プロトコールを正確に理解する

1 プロトコールの正確な理解①
- 要求されるデータは何か？
- 治験の目的
- 主要評価項目は何か？ ⎱ 治験の目的に直結
- 副次評価項目は何か？ ⎰
- 有効性・安全性各々の解析対象集団の定義は何か？

プロトコールを正確に理解する前提として，プロトコールが要求するデータは何かを把握することがあげられる。治験は有効性と安全性の検証を目的とするものが多く，試験目的に直結する主要評価項目・副次評価項目の理解が重要である。さらに有効性の主要解析対象集団および安全性の解析対象集団の定義を確認することも忘れてはならない（**1**, **2**）。有効性の検証では，プロトコールに適合した症例を主要解析の対象とする場合，可能なかぎり多くの症例をこの解析対象とする努力が必要である。したがって，試験目的，選択・除外基準，主要・副次評価，治験スケジュール，投与方法，中止基準，解析対象集団，データの取り扱いなどの包括した理解が必要となる（**3**）。また，選択基準・除外基準，用法・用量，投与期間，有効性・安全性評価の実施時期，併用禁止薬，併用制限薬などの設定根拠に対する十分な認識も，プロトコールの遵守には必要である（**4**）。

2 プロトコールの正確な理解②

治験の有効性における主要解析対象集団を把握しているか？
　FAS・PPS・ITT
主要評価項目と関連させて考えることが重要
データの質に関わる大事なこと

3 プロトコールの正確な理解③

　試験目的，選択・除外基準，主要・副次評価，治験スケジュール，投与方法，中止基準，解析対象集団，データの取り扱いなどの包括した理解が必要
これらを押さえてCRC業務に臨んでほしい

4 プロトコールの正確な理解④

　選択・除外基準，用法・用量，投与期間，有効性・安全性評価の実施時期，併用禁止薬，併用制限薬などの設定根拠に対する十分な認識が必須
設定根拠を説明できるか？
ただ，記載してあるので……に終わっていないか？

　さらに，CRCとして，より質の高いデータの獲得に貢献するには，プロトコール遵守にとどまらず評価尺度自体への理解も必要である．たとえば，精神疾患領域の試験では，有効性・安全性の検証に種々の評価尺度が使用されている．これら評価尺度の判定基準や注意点をCRCが理解することで，被験者の経過をよりとらえやすくなり，収集データの質向上への支援が可能ではないかと考える．データの欠測防止などに努めるプロトコール遵守はもとより，プラスアルファがCRCにも今後求められるのではないだろうか．

2）対象疾患と患者の実態の把握

> **5 対象疾患と患者の実態の把握①**
> - 治験薬の特徴，従来薬との違いは何か？
> - 治験薬の臨床的な位置づけは？
> - 患者が治験に参加する意義
> - 患者やその家族の治験参加への意思決定支援

　被験者募集の際には，治験薬の特徴や従来薬との違い，治験薬の臨床的な位置づけを理解したうえで，治験に参加してもらう意義を伝えることが必要となる。患者が治験に協力するか否かの決定は，本人やその家族にとって重大であり，ただでさえ様々な悩みを抱えている患者に対し，さらに治験参加の選択を迫ることとなる。治験に参加した場合も，被験者の不安感，期待感，規定されたスケジュールどおりに実施することへの緊張感などに配慮したうえで，被験者をサポートする必要がある（**5**）。

> **6 対象疾患と患者の実態の把握②**
> - 医療の現場に配慮された評価項目設定か？
> - 評価実施時期に無理はないか？
>   実施の妥当性の検討には，被験者に近いCRCならではの視点が必要

　また，評価項目についても実施の妥当性を，被験者に近いCRCが事前に十分検討することが必要である。たとえば，アルツハイマー型認知症患者を対象とする治験の場合，疾患の重症度によって異なるが，採尿が非常に困難であることを時に経験する。安全性評価の1つとして必要ではあるが，患者の実態に配慮された設定であるのか，また介護日誌の記載形式は適切に設定されているのかなど十分な事前検討を意識したい（**6**）。今後，プロトコール設計の段階から，医療機関への相談やCRCの研究会への参加が必要と考える。

3）関連部署との連携強化

　治験の円滑な実施には，病棟・外来スタッフ，臨床検査部門，画像診断部門，医事課などの関連部署との連携が重要である。特に病棟・外来スタッフに対し説明会を開催する場合，スタッフの臨床経験年数や参加人数などをふまえたうえで，スタッフが理解しやすい資料作成とプレゼンテーションが求められる（**7**）。さらに，治験実施診

> **7 関連部署との連携強化①**
> - 病棟・外来，薬剤部，臨床検査部門，画像診断部門，医事課などの院内連携が重要
> - 病棟・外来スタッフの構成メンバー，人数をふまえて説明会を企画し，資料作成するなど，工夫が必要(スタッフの関心を引くような)

> **8 関連部署との連携強化②**
> 治験実施診療科において，治験担当医師以外へも協力依頼する取り組み
> 〔理由〕
> 　治験に積極的な医師ばかりではない
> 　退職・異動により医師も入れ替わりが多い
> 　現在の治験担当医師にかぎらず，治験進捗情報を提供する啓発・教育的活動も必要

療科においても同様に，治験担当医師以外の医師に対し，協力を依頼する取り組みも重要と考える。なぜなら，すべての医師が治験に積極的なわけではなく，また治験担当医師の退職・異動により被験者エントリーの進捗が変化する危険性を含んでいるためである。未来の責任(分担)医師の育成を支援し，円滑な治験を実施する環境を維持し続ける取り組みが重要と考える(**8**)。CRCはこの協力関係の醸成に努めると同時に，病院全体への治験啓発を行う役割が求められる。また，常日頃から協力関係の構築に心を配る姿勢そのものが，啓発活動の一環になると考える。

4) 医薬品医療機器総合機構のGCP適合調査からの提言などの活用

　医薬品医療機器総合機構による書面調査や実地調査からの提言などを利用し，有益な情報を積極的に現行の業務に取り入れることも重要である。こうした客観的な視点を利用することで，現在不足している部分を補い，さらに業務全般の振り返りの機会とすることも可能である(**9**)。

　また，CRCとして関わる治験は新薬開発過程の一部であり，治験期間だけにとらわれず，新薬開発過程全体を俯瞰する視点も，CRCに求められる部分ではないだろうか。たとえば，CRFへ集約されたデータがどのように取り扱われていくのか，承認申請資料のためのデータには，何が求められるのかを意識したうえでの日々の支援が重要と考える(**10**)。

> **9 医薬品総合機構のGCP適合調査からの提言などの活用①**
> - 書面調査や実地調査からの提言などを利用し，有益な情報を現行のCRC業務に積極的に取り入れる
> - 客観的な視点の利用で，現在不足している部分を補い，業務全般を振り返るよい機会となる

> **10 医薬品総合機構のGCP適合調査からの提言などの活用②**
> - 治験期間だけにとらわれず，新薬開発過程全体を俯瞰する視点も必要
> - CRFへ集約されたデータがどのように取り扱われていくのか，承認申請資料のためのデータには，何が求められるのかを意識したうえでの日々の支援が重要

5）審査報告書の利用

> **11 審査報告書の利用**
> - 再審査申請用の製造販売後臨床試験の場合
>   依頼者からの情報にかぎらず，承認審査側の視点からまとめられた情報収集も可能
> - 治験の場合
>   類薬の審査ポイントに触れる
>
> - プロトコールをより深く読みこなしたい人へ。

　再審査申請用の製造販売後臨床試験の場合，審査報告書を活用することで，承認審査側の視点からまとめられた情報を得ることが可能となる。データの結果は同様であっても，依頼者側から提供される一方向の情報のみのケースとは異なり，試験目的や主要・副次評価項目がよりとらえやすく，結果的にプロトコールへの理解が深まる。そのことが，必要とされるデータを意識したCRCの被験者へのかかわりにつながるものと思われる。また治験の場合は，類薬に該当する審査報告書を活用することにより，審査上のポイントに触れる機会となる（11）。

6）データの信頼性確保

> **12 データの信頼性確保**
>
> 誰が「いつ」見てもわかる原資料の記載が不可欠
> 　　（例）有害事象，併用薬名および服用量，併用期間などの情報確認が随時，誰でも可能であること
> 〔理由〕
> 　　SDV，監査，実地調査の時期が異なる
> 　　担当医師，担当CRC，担当モニターが退職や異動することもある
>
> 原資料への正確な情報の記載とその情報への容易なアクセスの確立。

　データの信頼性を確保するためには，経過の再現性のある情報を原資料へ記載することが不可欠であり，CRCも正確な情報の収集を支援する必要がある．加えて，有害事象や併用薬名とその用量，併用した期間などの情報には根拠が要求され，随時，誰もが原資料からのデータの確認が可能な環境が必要となる．SDV，監査，実地調査とでは，原資料との照合作業を行う時期が異なるため，直接の担当者の退職や異動などがあった場合，すみやかな確認が困難なことがある．したがって，担当者以外であっても原資料への容易なアクセスが確保されていることが重要である（**12**）．そのための取り組みとして，依頼者から提供される「カルテシール」に依存することなく，CRCが自らプロトコールと症例報告書を確認し，より正確なデータ収集に貢献できる余地がないかを検討する心掛けも重要と考える．原資料への正確な情報の記載とその情報への容易なアクセスの確立がデータの信頼性確保の前提となる．

❷ 被験者の安全確保におけるCRCの心構え

1）治験実施前

　治験実施前の段階から，倫理性・科学性においてプロトコールの実施妥当性を十分検討することが求められる．実施の妥当性に疑問点を残しては，データ品質確保への努力が最初から十分ではないといえる．たとえば，前相の安全性データの結果が反映された除外基準の設定となっているか，また，先行する試験データの結果をふまえた安全性評価項目と評価の実施時期が設定されているかなどを確認することにより，被験者の安全確保への貢献が可能となる（**13**）．

> **13 治験実施前**
> - プロトコールに設定された除外基準や安全性評価項目と評価の実施時期は，前相データの結果や先行する試験データが反映されたものか？
>   被験者への安全確保に十分配慮されているかの確認は，CRC にも求められている

2）治験実施中

> **14 治験実施中①**
> - 適切な被験者モニタリングの実施
>   ①治験依頼者からの安全性情報を日々の被験者対応へつなげる
>   しかし…報告を単に受けるだけになっていないか？
>   ②安全性情報から懸念される事象は，プロトコールに規定されているか？
>   有害事象の発現・徴候の早期発見に努める

　治験実施中は，適切な被験者モニタリングによる積極的な介入が必要となる。治験依頼者からの重篤な副作用などの報告の際には，有害事象名，発現状況と経過，転帰，報告担当医の意見と報告企業の意見，さらに報告医と企業の意見に相違がある場合は，その理由に注意して報告を受けるとよい。海外で発売されている治験薬や製造販売後臨床試験の場合，報告される安全性情報の数は膨大であり，しかも情報として不十分な内容も見受けられる。しかし，被験者の安全確保には重要な情報であり，単に報告を受けるにとどまらず，情報を整理し，日々の被験者モニタリングに臨む必要がある。また，報告内容をふまえ，当該プロトコールにおいて，被験者の安全が確保されているかを確認することも重要である。たとえば，安全性情報から懸念される事象が，除外基準に設定されているか，薬物相互作用の場合は，併用禁止薬に規定されているかなどの点に留意すべきである（14）。

　治験の選択・除外基準の制約下では，限定された被験者のデータが対象となるため，市販後に初めて顕在化する問題点も多くみられる。このような点から，治験実施中にその時点での最大限のデータ収集に努めることが重要である。治験薬の薬理プロフィールから予測される事象と，現在までに報告された副作用とその頻度などを理解し，有害事象の発現や徴候への敏速な対応が可能となるよう心掛けたい。それにより，被験者との接触の多い CRC の利点を有効に活用し，安全の確保により大きな貢献ができると考える（15）。

> **15 治験実施中②**
> - 治験の選択・除外基準の制約下では，限定された被験者のデータが対象となるため，販売後に初めて顕在化する問題点も多くみられる
> - 治験実施中にその時点での最大限のデータ収集に努めることが重要
>   > 被験者との接触の多い CRC の利点を有効に活用。
>   > 安全の確保により大きな貢献が可能。

3）治験終了後

> **16 治験終了後**
> - 有害事象の回復・消失などの転帰確認
> - 治験終了後の既存薬への変更に伴う事象発現や患者・家族の不安感
> - 治験終了後の相談窓口は誰になるのか
> - 外来・病棟スタッフへの申し送り
>   > 被験者の人権，安全および福祉の保護を意識した日々の支援が重要

　治験終了後は，治験薬服用中に発現した有害事象の回復（消失）までの転帰確認は当然のことであるが，治験終了後には既存薬への変更に伴う新たな事象の発現が考えられる。また，治験参加中は CRC が患者および家族の相談窓口として機能してきたが，治験終了に伴い病棟・外来スタッフにその窓口も変更となる。これらをふまえ，治験終了により患者または家族に新たな不安が起こる可能性を予測し，治験開始当初から病棟・外来スタッフと情報を共有する取り組みが必要と考える。このような取り組みを重ねることで，実施医療機関職員全体でのチーム医療につながり，さらなる患者の安全確保に貢献できると考える（16）。

❸ まとめ

　収集データの品質保証における CRC の心構え，および被験者の安全確保における CRC の心構えについてここまで述べてきたが，「治験の円滑な実施」「高い品質データの収集」にどこまで自分自身が貢献できるのか，突き詰めて考える姿勢が必要であろう（17）。
　CRC には医療機関・SMO といった所属の違い，薬剤師・看護師・臨床検査技師な

> **17 CRC業務を振り返る(まとめ)**
> - 収集データの品質保証に対する心構え
>   (科学性・倫理性・信頼性確保への支援)
> - 被験者の安全確保に対する心構え
>
> 　[高い品質データ]　　[円滑な治験実施]

どの職種の違い,常勤・非常勤の雇用形態の違いと様々な違いがあるものの,CRCとしての心構え(役割)に違いはない。現在の自分自身に決して満足することなく,CRCとして求められる役割を保ち続けることが,CRC業務の改善につながるものと考える。

● 文献

1) 増原直子:CRCに求められる専門性とは.臨床薬理 35:s345-346, 2004
2) 「臨床試験のための統計的原則」について.医薬審 第1047号,1998年11月30日 (http://www.pmda.go.jp/ich/e/e9_98_11_30.pdf)
3) 医薬品医療機器総合機構:医薬品医療機器情報提供ホームページ (http://www.info.pmda.go.jp/)

(増原直子)

A. 総論—CRCの役割と業務の現状

4 品質保証業務の現状と改善点
—監査担当者/CRCの立場から

治験は新薬の承認申請のためのデータ収集を目的としており，治験依頼者は集められたデータの質や信頼性を保持するために，モニタリングや監査を実施している。モニタリングは，治験の品質管理(quality control；QC)のための活動であり，一方の監査は治験の品質保証(quality assurance；QA)のための活動である。両者はその目的を異にしていることは明らかであるが，CRCとして立ち会うとき，その活動の違いがわかりにくいことが多い。そこで今回，医療機関側が感じる監査への疑問を投げかけ，監査担当者に回答をいただくことで，監査に対する理解を深める機会としたい。

① 医薬品開発とは

まず，医薬品開発の全貌と治験のかかわり，そして承認取得のために製薬企業で行われていることについて解説する。

---
1 医薬品と呼ぶためには

規制当局による承認・許可制度：
　製造販売業許可，製造業許可
　品目ごとの製造・販売承認
商品：錠剤，注射剤，貼付剤，カプセル剤など
　＋**添付文書**：適応，用法用量，使用上の注意，
　　　　　　　　成分，構造，規格，安定性の保証，
　　　　　　　　適応および用法用量を裏付ける非臨床試験データ，
　　　　　　　　臨床試験データ，使用方法，副作用　など

患者に処方される医薬品は，多くの研究と臨床試験の成績を基に規制当局の審査を受け，厚生労働大臣の承認許可を得なくてはならない。日本のみならず多くの国々は，国民の健康と福祉を守るために医薬品の市場導入にあたり許認可制度を採用している。医薬品の添付文書には許可された適用範囲，用法用量および使用上の注意，そして許認可の根拠となった科学的成績の概略が記載されている(**1**)。医薬品の製造販売(輸入)の承認取得審査のために，規制当局へ提出する資料は膨大かつ多岐にわたる(**2**本邦，**3** ICHガイドライン)。規制当局による承認審査のために提出されるこれらすべての成績について，申請者は信頼性を保証しなくてはならない。

2 申請資料の構成

イ：開発の経緯，特長
ロ：規格，物性(CMC)
ハ：安定性
ニ：毒性(一般，生殖，変異原性，発がん性)
ホ：安全性薬理，薬効薬理
ヘ：薬物動態
ト：臨床
添付文書案：効能効果，用法用量，使用上の注意，特性情報

＊CMC：chemistry, manufacturing and control

3 医薬品の承認申請のための国際共通化資料 CTD の構成

第一部：申請書等行政情報及び添付文書に関する情報
第二部：資料概要
　　　　品質，非臨床，臨床に関する概要
第三部：品質に関する文書(2のロ，ハ)
第四部：非臨床試験報告書(2のニ，ホ，ヘ)
第五部：臨床試験報告書(2のト)
　　　　⇨ 電子化へ(eCTD)
　　　　ガイドライン番号：ICH-M4(http://www.pmda.go.jp/ich/m4.htm)

＊CTD：common technical document

一連の研究開発期間と関連する薬事規制を 4 に示した。

規制当局は，これら申請資料を構成している品質(quality)，非臨床(non-clinical)，臨床(clinical)のそれぞれの実施の際に遵守すべき基準を定めている。それら信頼性保証のための実施基準が，GLP(Good Laboratory Practice；医薬品の安全性に関する非臨床試験の実施の基準)，GCP，治験薬 GMP(Good Manufacturing Practice；医薬品及び医薬部外品の製造管理及び品質管理の基準)，および日本特有の基準である「申請資料の信頼性の基準」(薬事法施行規則第 43 条 5)である。申請者は QA 部門を設置し，監査機能によって非臨床，臨床それぞれについて基準適合性を確保することに努めている。医療機関に関わる臨床試験について，日本では審査資料の GCP 遵守性を確実にするために GCP 監査を実施することと規定している(平成 9 年，厚生省令第 28 号)。また，1 つの新有効成分で実施される臨床試験の典型的事例(6)にみられるように，有効性および安全性を確認するためには，その化合物特性に応じて非常に多くの治験を行わなくてはならない。

さらに 1 つの治験を実施するにあたり，計画立案から治験総括報告書の作成まで，

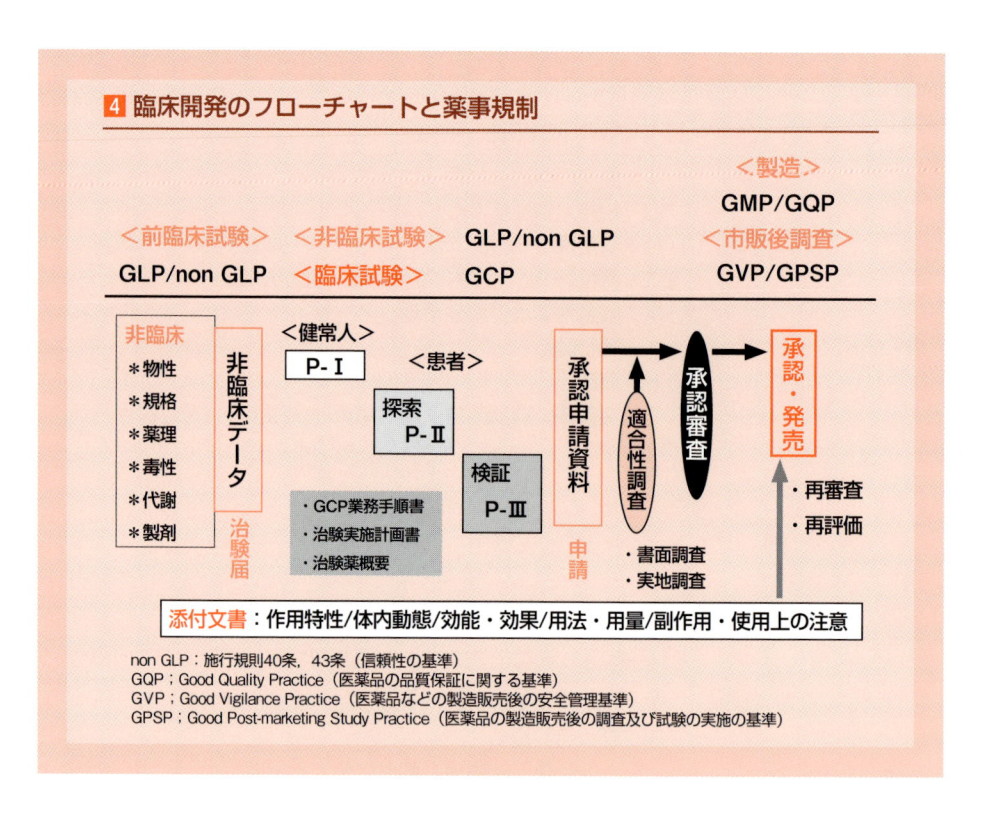

4 臨床開発のフローチャートと薬事規制

<製造>
GMP/GQP

<前臨床試験>　<非臨床試験>　GLP/non GLP　　<市販後調査>
GLP/non GLP　　<臨床試験>　　GCP　　　　　　　GVP/GPSP

非臨床
* 物性
* 規格
* 薬理
* 毒性
* 代謝
* 製剤

非臨床データ　治験届

<健常人>
P-Ⅰ

<患者>
探索 P-Ⅱ

検証 P-Ⅲ

・GCP業務手順書
・治験実施計画書
・治験薬概要

承認申請資料　申請

適合性調査

承認審査
・書面調査
・実地調査

承認・発売
・再審査
・再評価

添付文書：作用特性/体内動態/効能・効果/用法・用量/副作用・使用上の注意

non GLP：施行規則40条、43条（信頼性の基準）
GQP；Good Quality Practice（医薬品の品質保証に関する基準）
GVP；Good Vigilance Practice（医薬品などの製造販売後の安全管理基準）
GPSP；Good Post-marketing Study Practice（医薬品の製造販売後の調査及び試験の実施の基準）

5 申請資料の信頼性の基準（2007年）

1. **正確性**：
   根拠資料に基づく正確な資料の作成
   〔背景：根拠データを正確に反映。内容の整合〕
2. **完全性（網羅性）**：
   不都合なデータも含めた承認審査資料の作成
   〔背景：問題がある結果も公正に評価して記載〕
3. **保存**：
   根拠資料の保存（承認審査の結論が下るまで）
   〔背景：必要な時に追試・再現を可能とする手段〕
   薬事法施行規則第43条（1995年改訂）

製薬企業内外の専門家を活用し多様な業務が行われている（7，8）。GCP監査も治験の信頼性保証活動の一環として実施することとされている（9）。監査の詳細については，質問に答えるなかで説明することとしたい。

6 申請に必要な治験の数々（循環器用薬の場合）

- 第Ⅰ相（忍容性・薬物動態確認試験）
  単回，反復，食事の影響
- 第Ⅱ相（探索）
  薬効探索，用量反応性，薬物相互作用，
  薬物動態（腎障害，高齢者，肝障害，ほか）
- 第Ⅲ相（検証）
  比較試験（プラセボ，実薬），長期安全性，
  生物学的同等性（治験製剤 vs 市販製剤）

7 製薬企業内での活動：治験開始前

1）開発候補品目の選定
- 薬理作用の見極め：薬効薬理試験
- 被験物質・治験薬の供給能，品質の確保
- 安全性試験，薬物動態試験データ
- 適応・用法の予測
  臨床評価指標の明確化
  臨床用量の算出
- 他社開発状況

2）治験届提出（初回第Ⅰ相以降，治験ごと）まで
開発コンセプトの策定・見直し
- 開発スケジュール，予想される効能効果，用法用量

治験薬概要書の作成・改訂
- 各試験報告書の信頼性調査（QA）の実施
- 各治験総括報告書の監査の実施

治験実施計画書作成
- 施設調査・選定，CRO調査・選定，対照薬入手交渉
- 総合機構への治験前相談の実施
- 社内評価会議の審議・承認
- 医療機関への依頼手続き開始
- 治験届提出

8 製薬企業内での活動：治験管理手順

- 医療機関との契約締結〔社内品質管理(QC)〕
- 治験薬の管理(治験薬 GMP，GCP)：盲験化，ロット，保存
- モニタリングとモニタリング報告書の作成(社内 QC)
  - 治験薬搬入
  - 治験の進捗確認：被験者適格性確認，安全情報収集・報告
  - 症例報告書作成依頼
  - 原資料の直接閲覧(SDV)の実施
  - 症例報告書回収
- 安全性情報の確認・評価・管理(GCP，GVP)
- 症例報告書の QC
- データ入力(社内 QC)
- 集計解析の実施(社内 QC)
- <u>治験総括報告書</u>作成(社内 QC)

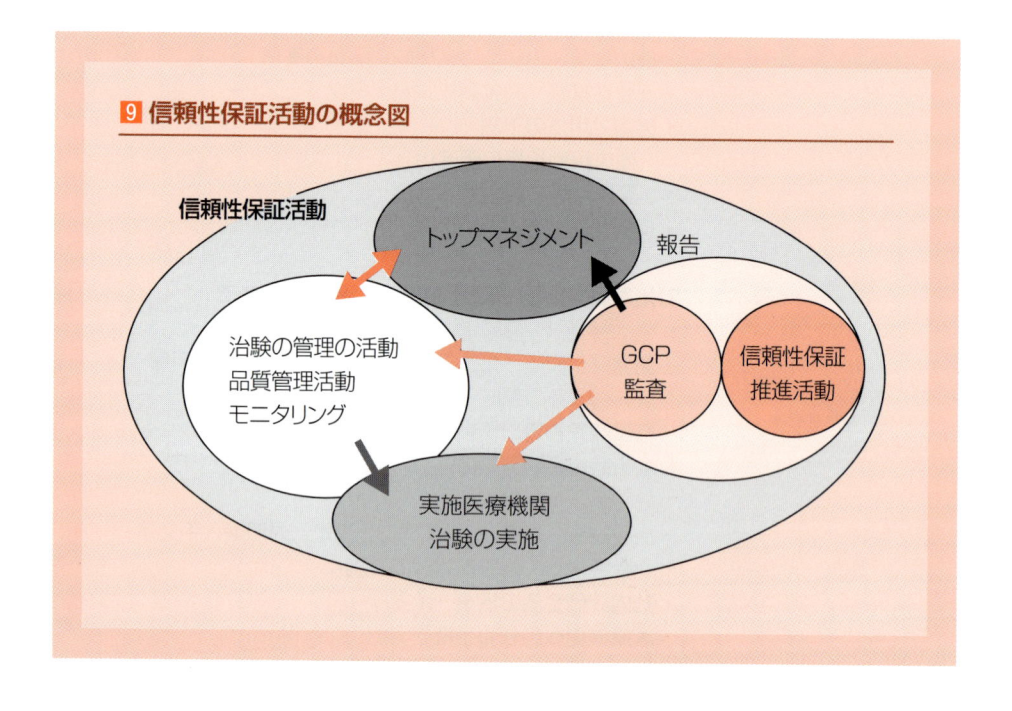

9 信頼性保証活動の概念図

信頼性保証活動

- トップマネジメント
- 報告
- 治験の管理の活動
- 品質管理活動
- モニタリング
- GCP 監査
- 信頼性保証推進活動
- 実施医療機関 治験の実施

❷ 医療機関からみた監査への疑問と監査担当者からの回答

> **Q1** 監査は一見するとモニタリングと同じに見える．
> 監査の目的は，治験の品質保証のために，治験がGCP，治験実施計画書，および手順書を遵守して行われているか否かを，通常のモニタリングおよび治験の品質管理業務とは独立・分離して評価することにある．GCP上のモニタリングと監査の意味と意義は理解できるが，実際にQC活動とQA活動はどこがどのように違うのだろうか？

A ひとつの治験はどのような内容，流れになっているかを二重盲検多施設共同治験を例に今一度確認してみたい（ **7** , **8** ）．

製薬企業内（以下，社内）では，医療機関に治験を依頼する前に，治験デザインの確定，治験薬概要書の更新，対照薬の手配（相手会社への提供依頼から入手まで），治験実施計画書の作成，治験薬の製造・割付，実施医療機関の選定・依頼準備，モニターの選定，社内実施承認取得，治験届出の提出などの業務が行われる．治験の実施段階では，モニターが実施医療機関ごとに依頼手続きを行い，治験審査委員会（institutional review board；IRB）承認・契約締結を経て治験薬を搬送・交付する．実施医療機関では治験責任医師により治験が開始され，モニターは治験の進捗に応じて担当施設のモニタリングを実施し，その都度モニタリング報告書を作成し治験依頼者に進捗状況を報告する．治験データの正確性・信頼性を確認するため状況に応じて症例報告書と原資料（カルテなどの診療記録類）との直接照合を行う．モニターは必須文書の確認および治験終了報告の入手により医療機関での治験を終了する．一方，社内では医療機関で作成された症例報告書の情報を入力したデータベースを用いて，治験実施計画書と統計解析計画書に従い集計および統計解析を実施する．その集計解析結果をもとに治験総括報告書を作成し，規制当局へ治験終了届出が提出されて治験の終了となる．

社内では，治験データの入手，集計などの重要な業務プロセスについてデータの正確性を確認するために，品質管理部門あるいは品質管理担当者による点検が行われる．

GCP監査では，これら社内の治験準備から治験総括報告書作成までのすべてのプロセスが監査の対象となっている．モニターは，担当する医療機関のGCP遵守性の確保と症例報告書記載のデータの正確性の確認がその責務である．一方，監査は，最終的に治験総括報告書に集約されたデータの正確性，治験実施の倫理的・科学的妥当性を評価するために，社内において治験実施計画立案から治験総括報告書作成までの一連の業務が系統的にGCPに適合して管理されているかを，システム監査および個々の治験ごとの文書監査によって確認する．特に，治験総括報告書の元となる症例報告書記載情報の正確性，医療機関におけるGCP適合性などデータの信頼性を保証するためには，社内に保存されている資料では情報が限定されていること，医療機関

⑩ 監査技法の紹介

社内
- **システム監査：**
    体制の構築状況：システム化，標準化の状況（SOP）
    　　　　　　　　役割と責任の明確化
    　　　　　　　　担当者の教育と指名
    　体制の機能性：プロセスごとの GCP，SOP 遵守状況
    　　　　　　　　記録の整備，保存状況
- **個々の治験の監査：**
    モニタリング管理状況
    症例報告書およびデータの取り扱いの妥当性
    データの正確性　→　治験総括報告書の信頼性保証

社外(on-site audit)
- **システム監査**
    実施体制の構築状況
    実施体制の機能性：GCP，SOP 遵守状況
- **個々の治験の監査：根拠資料の存在確認**
    治験実施計画書，GCP，SOP の遵守状況
    被験者の安全確保，人権保護
    データの信頼性確保状況
    記録の保存状況

⑪ モニタリングとの違い

モニタリング
- 全施設対象
- 治験の開始から終わりまで関与
- 医療機関のすべての関係者と直接交渉
- モニタリングごとに報告義務
- 直接閲覧にて，データの正確性，完全性を保証（SDV）

医療機関の監査
- 一部の施設のみ対象
- 治験の一時期に限定
- 必要に応じて面談
- 監査終了後に報告
- 一部のデータを直接閲覧にて調査し，その正確性，完全性確保のために医療機関において適正に実施されたことを，モニタリングも含めて確認・評価

12 なぜ，実施医療機関等施設監査(on-site audit)が必要か？

- 原資料は，それら実施サイトにある
- GCPでは，実施医療機関には品質管理，品質保証を求めていない
- 規制当局は治験依頼者に，治験データの信頼性保証を求めている
  - ＊治験総括報告書の集計データの信頼性
  - ＊治験ごとの科学的，倫理的実施(GCP遵守)

13 直接閲覧の意義

症例報告書の証拠性の確保

- 医療機関からの入手だけでは，実質的証拠性に乏しい
  - ・症例報告書は原資料等(直接証拠)の一部の転記である
  - ・一部転記では，過失による転記間違い，記載漏れ，判読不能部分の誤処理，故意による偽造変造の危険の可能性がある
- 当局への提出を前提とした場合，直接証拠として機能させる必要がある
  - ・「その転記が省令GCPに則って適切かつ正確にモニタリングかつ監査で確認した」事実(直接閲覧の記録)が必要である
  - ・その間接事実なしに，規制当局は症例報告書記載内容をそのまま真実と推論することは不可能である

(平成9年度厚生科学研究：新GCP普及定着総合研究最終報告書より)

に症例報告書記載情報のすべての根拠資料があることから，医療機関に直接出向いて監査をすることが欠かせない。GCPでは，監査も医療機関に出向いて実施することが求められているのは，その点に起因している(10～13)。したがって，医療機関での監査対象にモニタリングの実施の適切性も含まれるのはいうまでもない。

GCP監査担当者の調査の方法は，医療機関での調査内容だけを見るとモニターと同様の活動に見えるが，監査では監査対象となった医療機関について個別の評価を行うのではなく，1つの治験実施計画書に参加しているすべての医療機関のデータを集計解析データとして採用し，治験総括報告書を作成することが可能かを医療機関のサンプリングにより評価することである。そのために，手順書に従い複数の医療機関を監査対象として選定のうえで監査し，それらの医療機関の治験実施体制に大きな違いがないこと，定められた基準(GCP，治験実施計画書など)に従って実施されていることおよびデータの正確性が担保されていることを比較検証のうえで評価する。たとえデータの正確性が確認できたとしても，実施方法に大きな違いがある場合には，それらのデータが集計解析の対象から除外されることもある。

14 抜き取り監査が治験の品質保証に寄与するために

治験システム全体が統計的手法が使える程度に標準化，均質化されている
- 実施医療機関の選定基準への適合性確保
- 治験実施計画書の遵守
- 適格なモニターの確保
- 標準化された手順によるモニタリング
- モニターによるデータの正確性，完全性の確保（SDV の実施）

15 治験実施システムのイメージ図
（実施段階での医療機関のシステムに違いがある事例）

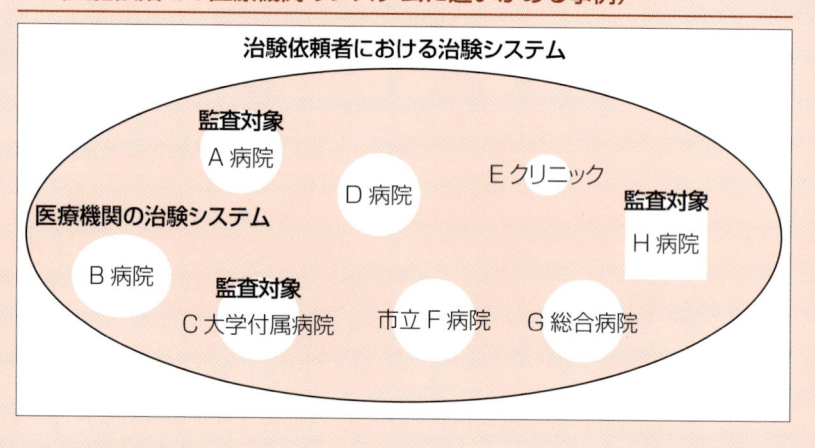

治験依頼者における治験システム

監査対象： A 病院
D 病院
E クリニック
監査対象： H 病院
医療機関の治験システム
B 病院
監査対象： C 大学付属病院
市立 F 病院
G 総合病院

16 再び，on-site audit の目的

- それぞれの施設の監査結果より，各施設データが最終的な集計データに対し，質的影響を及ぼすか評価する
- 抜き取り監査を実施した医療機関の監査結果を比較し，それらの監査結果に格差がなく，結果として治験参加全施設データを集計することが妥当であるかを評価する

監査項目：GCP 適合性
　　　　　　治験実施計画書遵守状況
　　　　　　データの正確性，完全性
　　　　　　原資料の存在
　　　　　　モニタリングによる品質管理状況

1人ひとりのモニターは担当する医療機関のデータの信頼性確保に関与し，一方，監査は治験全体の信頼性保証に関与している点が大きく異なる点である（14〜16）。

> **Q2** 監査を実施する施設・時期・事前準備の謎——監査の対象・時期はいつ，どのように決定されるのだろうか？ どのような準備をして医療機関に臨むのだろうか？
> 監査の実施時期は「治験前」「治験実施中」「治験終了後」のうち，「治験終了後」に行われることが多いように思うが，「治験実施中」に行ったほうが治験依頼者・医療機関ともに治験の質の向上につながるのではないだろうか？

A **（1）監査の対象**

監査担当者は，監査実施手順書の選定ルールに従い監査対象施設を選定する。多くの監査部門は一般に$\sqrt{\text{施設総数}}$あるいは施設総数の10％程度の医療機関を選定している。たとえば，75施設参加の多施設共同治験の場合の監査対象施設数は9施設（$\sqrt{75}$

---

17 第Ⅲ相：比較試験の事例

解析対象症例数：1群 200 例の 2 群比較
　実際の症例数：脱落例を見越して 450 例
実施医療機関数：1組　6例/医療機関では 75 施設
　　　　　　　　2組 12例/医療機関では 38 施設
モニター担当施設：現在製薬協調べ；4〜5 施設
　　　　　　　実際：モニター数 10 名として 75 施設の場合，7〜8 施設/モニター
　　　　　　　→ 監査対象 $\sqrt{n}$ +1 とすると 9 施設

---

18 医療機関の選定と時期の決定について

1）SOP に従い，総施設数から対象数を確定
2）症例数，過去の依頼経験，担当モニター，治験施設支援機関（SMO）や CRC の関与状況，GCP 遵守状況，同一開発品目の他の治験受託状況など，多様な情報をもとに施設を選定
3）実施時期は，開発品目の難易度，特性を加味して，開発担当者，モニターからの情報をもとに確定
　開発担当者が，治験前，治験中を要望することも
　→ 監査実施計画書を作成

の繰り上げ整数）あるいは 8 施設（75 × 0.1 の繰り上げ整数）となる。選定にあたり，実施症例数，過去の治験依頼状況，担当モニターの経験度，SMO，CRO，CRC の参画状況，治験参画状況，GCP 遵守状況など多様な情報を参考に監査担当者が決定する[17, 18]）。

（2）監査実施時期

> **19 なぜ事後の監査が主流？**
> - 開発部門の理由
>   - データの正確性保証の観点から，モニターの SDV 後の監査を要望
>   - 治験開始前の時間短縮を重視
> - 監査部門の理由
>   - 事前のシステム監査でデータを保証するほどに医療機関のシステム化，標準化が進んでいない
>
> （GCP では，製薬企業主導治験において医療機関自らの信頼性保証体制構築を要求していない現実がある）

> **20 治験依頼者における on-site audit の意義**
> - データの信頼性確保のためには，直接閲覧に優るものなし
>   → 監査の重点の 1 つは on-site audit（治験実施状況とモニタリング）
> - 是正措置が必要な問題がゼロとなる体制の構築に向けた改善提案をする
>   → 治験業務の適正化の推進
>   　　システム化，標準化，自己改善機能

　監査実施時期は，開発品目の難易度，特性を加味し，開発部門からの進捗情報をもとに決定する。難度の高い治験の場合は，できるだけ早期に監査を実施し，問題点の早期抽出を目指す。また，開発部門から要請がある場合もある。治験終了後の監査が主流である理由には，それぞれ開発部門と監査部門の事情がある。開発部門の事情として，①データの正確性の確保を重視することから，モニターのカルテとの照合終了後を希望すること，②治験開始の直後や実施中は多忙で監査対応に時間が避けないことなどがある。一方，監査部門の事情としては，治験の早期に監査を実施することで治験全体のサンプリングが成立するほど医療機関のシステム化，標準化が進んでいないことがある。実際のデータがない状況で当該医療機関の実施状況を類推することは難しく，ある程度治験が進行してからのほうが現状では目的に適っているともいえる。将来的には治験体制の整備とともに監査の方法も変化していくことであろう（[19, 20]）。

(3) 事前の準備

医療機関を訪問する前に監査担当者は，社内の当該医療機関の依頼・契約に関する資料，モニタリング記録，症例報告書およびGCP関連必須文書，安全性に関わる報告文書などを十分に調査し，課題を抽出したうえで監査に臨んでいる。

> **Q3** 監査の指摘事項はどのように取り扱われているのだろうか？
> 医療機関側への指摘事項があった場合，治験事務局やCRCが中心的役割を担い，関連部署と協議しながら，その改善に取り組んでいる。開発部門側への指摘事項があった場合は，
> ① 監査の指摘を受けて，社内ではどのような対処がとられているのだろうか？
> ② 監査の指摘があったときには既に治験が終了してしまっている場合が多いが，その場合はどのような改善策がとられているのだろうか？

A 監査の指摘事項の取り扱いについて回答する前に，監査の実際について説明する（21）。

---

21 GCP監査の実際：実施

- 調査内容
  - 治験実施体制の機能性の確認
    - 治験体制，依頼・契約関連書類，IRB審査体制，記録の保存
  - 治験実施状況
    - 同意取得・検査・観察実施状況，記録の作成状況，情報伝達状況，治験薬の管理状況，原資料の保存状況
- 実施方法
  - 直接閲覧による原資料との照合
  - 医療機関担当者との面談
- 監査結果の説明

監査では，カルテなど原資料との直接照合による症例報告書記載データの正確性の確認のほかに，2つの点に注目して実施している。1つは，治験実施体制の整備状況および機能性（システム）の確認であり，もう1つは当該治験の実施状況（プロセス）の確認である。重要なことは，いずれも原資料など治験関連資料の閲覧や関係者へのインタビューなどにより，自らの目で直接確認することである。

なお監査当日は，監査担当者から結果の報告がなされる場合があるが，社内資料の再確認が必要な場合もあり，監査終了時にすべての所見を紹介できるとはかぎらないことを了解してほしい（21）。監査結果の報告の流れは以下①～③のとおりである（22）。

> **22 監査結果報告の手順**
> - 当日の監査記録をもとに，監査所見として報告書に記載する内容を，監査担当者間で検討
> - 指摘内容をもとに，モニターなどに事実誤認のないことを確認後，報告書を治験依頼者へ提出
> - 開発部門で対応を検討し，監査へ文書回答
>   ・当該施設への対応
>   ・他施設，他の業務内容改善，治験実施計画書の改訂などへ展開

> **23 監査の視点**
> - 症例報告書として入手したデータが，医療機関の原資料と矛盾のない正確なものであるか
> - 実施医療機関で行われた行為が，被験者への倫理，科学的事実に基づくものであるか
> - 本医療機関の GCP 理解度，実施状況から今後も治験を依頼可能か
>   → 治験総括報告書に除外することなく集計解析あるいは記述データとして記載可能か

> **24 監査の指摘事項への対応**
> - **データの正確性の確保**
>   原データがあるかぎり，データの集計前であれば監査時期にかかわらず対応可能
> - **改善策の検討**
>   ・タイミングにより，軌道修正可能な場合がある
>   → 1 例目投薬終了時の監査
>   被験者エントリー時の監査，など
>   ・事後の場合，次の治験への結果反映とならざるをえない

①当日の監査による調査記録をもとに，監査所見として監査報告書に記載する内容を監査担当者間で協議する。そのときの監査の視点を23に示した。

②監査所見について，モニターなどに事実誤認のないことを確認後，監査報告書を作成し，治験依頼者へ提出する。

③開発部門で対応を検討し，監査部門へ文書回答する。内容は，当該実施医療機関

への対応，場合によっては他の医療機関も含めた業務内容の改善，さらに治験実施計画書の改訂などに及ぶこともある(24)。

・医療機関への指摘事項があった場合

医療機関で見出された問題であっても，GCPでは監査結果は監査の実施依頼者である治験依頼者へ報告するとされている。医療機関への対応(確認，指摘，指示など)はすべて開発部門から伝えられる。なお，ICH-GCPには正当な監査実施のために監査報告書は規制当局に対しても非開示の原則が明記されている。

医療機関から監査時に直接監査結果の報告を依頼される場合があるが，GCPには監査報告書は治験依頼者へ提出すると規定されており，監査報告書は規制当局にも非開示であることから，治験依頼者へ提出する監査報告書の写しをそのまま提供することはできない。監査結果を希望する場合は，開発部門長や監査部門長ではなく，治験依頼者に報告を要請することを推奨する。なお，その場合には，監査部門で医療機関に関する所見のみをまとめ直して治験依頼者名で報告することは可能と考える。

・開発部門への指摘事項があった場合

監査報告書の提出時期が治験終了後であった場合，データの転記ミスなど根拠資料が存在する場合の是正以外は対応不可能であり，よって原因究明と次の治験の改善策への反映が最善の策となる。

Q4 監査担当者の教育方法は？
監査担当者は，CRA(clinical research associate)のようには医療機関との接点は多くない。個々の治験の監査の場合，カルテを見慣れないなかでのQA活動は困難も多いのではないだろうか？

---

25 監査担当者の教育
- 過去の業務経験から配属
- 社内での関連知識・新知識の修得
- OJT(on-the-job training)による実践教育
- 外部教育機関・コースの利用
  コミュニケーション技法，監査技法

A 社内において，監査担当者は過去の業務経験から配属が決定されている。多くは開発部門からの異動者である。開発部門以外の部署からの異動の場合は導入教育として，社内の研究開発業務内容，関連法規，監査技法を修得し，社内監査を経験したうえで，先輩監査担当者の指導のもと実践を通じて監査技法を修得する。現在，日本

にはGCP監査を専門に教育する機関はなく，各社社内教育あるいは監査担当者の業界団体である日本QA研究会への参加，規制当局主催の講演会，医学・薬学系学会・セミナーなどへの参加により最新の医療・薬学の知識，薬事法関連法規等審査の最新動向などにより修得の機会を得ているのが実情である(25)。

当社の場合は，導入教育として基礎知識修得および医療機関監査の実地研修終了後に監査担当者の資格を付与することとしており，監査未経験者を単独で医療機関監査の担当として指名することはない。

Q5 CROの監査部門との連携は？
監査をCROに委託している場合に監査部門とのかかわりはあるのだろうか？

---

26 CROへの監査業務委託の例
- 開発部門が，治験業務の全面委託時に監査業務も併せて委託する
  → 監査部門の関与なしの場合もある
- 開発部門の業務委託と別の契約で同じCROに監査業務も委託
- 開発部門の業務委託先とは全く異なるCROに監査業務を委託
  → 関与は監査部門の考え方による

A 監査業務をCROに委託する場合，3つの方法が考えられる(26)。

①開発部門が治験業務の全面委託時に監査業務も併せて委託する。

この場合には開発部門が契約主体となり，依頼者側の監査部門が全く関与しないこともある。

②開発部門の業務委託と別契約で開発業務委託先と同じCROの監査部門に監査を委託する。

この場合は，CROの監査部門への委託者は製薬企業内の監査部門になり，業務委託者として監督責任を有し，深く関与することとなる。

③監査部門が，開発業務の委託先と全く異なるCROへ監査業務を委託する。

この場合は，監査部門の考え方によって関与の仕方が異なる。すべてCRO監査部門に任せる場合もあれば，医療機関監査の一部などの部分委託の場合もある。

いずれの場合でも，事前に監査の方法，監査報告書の作成，監査証明書の発行などについて，委託者側の監査部門とCRO監査部門で協議して決定する。全面委託の場合を除き，監査所見について意見交換を行った後で監査報告書を確定する。ただし，競合するCRO同士では監査の受け入れを認めない場合もあり，かつ監査専門CROが少ない日本では③のケースは難しい。

①の場合のような監査も含めて治験を丸ごと委託することが日本でもみられるようになりつつあり，その場合 CRO の監査部門によって信頼性を保証することとなる。

なお，当社では監査業務を外部委託する場合，委託および契約主体を原則として監査部門としている。

❸ 監査結果を受けて医療機関はどのように対応すべきか

これまでの説明から，医療機関側からは活動が見えにくい監査の意義と役割について理解を深めることができたであろうか。

監査は治験が GCP や治験実施計画書を遵守して適切に行われたかどうか確認する QA 活動である。医療機関は日々の治験業務を適切に実施することを積み重ねてさえいれば，監査を受けるにあたっても慌てることなく対応することができる。

しかし一方で，監査を受けた後に指摘事項があった場合の対応手順について普段から考えておくようにしたい。

監査は"第三者から見た医療の質の評価"でもある。結果を治験管理室だけでなく，医師・看護部・薬剤部・検査部などにフィードバックし共有する体制を構築しておくことは，治験推進のうえで非常に役立つ。

また，職員に対し，治験ではデータの質や信頼性の確認のためにモニタリングや監査が実施されていること，治験実施計画書を遵守した質の高いデータを提供するためには個々が正確かつ安全に役割を遂行することなど，治験についての理解を深めてもらう機会となり得る。

監査で特に指摘事項がなかった場合でも，監査があったことを職員にきちんと伝えるようにしたい。

万一，監査結果に納得できなかった場合には，監査担当者の見解を再度確認する。医療機関の考えを明確に伝えることは大切である。

(森下)

④ 監査担当者から医療機関に望むこと

以下の各項目について，信頼性の観点から再度確認をお願いしたい。

（1）全般的書類の作成について(27)

実施の流れに沿って記録を作成する習慣付けをお願いしたい。

> **27 全般的書類の作成について**
> - 実施したとおり，事実に沿って記録，作成する
> - 禁忌：鉛筆書き，黒塗りやホワイト修正，ポストイットメモの使用，セロテープ貼付，挟み込み
> - ワープロ清書しても手書き記録は必ず保存
> - 長期保存に耐えられないものはコピーをとる（複写証明付き）

（2）原資料について(28)

原資料から症例報告書への記載漏れについては，治験依頼者で確認のすべがないことから，症例報告書作成は特に慎重にお願いしたい。

> **28 原資料について**
> - 原資料は定義するものではない（特に矛盾する複数の原データは悩みの種）
> - 原データからの症例報告書への記載漏れの情報を治験依頼者が知ることは不可能
> - 症例報告書に記載しているとおりにカルテを修正することは適正か？
> - 診療録への記載権限を示す標準業務手順書（SOP）が必要
> - 被験者識別コードが有効に活用されていない事例が多い
> - 自動計測装置の出力用紙や心電図など検査伝票に個人を特定できる情報が未記載の場合がある
> - 同意書などの伝票に被験者名以外の情報がない場合がある
>   ・双方向の確認可か？　同姓同名の場合の対策は？
> - スクリーニング名簿がワープロで作り換えられ，かつ並べ替えが行われていた
>   ・オリジナル文書とプロセスの再構築の保証が重要

(3) 治験審査委員会(IRB)（29）

　　データの取り扱いが確定できなくなる場合もあることから，治験依頼者としては治験が終了してから治験審査委員会が成立していたか疑義が生じることは，何としても避けたい。

> **29 治験審査委員会(IRB)**
> - GCP 4 本柱の 1 つであり，当局も機能性に注目
>   - 特に，安全性情報と人権保護の監視機能性に注意
> - 成立要件を満たさない状態で開催され，後日不成立との判断でデータ削除となった場合，倫理的にも問題となる
> - 院外の IRB に審議を依頼した場合，IRB での審議内容を確認することは重要である
> - 倫理的，科学的審議の保証のため，議事録の記載内容の充実が当局より求められている

(4) 被験者のエントリー（30）

　　選択基準違反・除外基準抵触は，被験者のボランティア精神を踏みにじる結果になりかねず，倫理的観点からも選択基準および除外基準の遵守は最重要事項である。

> **30 被験者のエントリー**
> - 選択基準適合，除外基準未抵触確認はエントリー時にすみやかにダブルチェックで行う
>   - 登録センター利用でもチェック漏れがある
>   - 疾患名，症状の有無については，根拠となる原データの存在確認を行う
> - 治験依頼者の作成する同意書様式は，再度医療機関で GCP 適合性の確認を行う
>   - 同意書様式変更時には最新版かどうかの確認を行う

(5) 治験実施計画書の遵守(31)

治験においては，データのばらつきを小さくするため，および適格症例データの早期集積を確実にするためにも治験実施計画書遵守は必須である。

> **31 治験実施計画書の遵守**
> - 評価に影響する必須項目については，事前にモニターに確認すること
> - 確実に数値データで入手できる項目についても事前確認を行う（併用薬の剤形，1日薬剤量）
> - 服薬状況について，飲み忘れ期間による中止基準を事前に治験依頼者に確認しておくこと

(6) 症例報告書の作成(32)

治験開始前に症例報告書の根拠となるデータの記録の仕方・場所を関係者間で合意することは，症例報告書作成段階でのトラブル回避に役立つ。

> **32 症例報告書の作成**
> - 症例報告書の記載項目と原資料上の記録場所を事前に全スタッフと確認
> - できるだけ1症例目が終了した時点で症例報告書を作成し，実施上の課題抽出を行う
> - 緊急検査時の記載欄がない症例報告書がある．その場合の対応を事前に確認のこと
> - 既往歴の記載ルールについて事前協議を行う

(7) 治験薬管理(33)

治験薬の適正管理と品質確保が有効性と安全性データの信頼性の源である。

> **33 治験薬管理**
> - 治験薬の有効期限を常に意識すること
> - 二重盲検試験での治験薬については盲検性の保持に注意する
> - 未承認である間は医薬品ではないことから，被験者の服薬機会を最小にする
> - 脱落例の場合，保有する治験薬を服用しないよう指導の徹底が重要
> - 被験者が治療薬を確実に受領したかの確認が必要

(8) 有害事象報告（34）

有害事象と副作用の違いと，有害事象も報告対象であることの理解が重要である。

> **34 有害事象報告**
> - 有害事象に関する記録について
>   ・有害事象の発現期間，治療薬の服薬期間を集計するので，正確に患者に聴取する
> - 有害事象と副作用の違いを十分に理解していない治験責任医師がいる
>   例：カルテに有害事象の記載があるが，症例報告書（CRF）への記載なし
> - カルテには症状の記載のみ，しかし症例報告書には疾病名で記載

(9) 治験実施計画書からの逸脱，治験実施計画書の不遵守（35）

逸脱・不遵守報告書は，再発防止に活かすためのものであり，できるだけすみやかに作成することが重要である。

> **35 治験実施計画書からの逸脱，治験実施計画書の不遵守**
> - 治験実施計画書からの逸脱や，治験実施計画書の不遵守のときは即報告書を作成し，情報を共有することで再発防止できる
> - 最後にまとめて作成するのでは，期待される役割（早期発見・早期改善）を果たせない
>   事実確認→原因究明→是正措置→改善
> - 逸脱，不遵守から治験実施計画書自体の不備を発見することもある

(10) 電子記録について（36）

電磁的な記録（電子記録）を原資料とする場合には，電子記録上の修正履歴とタイムスタンプが自動記録されるシステムが必須となる。

> **36 電子記録**
> - 電子カルテの使用において電子的にしか情報が保存されていない場合，コンピュータシステムバリデーションに関する記録の確認が必要
> - コンピュータシステム内にタイムスタンプ，アクセスログなど，監査証跡が残るシステムであることが必要
> - モニタリングあるいは監査終了後に修正されない保証，あるいは修正に関する追加の報告が必要となる

❺ 監査担当者から CRC に望むこと

これまでの監査経験から，ぜひとも以下の点について CRC の方々にお願いしたい（37）。

> **37 監査担当者から CRC への要望**
> - コミュニケーションの中心に
>   - 治験開始前に十分にモニターと協議をすることにより，多くは事前の調整で解決できる
> - 実施手順に沿ってシミュレーションを
>   - 症例報告書の記載欄の不備がわかる
> - 原データ作成スタッフとは，どこにどの記録を残すか開始前に合意を
> - 医療機関における信頼性確保の推進役
>   - 医療機関としての品質基準を設定
>   - 治験依頼者に毅然とした態度で臨む
> - リスク管理の目をもつ
> - 失敗から学んで，再発防止を

①治験関係者のコミュニケーションの中心になっていただきたい。課題の多くは，関係者間での事前の打ち合わせ，調整で解決可能である。

②治験開始前に一度，治験責任医師など治験関係者全員で実施手順に沿ってシミュレーションを行っていただきたい。症例報告書の記載欄の不備，治験実施計画書の手順の不備がわかり，実施前に改善できる。

③診療録などの医療記録（原資料，原データ）を作成する方々と，どこにどの情報を記録するかを治験開始前に十分に協議し，関係者で合意しておくことをお願いしたい。事前に原記録の場所を確定しておくことで，記載漏れ，不整合，データの紛失などを回避することができる。

6 今後の監査のありかた(38)

> **38 今後の監査のあり方**
> - 監査方法の最適化の追求
>   ・品質マネジメントシステムの評価に焦点
>   ・医療機関,社内のIT化への対応
> - 被監査部門における品質保証体制の質の継続的向上への寄与
>   ・データの質の確保は実施部門の責務
> - 治験依頼者のリスクマネジメントへの貢献
> - 監査部門自らの品質マネジメントの実施

①監査方法も開発環境の変化に合わせて最適化を追求する必要がある。1つひとつの情報の正確性を執拗に追求するのではなく,必要な情報が確実に正確に得られるしくみが医療機関で構築され,そして適正に機能しているかを評価することに焦点をあてた監査が重要である。医療機関においても社内の多くの業務に関してもコンピュータの使用が増加しており,その電子化された環境の信頼性が原資料,症例報告書,ひいては治験総括報告書の質を左右する状況になってきている。紙の情報管理だけでは十分ではなくなっている現実がある。

②治験の実施および管理する部門の品質保証体制の質が成果の質に大きく影響することからも,監査により治験の実施および管理体制そのものの質の継続的な向上につなげることが重要である。

③監査は,治験依頼者のリスクマネジメントにも貢献できると考えている。最小の患者数データで期待される成績を得るためには,事前に監査を行い,起こりうる課題をできるだけ抽出し,治験実施計画書からの逸脱や違反行為を未然に防ぐことも今後の監査のあり方の1つである。

④監査部門自らの品質を向上させることも重要である。適切な監査により,治験環境が整備され,治験の迅速化にも貢献できれば,真の目的である「より良い薬をいち早く患者のもとへ届ける」の実現につながるものと確信している。

● 文献

1) 日本臨床薬理学会(編):CRCテキストブック 第2版,医学書院,2007

(後藤邦子,森下典子)

A. 総論—CRCの役割と業務の現状

5 GCP調査の立場とCRCの視点
—GCP調査の立場から

　薬事法[1]では，国民の保健衛生の向上を図るために，医薬品，医療機器の品質，有効性および安全性の確保のために必要な規制を行い，医薬品および医療機器の審査を行って適切なもののみを承認することで，国内流通を許可している。医薬品および医療機器の承認を受けようとする者は，申請書に臨床試験の成績に関する資料，その他の資料を添付して申請しなければならない。

　ヒトを対象とする臨床試験の倫理性はヘルシンキ宣言[2]に謳われており，どのようにヘルシンキ宣言を運用すればよいかは各国が「臨床試験の実施の基準」であるGCPに定めている。日米欧医薬品規制調和国際会議(ICH)では，日米欧3極のGCPを調和し，ICH-GCP[3]として通知した。わが国の医薬品GCP[4]はICH-GCPをふまえて制定されており，その目的は「被験者の人権の保護，安全の保持及び福祉の向上を図り，治験の科学的質及び成績の信頼性を確保する」ことである。GCPの細かな運用については，厚生労働省医薬食品局審査管理課長通知である，いわゆるGCPの「運用通知」[5]に定められている。運用通知にはGCPの原則的事項として「治験はヘルシンキ宣言に基づく倫理的原則及びGCPを遵守して行わなければならない」と記されている。申請のために提出された資料である臨床試験が，GCPなどの厚生労働大臣が定める基準を遵守して倫理的かつ科学的に実施され，その結果が捏造や恣意的操作なく申請資料に取りまとめられているかは，2004(平成16)年度より医薬品医療機器総合機構(以下，総合機構)信頼性保証部で調査されている。

　臨床試験のGCPの遵守状況を申請品目ごとに調査する業務をGCP調査と呼ぶ。わが国の薬事法においては，医薬品，医療機器の承認申請資料のGCP調査は，GCP実地調査と基準適合性書面調査(書面調査)で行うこととされている。書面調査は，申請資料が医薬品GLP[6]，医薬品GCPおよび「申請資料の信頼性の基準」[7]に従って収集され，かつ，作成されたものであるか否かについて，当該資料の根拠となった資料に基づき確認する。書面調査実施後，申請者に終了通知を発出するが，結果の評価に影響を及ぼす事項が認められた場合にはその旨を合わせて通知している。臨床試験にかかる書面調査では，申請者が保管する症例報告書から総括報告書までのGCP適合性および申請資料の信頼性の基準への適合性を確認する。さらに，医療機関が保存する診療録などの原資料から症例報告書までのGCP適合性をGCP実地調査で確認する。わが国では現時点において，実地調査と書面調査の2つの調査を組み合わせることで，調査対象試験と調査対象治験実施医療機関の抽出を行い，世界に通用するレベルで原資料から総括報告書までのGCPへの適合性を確認している。日米欧では，申請品目の原資料から申請資料までの信頼性を査察または調査するとの認識は共通であり，査察または調査によりGCP不遵守が認められた場合に一番重要なことは，再発

防止のための改善策を講じることであるとの認識もまた，共通である。

　総合機構は治験依頼者と治験実施医療機関のそれぞれにGCP遵守状況の改善を求めることで，被験者の安全性を確保し，GCP違反を未然に防いでいると考えられる。

1 GCPの目的と原則的事項

1）被験者保護

　GCPの大きな2つの目的は，すでに述べたとおり「被験者保護」と「科学的なデータ（データの完全性）の確保」である。被験者保護についてGCPの「運用通知」には，「被験者の人権，安全及び福祉に対する配慮が最も重要であり，科学と社会のための利益よりも優先されるべきである」，「全ての被験者から，治験に参加する前に，自由意思によるインフォームド・コンセントを得なければならない」などが明記されている。また，治験依頼者が行うモニタリングで確認すべき3つの目的は「被験者の人権の保護，安全の保持及び福祉の向上をはかり，治験の科学的質及び成績の信頼性を確保すること」，「治験が最新の治験実施計画書及び本基準（GCP）を遵守して実施されていること」および「治験責任医師又は治験分担医師から報告された治験データ等が正確かつ完全で，原資料等の治験関連記録に照らして検証できること」（GCP第21条，および第26条の7）であり，このなかで，最初に書かれている「被験者保護」がモニタリングの最も重要な目的であるといえる。また，監査には「通常のモニタリング及び治験の品質管理業務とは独立・分離して評価すること」により第三者によるダブルチェックを求めている。ダブルチェックの目的はモニタリングの重要な目的と同じ，被験者保護であることは明らかである。

2）GCPの目的の周知

　GCP調査を行っていると，治験現場の方々に対して，さらにGCPの目的の周知をはかることが重要であると改めて認識する。GCPの目的の周知の徹底は，GCPからの逸脱を生じないように，被験者の選択・除外基準を設けたり，プロトコール上のあいまいな記載を避けるための方策に活かすことができると考える。また，仮にGCPからの逸脱が生じた場合の医療機関，治験審査委員会および治験依頼者のすみやかな対応をあらかじめ手順として決めておくことができると考える。

　たとえば，以下にGCPの正しい解釈の事例をあげる。

①CRAとモニターはGCP上同じ意味である。

②医薬情報担当者（MR；medical representatives）もモニタリングを行う場合は，モニターである。

③モニターは症例報告書を作成することはできない。

④モニターは，診療録へ記載することはできない。
　　⑤治験審査委員会の持ち回り審議は認められない。
　上記の解釈は，現時点では治験現場での認識が不統一である。

3）被験者保護に関わる捏造

　被験者保護に関わる捏造には，以下のような事例がある。
　①診療録の紛失がわかったので，症例報告書をもとに診療録を復元したという捏造
　②開催した治験審査委員会の出席委員数がSOP（標準業務手順書）に決められている要件を満たさなかったが，満たしたとの議事録を作成したという捏造
　③文書による同意説明日と同日の同意取得日の日付を，説明日の翌日に書き直してほしいとのモニターからの捏造の依頼
　④担当医師が持っていない印鑑の捺印が診療録上に認められるという捏造を疑わせる行為

4）オーバーワークとデータの完全性

　きれいな症例報告書の作成のためにモニターが治験実施施設に求めるとされる以下のような事例は，治験現場の作業量を増やすオーバーワークの原因の1つと考える。
　①症例報告書への記入を鉛筆書きで求められ，直接閲覧での確認後でないと症例報告書の作成ができない。
　②モニターから治験実施施設へ，症例報告書への追記を押しつける。
　③ビジットごとに直接閲覧を求められる。また，直接閲覧時に，モニターが診療録のすべての項目の書き写しをしているために，対応時間が延長する。
　GCPは，正しい症例報告書の作成は求めているが，きれいな症例報告書の作成は求めていない。記載ミスや転記ミスに気づいたときは，修正履歴（修正事項，修正日，修正者および修正者のサインなど）が残るような修正をお願いしたい。
　「きれいな書類」が求められているとの誤解は，GCPで求められている「データの完全性（integrity）」を「誤字脱字がなく，修正履歴がない，きれいで読みやすい資料を作成する」と誤解しているためとも考えられる。そのために，GCPで求められていないことまでを遵守しなければならないとの思いこみがモニターや監査担当者にあると思われる。「データの完全性」は，GLPにも明記されている概念であるが，日本語としてわかりにくい。「データの完全性」とは，診療録などの原資料のデータが，総括報告書にまとめられるまでの過程に，データの恣意的操作，データの捏造などがなく，また，その過程が保存されている資料から再現できることを意味していると考える。
　たとえば，以下の事例は，GCPで求める「データの完全性」とは無関係な要求であり，治験現場のオーバーワークの原因ともなっている。
　①モニターが治験の遂行に関係のない，文章のスペースや改行に強くこだわり，訂正を強いる。

②同意説明文書のサインなどのもらい方について，社内手順書に細かな規定がある。

治験依頼者がオーバーワークを治験実施施設へ求め，治験実施施設は規制当局がそのような指導をしているからと思いこんでいる悪循環を**1**に示した。この悪循環を断ち切らないと，わが国の治験の円滑化にはつながらないと考える。次項でGCP調査の立場からの提言をまとめた。

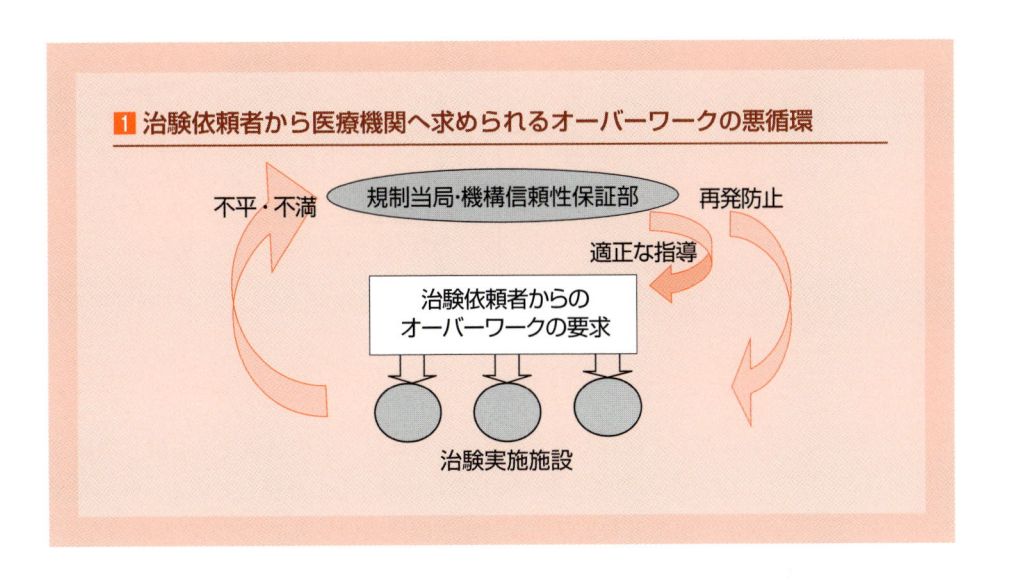

1 治験依頼者から医療機関へ求められるオーバーワークの悪循環

不平・不満　規制当局・機構信頼性保証部　再発防止
適正な指導
治験依頼者からのオーバーワークの要求
治験実施施設

② GCP調査の立場からのGCP遵守への提言

1）新医薬品のGCP実地調査

新医薬品のGCP実地調査は，「医薬品GCP調査の実施要領について」[8]により実施される。その手順は**2**に示すとおりである。

医薬品承認審査調査申請書が総合機構において受理された後，調査対象医療機関の選定を行い，「医薬品の承認申請資料にかかるGCP実地調査の実施手続きについて」[9]により，治験依頼者および治験実施医療機関との調査日程などの調査を行った後，総合機構理事長名で，申請者および治験実施医療機関の長あてにGCP実地調査実施通知書を発出する。調査対象医療機関はピボタルな試験を実施した医療機関から，現在までに調査を受けていない施設や，過去の調査で問題が認められた施設などを優先的に選択している。対面によるGCP実地調査時には，治験の事実経過の再現と評価に必要な記録である原資料の内容から治験においてどのように被験者の安全性が確保されたのか，治験の管理がなされたのかが検証される。GCP調査は単なる形式的な照合ではないことに注意が必要である。調査専門員からGCPや関連通知に基づき，治験の準備，依頼から治験中の経過などに関する質問や詳細なコメントを求める場合が

2 GCP 調査の流れ

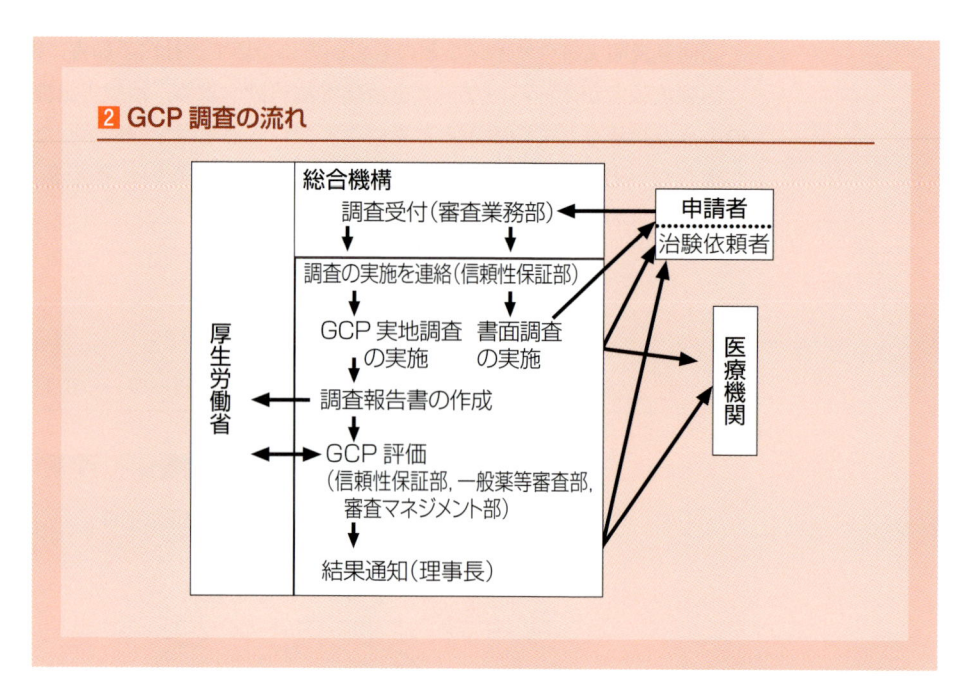

```
総合機構
  調査受付（審査業務部） ← → 申請者
         ↓                    治験依頼者
  調査の実施を連絡（信頼性保証部）
         ↓
  GCP 実地調査    書面調査        医療機関
  の実施          の実施
         ↓
厚生労働省 ← 調査報告書の作成
         ↓
厚生労働省 ← → GCP 評価
  （信頼性保証部, 一般薬等審査部,
    審査マネジメント部）
         ↓
  結果通知（理事長）
```

あるが，それらの事実に対する評価は，その情報を持ち帰り関係部署との連携のもとにGCP上の問題点を検討し総合機構として評価している。評価結果は，総合機構理事長名で申請者および調査対象医療機関の長あてに「GCP実地調査結果通知書」として発出する。申請者あての文書には，「調査対象品目名」「調査対象承認申請資料名」および「評価結果」（GCPへの適合性）が記載される。調査対象医療機関に対する文書には「評価結果」は記載されない。

　GCPへの基準適合性には，Deviation（逸脱）とViolation（違反）があり，Deviationは「改善すべき事項」として，Violationは「GCPに不適合な事項」として，その根拠条文とともに，GCP実地調査結果通知書の別添により申請者および調査対象医療機関の長に通知される。「GCPに不適合な事項」は，調査対象承認申請資料がGCPに従って収集，作成されたものであることが確認できず，当該資料の全部または一部を承認審査の対象から除外するなどの措置が必要と判断された事例である。一方，「改善すべき事項」は，GCPの条文からは逸脱しているものの，被験者の安全は保たれており，試験全体の評価には影響しないと判断された事例で，原則として自主的な改善を求めている。

　GCP実地調査結果通知者に記載される申請品目ごとのGCPへの適合性は，「適合」（適合および条件付き適合）と「不適合」がある。臨床試験全体が不適合とされた品目は，すべての臨床試験が評価対象とならないと判断されるため，審査が先に進まないが，総合機構が設立されてから，不適合と判断された品目はない。しかし，2004～2008（平成16～20）年度に承認された品目の1/4～1/12が，一部にGCPに不適合な症例が認められた「条件付き適合」と評価されており[10]，その「条件」もGCP実地調査結果通知書に明記されている。

　なお，基準適合性書面調査では，ピボタルな試験を抽出し，申請者が保管する当該

試験を実施したすべての医療機関の根拠資料を対象として調査を行い，終了通知を作成する。書面調査では結果通知書は作成していないことに注意が必要である。書面調査の調査時には，GCPに従った契約・治験薬交付回収が行われているかなどの確認，症例報告書の確認（試験が実施計画書に従って適切に実施されているか，根拠資料の原データが申請資料に適切に反映されているかなど），総括報告書（試験結果との齟齬の有無など）を中心に，申請者に確認している。

2) 総合機構の審査報告書

　総合機構は，承認後に総合機構ホームページで公開される審査報告書の「機構による承認申請書に添付すべき資料に係る適合性調査結果及び判断」の項に，適合性書面調査結果およびGCP実地調査結果に対する機構の判断を記載している。審査報告書は審査チームの審査専門員により作成されるが，2006（平成18）年末から作成される審査報告(1)は，信頼性保証部職員が当該部分の記載を確認し，GCPに準拠した治験が行われたのかどうかをよりわかりやすくすることとした。改善された審査報告書の記載例を 3 に示した。改善された審査報告(1)では，見出された事実が逸脱であったのか，違反であったのかがわかりやすく記載されている。

---

3 審査報告書〔審査報告(1)〕の記載例

1) 適合性書面調査結果に対する機構の判断

　薬事法の規定に基づき承認申請書に添付すべき資料に対して書面による調査が実施され，大きな問題は認められなかったことから，機構は，承認申請資料に基づき審査を行うことについて支障はないものと判断した．

2) GCP実地調査結果に対する機構の判断

　薬事法の規定に基づき承認申請書に添付すべき資料（○○，……）に対してGCP実地調査が実施され，一部の治験実施医療機関において，○○に関する治験実施計画書からの逸脱等，及びこれらの事項に対する治験依頼者のモニタリング手順書の不遵守による未確認が認められたが，大きな問題は認められなかったことから，機構は承認申請資料に基づき審査を行うことについて支障はないものと判断した．

（総合機構ホームページ：信頼性保証部の業務より）

❸ GCP調査の見直しの方向性

　厚生労働省は治験活性化のために，有効で安全な医薬品を迅速に提供するための検討会報告書[11]や治験のあり方に関する検討会報告書[12]での検討結果をふまえ，GCP省令を改正し，GCP必須文書の見直しを図った[13]．総合機構においても，厚生労働省の意見をふまえ，信頼性保証部の業務の見直しをはかった．信頼性適合性調査の円滑な実施の目標達成のために，2010（平成22）年度に，企業訪問型書面調査（訪問書面調査）の実施率50％以上の維持，進捗管理の統合をふまえ，訪問書面調査と実地調査（GCP企業）を同時に実施する品目を拡大，新医薬品については2009（平成21）年度に実施したEDCチェックリスト案を用いたパイロット調査をふまえ，さらなる検討，ならびに，欧米規制当局のGCP調査手法を参考としたGCPシステム調査の可能性について検討，さらに，医療機器については，信頼性適合性調査の効率化を検討することを計画した[14]．2009（平成21）年度の年度計画では，年間企業訪問型書面調査（訪問書面調査）を20調査実施することとし，2009（平成21）年4～9月で15件の訪問書面調査を実施した[15]．すでに，2007（平成19）年10月に信頼性保証部内では書面調査とGCP実地調査の連携を進めるために部内体制を整備し，課制を廃止し，同一調査役のもとで品目ごとに調査の連携を図るための準備を行った．また，GCP実地調査実施手続きを改め，年間のGCP実地調査対象医療機関数の増加をはかっており，調査対象医療機関数は，2006（平成18）年度の104施設から2007（平成19）年度は183施設に増加し，2008（平成20）年度は216施設であった[15]．総合機構信頼性保証部は，総合機構ホームページ[15]での情報提供，総説[16～18]の発表，医療機関で治験業務を行う医療関係者も対象としたGCP研修会の開催など，治験関係者へのGCPの周知にも努めている．

　総合機構設立後，毎年，信頼性保証部におけるGCP調査は被験者保護に留意しつつ業務の効率化を進めている．GCP調査が信頼性保証部へ集約された成果は，企業訪問型書面調査やEDCシステムを中心としたシステム調査の検討などの取り組みとして，ようやく目に見える形で現れ始めている．治験活性化への厚生労働省の取り組みとそれを受けての総合機構の治験の円滑化への取り組みは急速に進んでいる．総合機構でのGCP調査が治験の円滑化にどのように貢献していくのかは，治験依頼者や治験実施医療機関の方々が総合機構の変革に柔軟に対応できるかどうかにも依存していると考えている．

　本稿で述べた意見は，筆者の個人的意見であり，独立行政法人医薬品医療機器総合機構としての見解ではない．
　本稿をまとめるにあたって，総合機構信頼性保証部の方々のご助言に感謝する．

● 文献

1）薬事法．昭和35年8月10日，法律145号

2）ヘルシンキ宣言（ヒトを対象とする医学研究の倫理的原則）(http://www.med.or.jp/wma/helsinki08_j.html)
3）Guideline for Good Clinical Practice, 1996 年 6 月 10 日（http://www.pmda.go.jp/ich/e/e6r1_97_3_27e.pdf）
4）平成 20 年厚生労働省令第 24 号「医薬品の臨床試験の実施の基準に関する省令の一部を改正する省令」, 2008 年 2 月 29 日
5）厚生労働省医薬食品局審査管理課長通知「医薬品の臨床試験の実施の基準に関する省令の運用について」, 薬食審査発第 1001001 号, 2008 年 10 月 1 日
6）厚生労働省令第 114 号「医薬品の安全性に関する非臨床試験の実施の基準に関する省令の一部を改正する省令」, 2008 年 6 月 13 日
7）薬事法施行規則第 43 条, 申請資料の信頼性の基準
8）厚生労働省医薬食品局審査管理課長通知「医薬品 GCP 実地調査の実施要領について」, 2006 年 1 月 31 日, 薬食審査発第 0131006 号
9）独立行政法人医薬品医療機器総合機構理事長通知「医薬品の承認申請資料に係る GCP 実地調査の実施手続きについて」, 2010 年 5 月 28 日, 薬機発第 0528023 号
10）Suzuki-Nishimura T：Clinical trials and Good Clinical Practice. J Health Sci 56：231-238, 2010
11）有効で安全な医薬品を迅速に提供するための検討会報告書, 2007 年 7 月 30 日（http://www.mhlw.go.jp/shingi/2007/07/s0730-10.html）
12）治験のあり方に関する検討会報告書, 2007 年 9 月 19 日（http://www.mhlw.go.jp/shingi/2007/09/s0919-8.html）
13）厚生労働省医薬食品局審査管理課長通知「治験に係る文書または記録について」, 2007 年 10 月 2 日, 薬食審査発第 1002002 号
14）独立行政法人医薬品医療機器総合機構：平成 22 年度計画（案）の概要, 平成 21 事業年度 第 3 回運営評議会（平成 22 年 3 月 16 日開催）資料 1-1（http://www.pmda.go.jp/guide/hyougikai/21/h220316/siryo1-1.pdf）
15）信頼性保証部の業務に関するホームページ（http://www.pmda.go.jp/operations/shonin/outline/shinrai.html）
16）鶏内さつき, 小田稔彦, 後藤興治, 他：わが国の治験の活性化のために（3）—GCP 基準適合性調査におけるモニタリングの留意点（総説）. 日呼吸会誌 45：829-835, 2007
17）金井雅利, 西村（鈴木）多美子：わが国の治験の円滑化のために（2）—医師主導の治験と GCP（総説）. 日呼吸会誌 45：449-454, 2007
18）秋山哲平, 古田光子, 山田博史：わが国の治験の円滑化のために（1）—GCP 実地調査から見た医療機関での留意点（総説）. 日呼吸会誌 44：541-549, 2006

〔西村（鈴木）多美子〕

A. 総論―CRC の役割と業務の現状

6 GCP 調査の立場と CRC の視点 ― CRC の立場から

① CRC 業務と GCP

　治験を含めた臨床試験を適正に実施するために，CRC は GCP[1]) に規定されている条文を認識したうえで治験支援業務を行う必要がある。GCP を遵守することは，臨床試験の質を確保するだけでなく，被験者の安全性と倫理性の保護につながる。

　1997(平成 9)年度に厚生労働省が設置した新 GCP 普及定着総合研究班の最終報告書に「治験コーディネーター(CRC)とは直接的には治験責任医師を支援する業務を行う者」と定義されている[2]) ことからも，CRC が GCP のなかで特に治験責任医師に関連する項目(表 1)を意識して業務を行うことで，CRC 業務の改善や臨床試験の質の向上を望むことができる。

表 1　GCP の治験責任医師に関連する項目

第四章	治験を行う基準
第三節	治験責任医師
	第 42 条〜第 49 条
第四節	被験者の同意
	第 50 条〜 55 条

② 被験者となるべき者の選定

　省令 GCP 第 44 条には，被験者となるべき者の選定に関する条文が記されている(表 2)。臨床試験の被験者を選定する際，CRC は選択基準や除外基準を確認して逸脱しないよう細心の注意を払うが，GCP の条文まで意識する CRC は少ないと思われる。

　GCP における「被験者となるべき者の選定」を遵守するために，CRC が確認すべき項目を列記した「被験者選定時のチェックシート」を記す(表 3)。CRC は治験ごとの「被験者選定時のチェックシート」を作成し，治験責任医師等(治験責任医師および治験分担医師)が選定した被験者について，治験に参加しても問題がないか確認することで，より適格な被験者を選定することができる。

表2　被験者となるべき者の選定

第44条　治験責任医師等は，次に掲げるところにより，被験者となるべき者を選定しなければならない。
1) 倫理的及び科学的観点から，治験の目的に応じ，健康状態，症状，年齢，同意の能力等を十分に考慮すること。
2) 同意の能力を欠く者にあっては，被験者とすることがやむを得ない場合を除き，選定しないこと。
3) 治験に参加しないことにより不当な不利益を受けるおそれがある者を選定する場合にあっては，当該者の同意が自発的に行われるよう十分な配慮を行うこと。

表3　被験者選定時のチェックシート

☐ 選択基準にすべて合致している
☐ 除外基準に1つも抵触していない
☐ 使用中の薬剤が併用禁止薬や併用制限薬でない
　☐ 併用禁止薬を使用している場合，治験期間中に使用を中止しても治療上で患者の不利益にならない
　☐ 併用制限薬を使用している場合，治験期間中に用法・用量を変えなくても治療上で患者の不利益にならない
☐ 健康状態や発現している症状を考慮して，治験の参加および継続が可能である
☐ 治験の来院や検査の頻度を考慮して，治験の参加および継続が可能である
☐ 家族構成を確認して，本人のみの説明・同意でも問題ない
　☐ 本人以外に説明すべき家族がいる場合，その家族にも適正に説明を行うことが可能である
　☐ 年齢等も含めて本人が同意能力を有している（未成年でない，意識がある，認知症でない等）
　☐ 本人が同意能力を欠く場合，当該治験の目的上，被験者とすることがやむを得ない
　☐ 本人が同意能力を欠く場合，適正な代諾者がいる
☐ 治験に参加しないことにより不当な不利益を受けるおそれがある者（社会的に弱い立場にある者）でない
　社会的に弱い立場にある者とは：医・歯学生，薬学生，看護学生，病院および検査機関の下位の職員，製薬企業従業者並びに被拘禁者等の階層構造を有するグループの構成員，不治の病に罹患している患者，養護施設収容者，失業者または貧困者，緊急状態にある患者，少数民族集団，ホームレス，放浪者，難民，未成年および治験参加の同意を表明する能力のない者など
　☐ 治験に参加しないことにより不当な不利益を受けるおそれがある場合，治験参加の同意が自発的に行うことのできる者である
☐ 治験責任医師や分担医師との依存関係に問題はない
☐ 他の臨床試験に参加中または参加後規定期間内でない

③ 被験者に対する責務

　省令GCP第45条には，治験責任医師等の被験者に対する責務に関する条文が記されている（**表4**）。治験責任医師等が被験者に対する責務を遂行できるよう，CRCは以下に示すような治験責任医師等の被験者に対する責務を認識して，支援業務を行っていく必要がある。

表4 被験者に対する責務

> 第45条 治験責任医師等は，治験薬の適正な使用方法を被験者に説明し，かつ，必要に応じ，被験者が治験薬を適正に使用しているかどうかを確認しなければならない。
> 2 治験責任医師等は，被験者が他の医師により治療を受けている場合には，被験者の同意の下に，被験者が治験に参加する旨を当該他の医師に通知しなければならない。
> 3 実施医療機関の長及び治験責任医師等は，被験者に生じた有害事象に対して適切な医療が提供されるよう，事前に，必要な措置を講じておかなければならない。
> 4 治験責任医師等は，被験者に有害事象が生じ，治療が必要であると認めるときは，その旨を被験者に通知しなければならない。

1）治験薬の適正な使用

　治験責任医師等は，治験薬の正しい使用方法を被験者に説明し，指示し，適切な間隔で，被験者が説明された指示を正しく守っているかどうかを確認しなければならない。

　当院では，被験者が治験薬を適正に使用できるよう，薬剤師CRCが治験薬の使用説明書（ **1** ）を作成して，被験者に治験薬の使用方法を説明している。また，被験者の服薬率が低下してきた場合など，必要に応じて，薬剤師CRCが被験者に対して再度服薬指導を行っている。

2）他の主治医に対する連絡

　治験責任医師等は，被験者に他の主治医がいるかどうかを確認し，被験者の同意のもとに，他の主治医に被験者の治験への参加について知らせなければならない。

　当院では治験の同意を取得した時点で，他の主治医がいるかどうか被験者に確認を行い，必要に応じて当院オリジナルの「治験参加に関する連絡書式（ **2** ）」を使用して，その主治医に「被験者が治験に参加する旨」，「治験薬と実施計画書の概要」，「新たな投薬を行う際は連絡をしていただきたい旨」などを通知している。なお，被験者の主治医に通知を行う際，被験者とその主治医との信頼関係に配慮して，被験者から了解を得る必要がある。そのため当院の連絡書式は3枚複写で，1枚目は診療録添付用，2枚目は被験者の主治医送付用，3枚目は被験者交付用としている。

3）有害事象発現時の対応

　実施医療機関の長および治験責任医師は，被験者の治験参加中，およびその後を通じ，治験に関連した臨床上問題となるすべての有害事象に対して，十分な医療が被験者に提供されることを保証しなければならない。

　当院では，GCP上の治験事務局である治験管理室が治験に参加している被験者の相談窓口となっているが，休日や夜間などの時間外でも，迅速かつ適正な相談窓口対応ができるよう， **3** のような体制の構築を行った。

1 治験薬の使用説明書

<ABC-1234 使用説明書>

★治験薬の外観

<1回50 mg(1日2回)>(薄青色)　　<1回70 mg(1日2回)>(薄黄色)

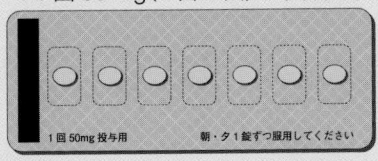

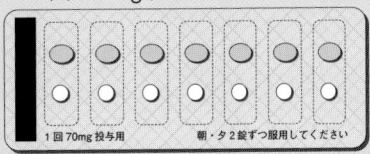

<1回90 mg(1日2回)>(薄桃色)

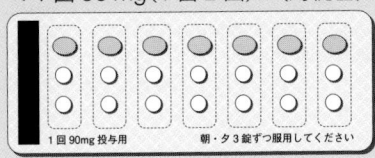

★用法・用量および使用方法
- 治験薬は用量ごとに服用数が異なってます。
  1日2回(朝・夕食前)：1回1錠(50 mg)服用
  1日2回(朝・夕食前)：1回2錠(70 mg)服用
  1日2回(朝・夕食前)：1回3錠(90 mg)服用
- 治験薬の服用前後2時間は絶食していただき，水以外はおとりにならないで下さい。

★保存方法の注意
- 治験薬は室温で保存して下さい。

★治験薬の飲み忘れに気づかれた場合の対処方法
- 治験薬の飲み忘れに気づかれた場合は，その分の治験薬は服用せず次回分から服用して下さい。
- 治験薬を飲み忘れた場合でも，2回分を一度に服用しないで下さい。

★ご注意いただきたいこと
- 治験薬の服用中に体調の変化など気になる症状がありましたら，早めに担当医師または相談窓口にご連絡下さい。
- 治験薬の効果に影響を与えることがわかっていますので，治験期間中は，セント・ジョーンズ・ワート(セイヨウオトギリソウ)を含む食品や，グレープフルーツジュースなどグレープフルーツを含む食品の摂取はお避け下さい。

★治験薬の残薬は回収します
- 飲み忘れなどで治験薬が残った場合は，回収袋に入れて次回来院日にご持参下さい。

★他の病院の処方薬や薬局で購入されたお薬を新たに服用される場合
- 他の病院の処方薬や薬局で購入されたお薬を新たに服用される場合は，薬剤師がお薬同士の相互作用を確認いたしますので，事前に相談窓口にご連絡下さい。

【相談窓口】　日本大学医学部附属板橋病院　治験管理室
TEL：03-0000-0000

2 治験参加に関する連絡書式

患者様の治験参加に関するご連絡

(医療機関名) _____

(診療科名) _____

_____ 殿

拝啓
　先生におかれましては、日々の診療にご多忙の事とお察し申しあげます。
　下記の患者様は当病院にて治験に参加されています。
　貴医療機関で診療や投薬時の相互作用などご不明な点がございましたら、お手数ですが〔お問い合わせ窓口〕または〔治験責任医師又は分担医師〕までご連絡いただきたくお願い致します。

敬具

平成　　年　　月　　日
日本大学医学部附属板橋病院
(診療科名)
(治験責任医師又は分担医師名)
_____ ㊞

記

(患者様氏名) _____ 様
(病歴番号) _____
(治験薬または用具名) _____
(治験 No.) _____ ―
(患者様の治験予定期間)　平成　年　月　日 ～　年　月　日

〔お問い合わせ窓口〕
〒173-8610 東京都板橋区大谷口上町30番1号
日本大学医学部附属板橋病院 治験管理室
担当コーディネーター
電　話：03(○○○○)○○○○　○○○○　○○○○　○○○○
ＦＡＸ：03(××××)××××

13.7 TH

〔医療機関用〕

　被験者に重篤な有害事象が発現した際には，担当診療科の主治医や当直医が救急対応を行うが，新たな併用薬の使用可否や来院日の変更などの相談は，夜勤看護師長を通じてCRCが被験者に連絡したうえで，対応を行っている。しかし，CRCが連絡した際，被験者からの質問や相談の対応に医学的知識や判断が必要となることがある。そのような場合に，CRCは治験責任医師等に連絡して，迅速に適切な指示を仰げるよう，各診療科の治験責任医師等の緊急連絡先リストを常に携帯している。

3 時間外の被験者相談窓口対応

治験患者 ⇔ 相談・対応 ⇔ 治験担当医師または当直医（救急対応）

治験患者 → 相談・連絡 → 電話交換手 → 電話転送 → 夜勤看護師長

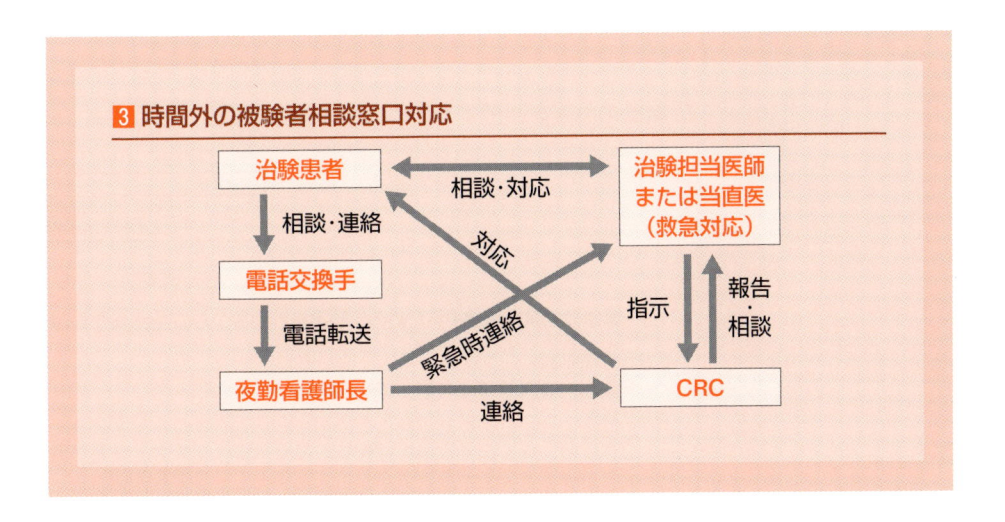

夜勤看護師長 → 緊急時連絡 → 治験担当医師または当直医
夜勤看護師長 → 連絡 → CRC
治験担当医師または当直医 ⇔ 指示／報告・相談 ⇔ CRC
治験患者 → 対応 → CRC

❹ 治験実施計画書からの逸脱

表5 治験実施計画書からの逸脱

> 第46条　治験責任医師は，被験者の緊急の危険を回避するためその他医療上やむを得ない理由により治験実施計画書に従わなかった場合には，すべてこれを記録し，その旨及びその理由を記載した文書を直ちに治験依頼者及び実施医療機関の長に提出しなければならない。

省令GCP第46条には，治験実施計画書からの逸脱に関する条文が記されている（**表5**）。CRCは治験の質を確保するために，治験実施計画書から逸脱しないよう治験責任医師等を支援しなければならない。しかし，被験者の緊急の危険を回避するために，あえて治験実施計画書から逸脱することを，治験責任医師等に提案しなければならない場面もあり，CRCはGCPの条文を認識したうえで，治験実施計画書からの逸脱に対して適正な対応を行っていかなければならない。

1）緊急の危険を回避するための逸脱

　　治験責任医師等は，被験者の緊急の危険を回避するためのものであるなど医療上やむを得ない事情のために，治験依頼者との事前の文書による合意および治験審査委員会の事前の承認なしに治験実施計画書からの逸脱，または変更を行うことができる。
　その際には，治験責任医師は，逸脱または変更の内容および理由を可能なかぎり早急に治験依頼者ならびに実施医療機関の長および治験審査委員会に提出してその承認を得るとともに，実施医療機関の長の了承および治験依頼者の合意を文書で得なければならない。

4 緊急の危険を回避するための治験実施計画書からの逸脱に関する報告書

整理番号	
区分	□治験　□製造販売後臨床試験 □医薬品　□医療機器

西暦　　年　　月　　日

緊急の危険を回避するための治験実施計画書からの逸脱に関する報告書

<u>実施医療機関の長</u>
　（実施医療機関名）（長の職名）　　殿
<u>治験依頼者</u>
　（名称）　　　　　　　　　　殿

　　　　　　　　　　　　　　　　　　　　　　　治験責任医師
　　　　　　　　　　　　　　　　　　　　　　　　（氏名）　　　　　　　印

　下記の治験において、被験者の緊急の危険を回避するために以下のとおり治験実施計画書からの逸脱を行いましたので報告いたします。

記

被験薬の化学名 又は識別記号		治験実施計画書番号	
治験課題名			

被験者識別コード	

逸脱の内容 （資料名（添付する場合）を併記）	逸脱した理由等

注）（長≠責）：本書式は治験責任医師が正本（記名捺印又は署名したもの）を2部作成し、治験依頼者及び実施医療機関の長にそれぞれ1部を提出する。
　　（長＝責）：本書式は治験責任医師が正本（記名捺印又は署名したもの）を1部作成し、治験依頼者に提出する。なお、実施医療機関の長欄は"該当せず"と記載するとともに、治験責任医師氏名の前に実施医療機関名を記載する。

治験責任医師等は被験者の緊急の危険を回避するためにあえて逸脱を選択し，CRCは被験者に一番近い立場の者として，治験責任医師の指示のもと，「緊急の危険を回避するための治験実施計画書からの逸脱に関する報告書」[3]（**4**）の作成を支援する。

2）その他の逸脱

被験者の緊急の危険を回避するためのものであるなど医療上やむを得ないものである場合，または治験の事務的事項のみに関する変更である場合を除いて，治験責任医師等は，治験責任医師が治験依頼者との事前の文書による合意および治験審査委員会の事前の承認を得ることなく，治験実施計画書からの逸脱または変更を行ってはならない。

しかし，ある程度の件数の治験を同時に受託している医療機関においては，被験者の受診日のずれや被験者の自己判断による併用禁止薬の使用など危険回避以外の逸脱をゼロにすることは難しいと考えられる。

治験責任医師等は，治験実施計画書から逸脱した行為を理由のいかんによらずすべて記録しなければならない。

CRCは，治験協力者として逸脱行為が行われないよう管理を行い，もし逸脱が行われてしまったら，その記録の作成を支援する。

CRCとして一番重要なことは，逸脱に至ってしまった理由や状況を分析し，また他のCRCと情報を共有して，再発防止対策を講じることである。

⑤ 治験中の副作用等報告

省令GCP第48条には，治験中の副作用等報告に関する条文が記されている（**表6**）。治験責任医師等は，被験者に発現したすべての有害事象を記録し，治験薬との因果関係の有無を判断しなければならず，CRCは被験者からできるかぎり情報を収集し，治験責任医師等の業務を支援していかなければならない。

表6 治験中の副作用等報告

第48条　治験責任医師は，治験の実施状況の概要を適宜実施医療機関の長に文書により報告しなければならない。
2　治験依頼者が治験を依頼する場合にあっては，治験責任医師は，治験薬の副作用によると疑われる死亡その他の重篤な有害事象の発生を認めたときは，直ちに実施医療機関の長に報告するとともに，治験依頼者に通知しなければならない。この場合において，治験依頼者，実施医療機関の長又は治験審査委員会等から更に必要な情報の提供を求められたときは，当該治験責任医師はこれに応じなければならない。

1）実施状況の報告

治験責任医師は，治験審査委員会の継続審査を受けるために，治験の現況の概要を年に1回または治験審査委員会等の求めに応じてそれ以上の頻度で，実施医療機関の長に文書をもって提出しなければならない。

CRCは，治験責任医師の指示のもと，治験の実績および安全性やGCP遵守状況などを記載した「治験実施状況報告書」[3]（**5**）の作成を支援する。CRCとして，治験の実施状況を把握したうえで，治験が適正に実施されていることを定期的に確認することが重要である。

2）重篤な有害事象に関する報告

治験責任医師は，すべての重篤な有害事象（表7）を実施医療機関の長に直ちに文書により報告しなければならない。この場合，治験責任医師は，報告する重篤な有害事象のうち予測できない副作用を特定するものとする。

治験責任医師は，治験実施計画書などで緊急の報告が不要と規定されている場合を除き，すべての重篤な有害事象を治験依頼者に直ちに報告し，その後に文書による詳細な報告をすみやかに行わなければならない。

CRCは，被験者に重篤な有害事象が発現した場合，被験者に適切な治療が施されるよう対処するとともに，治験責任医師が有害事象と治験薬との因果関係を判断できるよう，有害事象が発現した状況や経緯などの情報を収集しなければならない。その後CRCは，治験責任医師の指示のもと，有害事象発現後の措置や転帰を記載した「重篤な有害事象に関する報告書」[3]（**6**）の作成を支援する。

表7　重篤な有害事象とは

1. 死亡に至るもの
2. 生命を脅かすもの
3. 治療のために入院・加療期間の延長が必要なもの
4. 永続的もしくは重大な障害・機能不全に陥るもの
5. 先天異常をきたすもの，またはその他の重大な医学的事象

5 治験実施状況報告書

整理番号	
区分	□治験　□製造販売後臨床試験 □医薬品　□医療機器

西暦　　年　月　日

治験実施状況報告書

実施医療機関の長
　（実施医療機関名）（長の職名）殿

　　　　　　　　　　　　　　　　　　　　治験責任医師
　　　　　　　　　　　　　　　　　　　　　（氏名）　　　　　　印

下記の治験における実施状況を以下のとおり報告いたします。

記

治験依頼者	
被験薬の化学名 又は識別記号	治験実施計画書番号
治験課題名	
実績	同意取得例数　　　　　：　　　例 実施例数（うち実施中）：　　　例（　　例）（目標とする被験者数：　　例） 　　　　　　　　　　　　　　　　（西暦　　年　　月　　日現在）
治験の期間	西暦　　年　月　日　〜　西暦　　年　月　日
治験実施状況	安全性 GCP遵守状況 その他

注）（長≠責）：本書式は治験責任医師が正本（記名捺印又は署名したもの）を1部作成し、実施医療機関の長に提出する。
　　（長＝責）：本書式の実施医療機関の長及び治験責任医師欄は"該当せず"と記載する。

6．GCP調査の立場とCRCの視点—CRCの立場から

6 重篤な有害事象に関する報告書

整理番号	
区分	■治験　■医薬品

　　　　　　　　　　　　　　　　　　　　　　西暦　　　年　　月　　日

重篤な有害事象に関する報告書（第　　報）

実施医療機関の長
　（実施医療機関名）（長の職名）　殿
治験依頼者
　（名称）　　　　　　　　　　殿

　　　　　　　　　　　　　　　　　　　　　　治験責任医師
　　　　　　　　　　　　　　　　　　　　　　　（氏名）　　　　　　　　　印

下記の治験において、以下のとおり重篤と判断される有害事象を認めたので報告いたします。

　　　　　　　　　　　　　　　　　記

被験薬の化学名 又は識別記号		治験実施計画書番号	
治験課題名			

被験者識別コード*	

　　　　　　　　　　　　　　　　　　＊：胎児/出生児の場合は被験者（親）の識別コード

重篤な有害事象に関する情報

有害事象名（診断名） 治験薬に対する予測の可能性**	発現日 （西暦年/月/日）	重篤と判断した理由 （複数選択可）	有害事象の転帰 転帰日（西暦年/月/日）
  □既知　□未知	/　　/	□死亡　□死亡のおそれ □入院又は入院期間の延長 □障害　□障害のおそれ □上記に準じて重篤　□先天異常	（　　/　　/　　） □回復　□軽快　□未回復 □後遺症あり　□死亡　□不明

＊＊：治験薬概要書の記載に基づいて判断する。記載内容と性質や重症度が一致する場合は「既知」に該当する。
　　　記載されていてもその性質や重症度が記載内容と一致しない場合（急性腎不全に対する"間質性腎炎"、肝炎に対する"劇症肝炎"
　　　等）は「未知」に該当する。

治験薬に関する情報

投与期間 （西暦年/月/日）	有害事象との 因果関係	事象発現後の措置 変更後の用法・用量
/　　/ 　　〜 　　/　　/ □投与中	□否定できない □否定できる □不明	□中止　□変更せず　□不明　□該当せず □減量　□増量 変更後の用法・用量

添付資料	
備考	

注）（長≠責）：本書式は治験責任医師が正本（記名捺印又は署名したもの）を2部作成し、実施医療機関の
　　　　　　　長及び治験依頼者にそれぞれ1部を提出する。
　　（長＝責）：本書式は治験責任医師が正本（記名捺印又は署名したもの）を1部作成し、治験依頼者に提出
　　　　　　　する。なお、実施医療機関の長欄は"該当せず"と記載するとともに、治験責任医師氏名の前に実施医
　　　　　　　療機関名を記載する。

⑥ 説明文書

　治験責任医師等は，被験者となるべき者に対して，省令 GCP 第 51 条第 1 項（**表 8**）に掲げる事項を記載した説明文書を用いて十分に説明し，治験への参加について自由意思による同意を文書で得なければならない。

　治験責任医師は，治験依頼者の協力を得て，被験者から治験への参加の同意を得るために用いる説明文書を作成し，必要な場合にこれを改訂しなければならない。

　治験責任医師等が被験者となるべき者に対し治験に関する説明を行った後に，CRC が補助説明を行うことで，被験者が治験に関してより理解を深めることができ，被験者が質問する機会を十分に確保することができる。また，被験者が治験の参加を断った場合，CRC が治験責任医師等にその旨を適正に伝えることで，被験者と医師との信頼関係が保たれ，被験者が不利益な取り扱いを受けることがないよう配慮すべきである。

表 8　被験者への説明文書に記載すべき事項

> 第 51 条　治験責任医師等は，前条第 1 項の説明を行うときは，次に掲げる事項を記載した説明文書を交付しなければならない。
> 1) 当該治験が試験を目的とするものである旨
> 2) 治験の目的
> 3) 治験責任医師の氏名，職名及び連絡先
> 4) 治験の方法
> 5) 予測される治験薬による被験者の心身の健康に対する利益（当該利益が見込まれない場合はその旨）及び予測される被験者に対する不利益
> 6) 他の治療方法に関する事項
> 7) 治験に参加する期間
> 8) 治験の参加を何時でも取りやめることができる旨
> 9) 治験に参加しないこと，又は参加を取りやめることにより被験者が不利益な取扱いを受けない旨
> 10) 被験者の秘密が保全されることを条件に，モニター，監査担当者及び治験審査委員会等が原資料を閲覧できる旨
> 11) 被験者に係る秘密が保全される旨
> 12) 健康被害が発生した場合における実施医療機関の連絡先
> 13) 健康被害が発生した場合に必要な治療が行われる旨
> 14) 健康被害の補償に関する事項
> 15) 当該治験の適否等について調査審議を行う治験審査委員会の種類，各治験審査委員会において調査審議を行う事項その他当該治験に係る治験審査委員会に関する事項
> 16) 当該治験に係る必要な事項

〔医薬品の臨床試験の実施の基準に関する省令（平成 9 年 3 月 27 日厚生省令第 28 号，最終改正：平成 21 年 3 月 31 日厚生労働省令第 68 号）第 51 条〕

❼ 被験者の意思に影響を与える情報が得られた場合

　省令GCP第54条には，被験者の意思に影響を与える情報が得られた場合に関する条文が記されている（**表9**）。

　治験への参加の継続について被験者の意思に影響を与える可能性のある情報が得られた場合には，治験責任医師等は，当該情報をすみやかに被験者に伝え，被験者の治験への参加の継続について，被験者の意思を確認しなければならない。この場合にあっては，当該情報が被験者に伝えられたことが文書にて記録されていなければならない。

　当院では，被験者の意思に影響を与える情報が得られた場合，治験責任医師が改訂した説明文書が治験審査委員会で承認されるまでの間，治験責任医師等が当該情報を被験者に口頭にて伝え，治験の継続について被験者の意思を確認している。

　その際，治験責任医師の指示のもと，CRCはこれらの情報を被験者に口頭で補助説明し，治験の継続に関して被験者の意思を確認した記録（❼）の作成補助を行っている。

表9　被験者の意思に影響を与える情報が得られた場合

> 第54条　治験責任医師等は，治験に継続して参加するかどうかについて被験者の意思に影響を与えるものと認める情報を入手した場合には，直ちに当該情報を被験者に提供し，これを文書により記録するとともに，被験者が治験に継続して参加するかどうかを確認しなければならない。
> 2　治験責任医師は，前項の場合において，説明文書を改訂する必要があると認めたときは，速やかに説明文書を改訂しなければならない。
> 3　治験責任医師は，前項の規定により説明文書を改訂したときは，その旨を実施医療機関の長に報告するとともに，治験の参加の継続について改めて被験者の同意を得なければならない。

---

❼ 治験の継続に関して被験者の意思を確認した記録

＜治験の継続に関する意思確認＞
●●年●月●日付の文書による治験依頼者からの情報提供に基づき，同意説明文書の改訂が予定されている以下の内容について説明を行ったうえで，意思を確認し，治験の継続に関して同意を取得した。
□　新たに報告された治験薬の副作用「間質性肺炎」および「心不全」

8 まとめ

　SMO に所属する CRC と比較すると，医療機関に所属する CRC は，GCP や臨床試験に関する講義などの教育を十分に受けないまま CRC 業務を担当して，OJT(on-the-job training)を受けることが多い．そのため，GCP の条文や制定された根拠を理解しないまま，その場の流れに沿って対応してしまうことが少なくない．

　GCP は被験者の倫理性や安全性の保護を中心として，臨床試験の質を確保するために制定されているため，GCP を理解したうえで，CRC 業務を担当することは CRC 業務の改善につながる大切なステップと考えられる．

● 文献

1）厚生労働省医薬食品局審査管理課長：医薬品の臨床試験の実施の基準の運用について，平成18年9月21日
2）厚生科学研究：新 GCP 普及定着総合研究班最終報告書，平成10年3月
3）厚生労働省医政局研究開発振興課長：治験の依頼等に係る統一書式について（通知），平成19年12月21日

（榎本有希子）

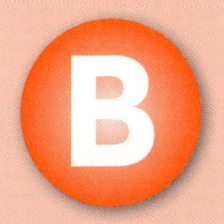

創薬育薬医療スタッフの連携

B

B. 創薬育薬医療スタッフの連携

1 創薬育薬医療チーム内の調整
―市中肺炎を例にして

　筆者の所属する大分大学病院の体制を紹介したい。一般にいう治験管理センターではなく，病院開設以来，臨床薬理センターが診療部門のなかにあり，ここに臨床試験の部門を入れて，創薬から育薬までを臨床薬理学的な立場で支援している。この臨床試験支援部門のなかに，クリニカルトライアルチームと創薬オフィスがあり，院内で行われる臨床試験の支援として第Ⅱ相から第Ⅳ相までの試験のほか，臨床薬理学講座がある関係で，患者を対象とした臨床薬理試験，PK/PD試験や医師の自主臨床研究の支援，市販直後調査のエントリー・症例報告書の作成などの支援を行っている。

1 CRCの役割

　治験は，GCPを遵守して実施する。倫理性とは具体的には，適格な被験者スクリーニングや，正しい情報提供，自由意思による参加，インフォームドコンセント，被験

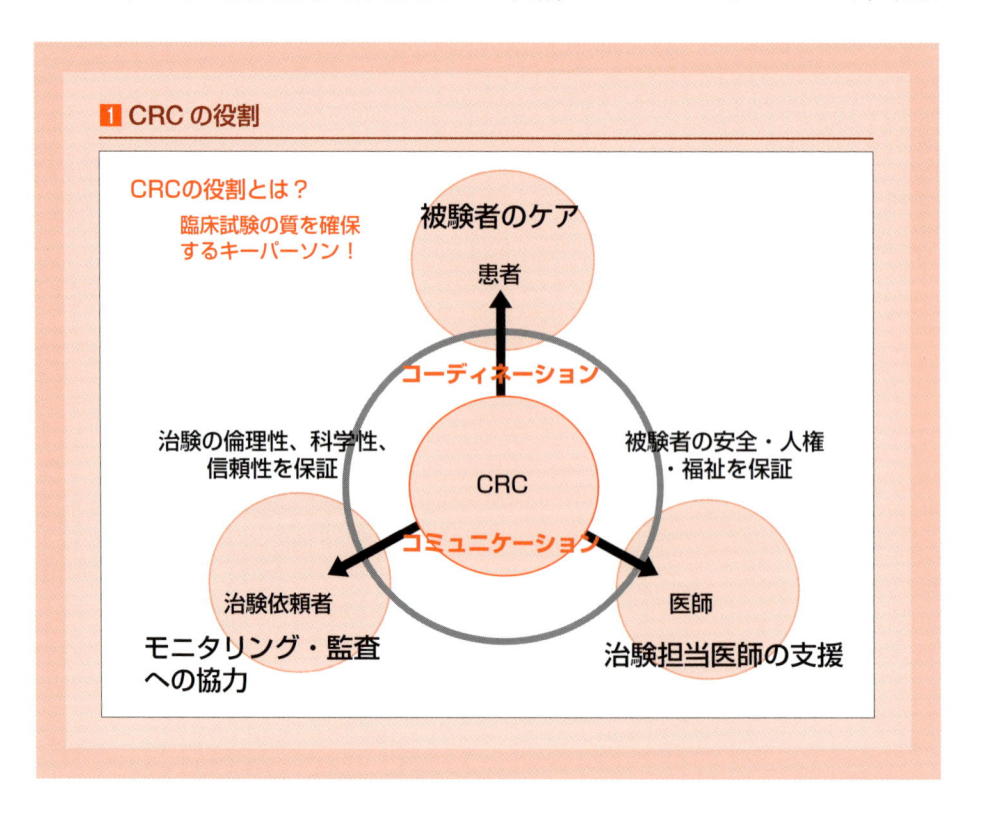

1 CRCの役割

CRCの役割とは？
臨床試験の質を確保するキーパーソン！

- 被験者のケア（患者）
- 治験の倫理性、科学性、信頼性を保証
- 被験者の安全・人権・福祉を保証
- モニタリング・監査への協力（治験依頼者）
- 治験担当医師の支援（医師）

CRC：コーディネーション／コミュニケーション

者の安全性の確保，プライバシーなどの保護などがあげられる。また，科学性と信頼性については，治験実施計画書（プロトコール）を遵守して治験を実施することが治験の質とデータの信頼性を保証することにつながる。

治験の実施のプロセスにおいて，治験責任医師を中心として，コーディネーター，事務担当者，薬剤師，看護師，検査技師，放射線技師など，様々な医療者が関わり，協働している。つまり，診療システムのすべてが治験の実施を支えている。逆にいうと，治験は医療機関の診療のシステムの上に乗せて実施されている。CRCは，治験の実施のプロセスの中でそれぞれの担当者に継続的に関わる。治験情報を提供し，円滑に進むようにコーディネーションをする役割，つまり，チーム医療の連携を強化する役割が，院内における調整業務といえる（**1**）。

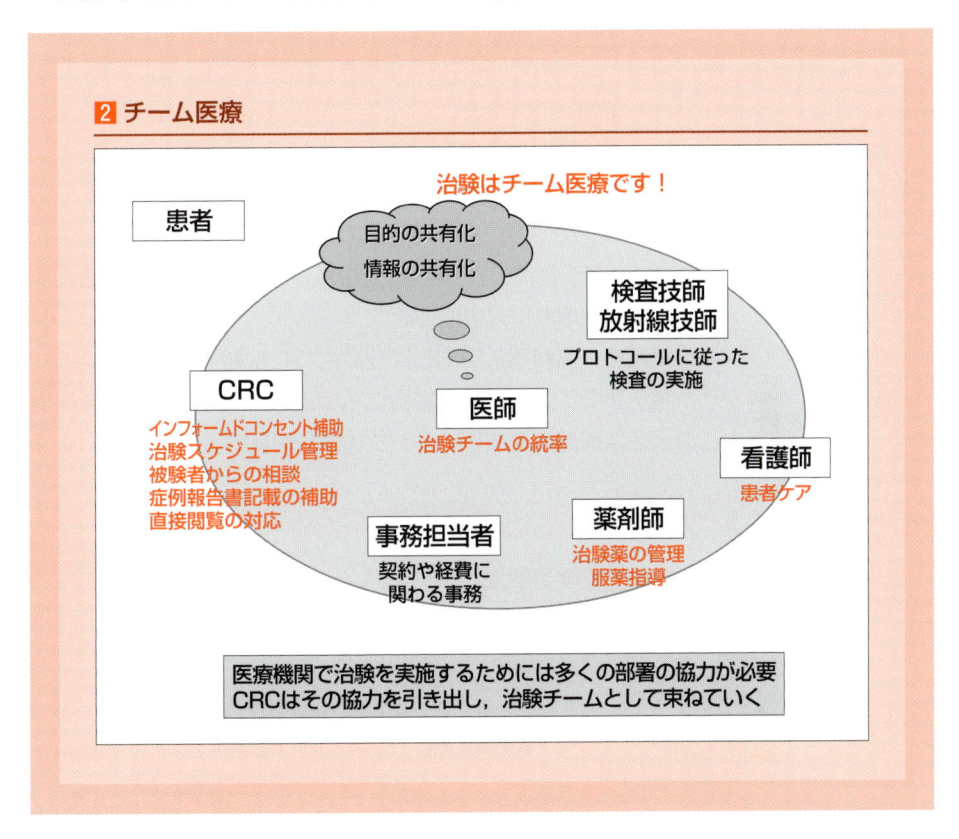

2 チーム医療

治験はチーム医療です！

目的の共有化
情報の共有化

患者

検査技師
放射線技師
プロトコールに従った検査の実施

CRC
インフォームドコンセント補助
治験スケジュール管理
被験者からの相談
症例報告書記載の補助
直接閲覧の対応

医師
治験チームの統率

看護師
患者ケア

事務担当者
契約や経費に関わる事務

薬剤師
治験薬の管理
服薬指導

医療機関で治験を実施するためには多くの部署の協力が必要
CRCはその協力を引き出し，治験チームとして束ねていく

チーム医療においては，目的と情報を共有化することで連携が強化される（**2**）。チーム内の連携を強化するためには，CRCにコーディネート力やマネジメント力が求められる。コーディネーター業務は，各治験により調整のポイントが異なる。治験ごとに細かい調整を積み重ねてきたことが様々な治験関連部署の協力が得られる体制の構築につながっている。

以下，大分大学で実際に行っている院内調整業務を，具体的な例を示しながら説明したい。

❷ 市中肺炎を対象とした抗菌薬の治験例における院内調整

- **調整前のポイント**

    実施の可能性について，日常診療の流れに組み込めるか，問題点（日常診療との相違点）を抽出する。

- **日常業務と治験業務の違いとの相違点**

    * 肺炎の患者は突然の来院が考えられ，CRC不在の場合もあり得る（夜間・休日など救急外来受診）
        ⇒ CRCが不在でも治験へエントリーが可能になるように調整
    * X線写真，CTの検査が必要 ⇒ 日常診療でCTは予約が必要
    * プロトコールで「複写して依頼者に提出する」と規定あり
        ⇒ 通常は電子カルテのため，電子媒体で保存される
    * 検査部：喀痰培養検査
        ⇒ 菌の分離・培養・同定したものを提出する
        ⇒ 検査部での対応の可能性の確認と手順を整える
        ⇒ 夜間受診時の外注検査の取扱い，夜間でも可能な検査と不可能な検査（治験の必須項目）の取扱いなど
    * 薬剤部：治験薬払い出しは任命された治験薬担当薬剤師
        ⇒ 夜間に処方された場合に払い出しが可能か，誰が払い出すか

このような問題点をあげて，1つずつ各部署の調整をしていく（❸）。

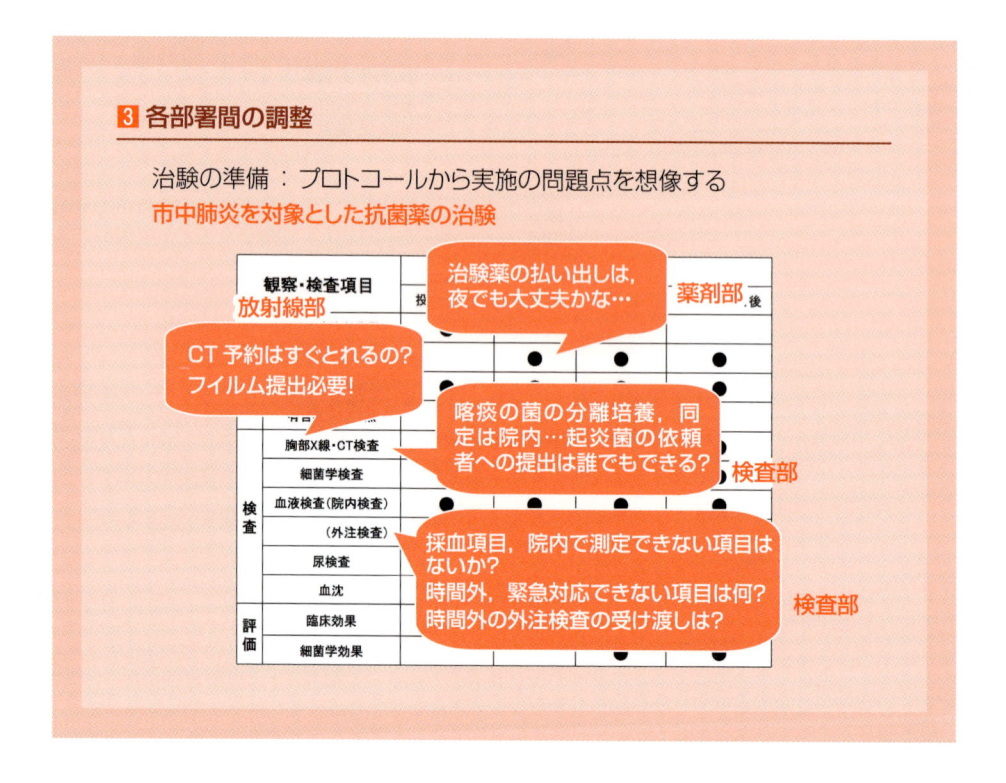

❸ 各部署間の調整

治験の準備：プロトコールから実施の問題点を想像する
市中肺炎を対象とした抗菌薬の治験

- 治験薬の払い出しは，夜でも大丈夫かな… （薬剤部）
- CT予約はすぐとれるの？フィルム提出必要！ （放射線部）
- 喀痰の菌の分離培養，同定は院内…起炎菌の依頼者への提出は誰でもできる？ （検査部）
- 採血項目，院内で測定できない項目はないか？ 時間外，緊急対応できない項目は何？ 時間外の外注検査の受け渡しは？ （検査部）

観察・検査項目／胸部X線・CT検査／細菌学検査／血液検査（院内検査）／（外注検査）／尿検査／血沈／臨床効果／細菌学効果

1）放射線部との調整（4）

4 放射線部との調整

放射線部への協力依頼

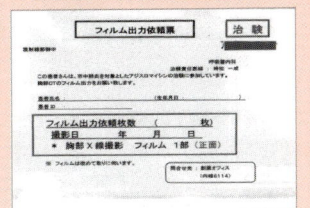

［フィルム出力依頼票］

＜放射線部からの確認事項＞
- 通常の撮影条件でよいか
- 原資料は電子カルテでよいか

＜CRCとの申し合わせ事項＞
- 提出用のフィルムの依頼方法
- 治験の撮影とわかるオーダーの仕方（コメント欄に治験薬名を入力）
- 出力時の個人情報のマスキング方法
- 単純CTのオーダーは緊急枠で対応（担当者に電話で依頼）

通常の業務に治験をのせる体制作り

　放射線部との調整では，まず，プロトコールが求める条件が，通常の放射線部のルーチンの撮影範囲で撮れるかどうかを確認した。X線フィルムやCTフィルムは，電子カルテが原資料となるので，提出用の複写がどのような手順を踏めば可能になるか相談し，提出用のフィルムの出力が可能になった。

　出力したフィルムには，IDや名前が入っており，通常はCRCがマスキングをするが，現状の院内システムでどこまでマスキングできるか確認したところ，当院の器械では，患者名は消せるが，IDは消せないということがわかった。そこで名前は自動的に消し，IDはCRCがマスキングで対応するという方法で解決した。

　次にどのようにオーダーしたら治験の患者とわかり，フィルムを出力してくれるかの確認を行い，オーダリングのときのコメント欄に治験薬名を入れ，同時にフィルム代がかかるので，医事課の算定用に「フィルム出力依頼書」を作成する，という取り決めを行った。

　通常，肺炎の診断は胸部X線撮影で可能であるが，判断がつかないときにはCTを撮ることがあり，治験時のCTは依頼すればすぐ撮れるのかという点を確認した。この場合「緊急枠」があり，担当者に電話で連絡後に依頼すれば実施可能であることがわかった。これで，先ほどのCTフィルムの件，X線撮影のオーダーの仕方，フィルムの複写の問題が解決され，放射線部との調整ができた。

2）検査部との調整（5, 6）

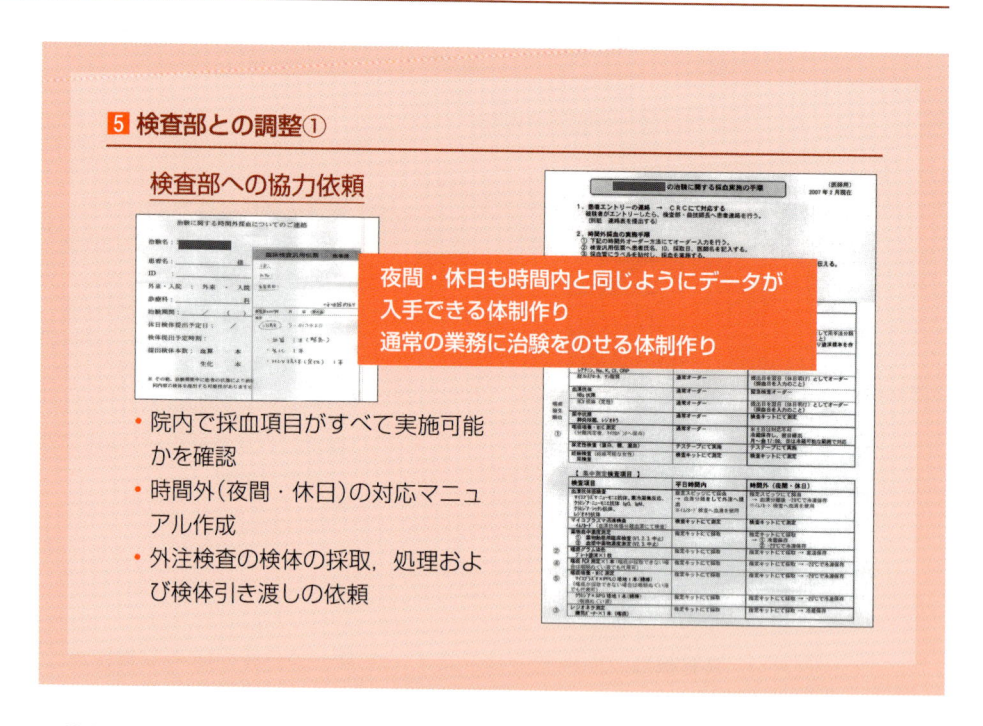

5 検査部との調整①

検査部への協力依頼

夜間・休日も時間内と同じようにデータが入手できる体制作り
通常の業務に治験をのせる体制作り

- 院内で採血項目がすべて実施可能かを確認
- 時間外（夜間・休日）の対応マニュアル作成
- 外注検査の検体の採取，処理および検体引き渡しの依頼

　検査部との調整においては，まず，プロトコールで求められている採血項目が，院内の採血項目に入っているか検査部に確認すると，時間内と時間外で異なり，時間外は緊急検査項目となり，求められている項目のすべてはできないことがわかった。

　そこで具体的にどのようにオーダーすれば実施可能になるか，検査部と相談をした。また，検査の結果も電子カルテが原資料となるので，電子カルテにデータをすべて残す方法も同時に検討した。時間外の場合は緊急検査項目だけで対応し，緊急検査にない項目は，平日のオーダーに手書きの伝票を添えて持っていくという方法で対応が可能になった。そのほか，外注検査があるので，それの処理や引き渡しの依頼なども同時に行った。

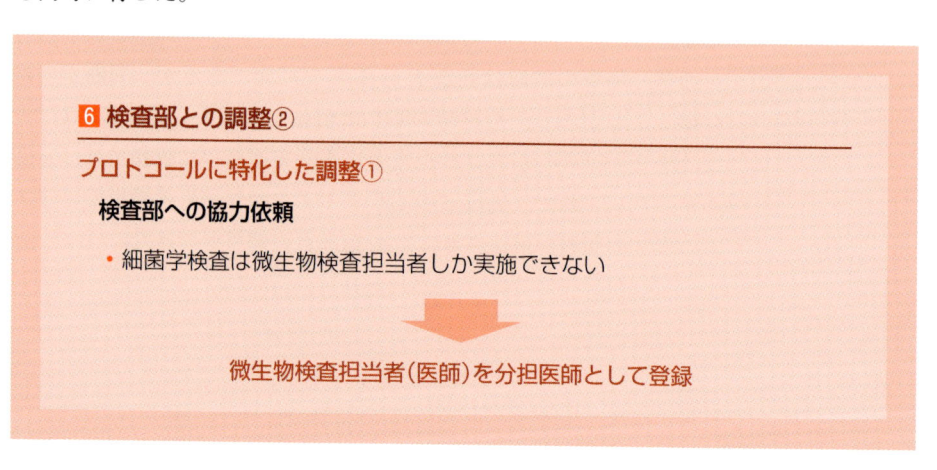

6 検査部との調整②

プロトコールに特化した調整①

検査部への協力依頼

- 細菌学検査は微生物検査担当者しか実施できない

↓

微生物検査担当者（医師）を分担医師として登録

このように話し合った内容を，院内・院外・時間内・時間外の対応について一覧表にし，CRCがいない夜間や休日でも医師がオーダーできるように調整した。

　また，起炎菌を依頼者に提出することが規定されていたが，これは通常の検査部のルーチン業務に入れることは難しいことがわかったので，検査部の微生物検査室の担当者(医師)を分担医師として登録し，その分担医師が起炎菌をマイクロバンクに移して，CRCに連絡し，CRCが回収業者に提出するという手順を作った。

3) 薬剤部との調整(7, 8)

7 薬剤部との調整①

プロトコールに特化した調整②

薬剤部への協力依頼
- 治験薬の払い出しは治験薬担当者
- 時間外にもエントリーの可能性あり

↓

治験薬担当者は薬剤部全員に払い出し方法を説明

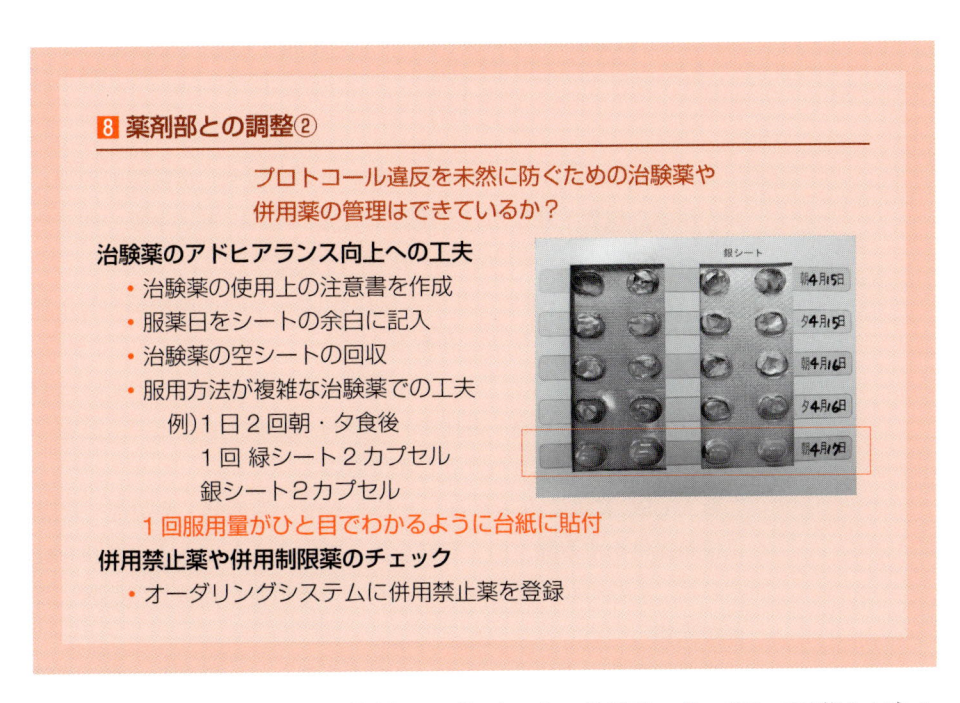

8 薬剤部との調整②

プロトコール違反を未然に防ぐための治験薬や併用薬の管理はできているか？

治験薬のアドヒアランス向上への工夫
- 治験薬の使用上の注意書を作成
- 服薬日をシートの余白に記入
- 治験薬の空シートの回収
- 服用方法が複雑な治験薬での工夫
  例)1日2回朝・夕食後
     1回 緑シート2カプセル
        銀シート2カプセル

1回服用量がひと目でわかるように台紙に貼付

併用禁止薬や併用制限薬のチェック
- オーダリングシステムに併用禁止薬を登録

　薬剤部との調整では，時間外(夜間・休日)にも，治験薬の払い出しが可能かどうかという問題がある。疾患の特性から時間外にもエントリーの可能性があり，薬剤部の

治験薬担当者に相談したところ，治験薬担当者は薬剤部全員を集めて，その払い出し方法の説明を行った。

4）看護部との調整(9)

　看護部との調整において特に重要なのは，入院の治験において24時間体制の患者ケアを行っているプライマリナースとの情報交換である。患者の微妙な変化に気づいて，心理的な面，社会的な面で患者を支えてもらう。協力を得るためには，病棟ナースにプロトコールの説明をし，協力してもらいたい業務を提示する。

---

9 看護部との調整

患者のケアに必要な治験情報は共有できているか？
（患者管理を中心とした，治験実施の協力）

24時間体制の患者ケア
- 治験開始前に病棟ナースにプロトコールの説明
- 協力してもらいたい業務を提示
  - 治験薬の管理と投与の確認，併用禁止薬のチェック
  - 臨床検査の実施の協力
  - 観察項目の実施の協力
  - 有害事象（副作用）の観察

患者のキャラクターは看護師に確認！
- 服薬コンプライアンス，日記の記載，性格，家族情報

　具体的にはインフォームドコンセントの支援や，治験薬の管理，併用禁止薬／併用薬の確認，検査・観察項目の確認や実施の協力，有害事象の観察をお願いする。

　また，エントリーのときに，医師は「大丈夫」と言っても，プライマリナースから，「患者の性格」や，「家族が非常に神経質」といった医師が把握しきれていない患者や家族の情報が提供されることもある。

　有害事象の観察や経時的なバイタル測定に関しては，CRCの側から治験薬の特徴・開発の意義，観察・計測を行う根拠を提示することで，日常の看護計画のなかに組みこんで実施してもらうことができる。

　新人CRCによくみられることであるが，看護部・薬剤部・検査部など，他の部署に情報提供をする際，同じ資料を使っていることがある。情報を提供して共有するときには，それぞれの部署が必要としている情報を提供し，治験に必要な情報を得ることが重要になる。

　専門家がそれぞれの立場でケアをすることが，結果として，被験者の安全性の確保や，逸脱の防止につながる。

❸ 院内の治験システムの構築

院内の各部署の調整は，通常の診療システムを調べて，そのシステムから外れた部分について協力依頼を行い，プロトコールどおりに実施できるように調整することが重要である．すべてプロトコールどおりに実施できることが確認できた時点で治験にゴーサインが出て，IRBへの申請に向けて作業を進めることになる．

---

10 準備段階における院内調整

治験実施のための院内調整は準備段階からはじまる！

プロトコールを読んで理解する力
- 疾患に関わる医学的な知識（標準的な治療法，薬物療法，診断や評価に用いる検査など）の習得

問題点を見つけ，解決方法を考える力
- 院内のシステムに精通（どの部署の誰に聞けばよいかを知っている）
- 実際の治験実施をシミュレーションする力
- 必要な段取りを計画し，実行する力

事例で紹介したように，院内調整は，治験の準備段階が非常に重要で，準備の如何により，受託後の進捗に大きく影響する（10）．

CRCは，まずプロトコールを読んで理解し，その治験で発生する業務と日常診療業務の異なる点について治験関連部署に負担感を与えず協力してもらえるよう調整する能力が必要である．そのためには，CRCは疾患に関わる医学的な知識や，標準的な治療法，薬物療法，診断や評価に用いる検査などの知識を習得すると同時に，その施設の日常診療ではどうしているかを理解しておく必要がある．そのうえで施設内の通常業務に照らし合わせ，施設内のシステムに応用していく柔軟性と工夫する能力が求められる．

市中肺炎を例に説明してきたが，これだけのことを一度にお願いしたわけではなく，1つの治験でここまでをお願いして，次の治験の依頼のときにはこれというように，一歩ずつ交渉してルーチン業務に組み込んでもらうといったように，1つひとつ積み上げて，それぞれの部署でのマニュアルにしてきた．

❹ よりよいコーディネーションを行うために CRC に必要な能力

①関連部署に依頼し，交渉する能力
②情報交換能力
　（相手から情報を収集する・CRC から情報を提供する）
③チャレンジする精神と柔軟な対応能力
④医療スタッフ間のコミュニケーション能力
⑤チーム内のマネジメント能力
⑥予期しないトラブルに対する問題解決能力

　院内調整といっても施設により異なる。大分大学の例が，そのまま他施設のマニュアルになるわけではない。CRC は様々なスキルを十分に活用し，治験ごとに柔軟な調整を行うことが大切である。

（倉成正恵，中原綾子）

B. 創薬育薬医療スタッフの連携

2 創薬育薬医療チーム内の調整 ―検査部門を中心として

　質の高い治験を実施するうえで，医療機関内の実施体制の整備は重要である。院内調整におけるCRCの役割は，治験関係者のサポートをしながら，要求されるデータを効率よく確実に得るために必要な調整業務を行うことにある。「治験や臨床試験」の啓発やCRCという職種の周知から始まり，どの治験でも必要となる共通業務や，各治験実施計画書（プロトコール）に特化した業務の相談にいたるまで，職域の壁を越えて，いかに治験チームを構築できるかが，円滑な遂行のための鍵となる。

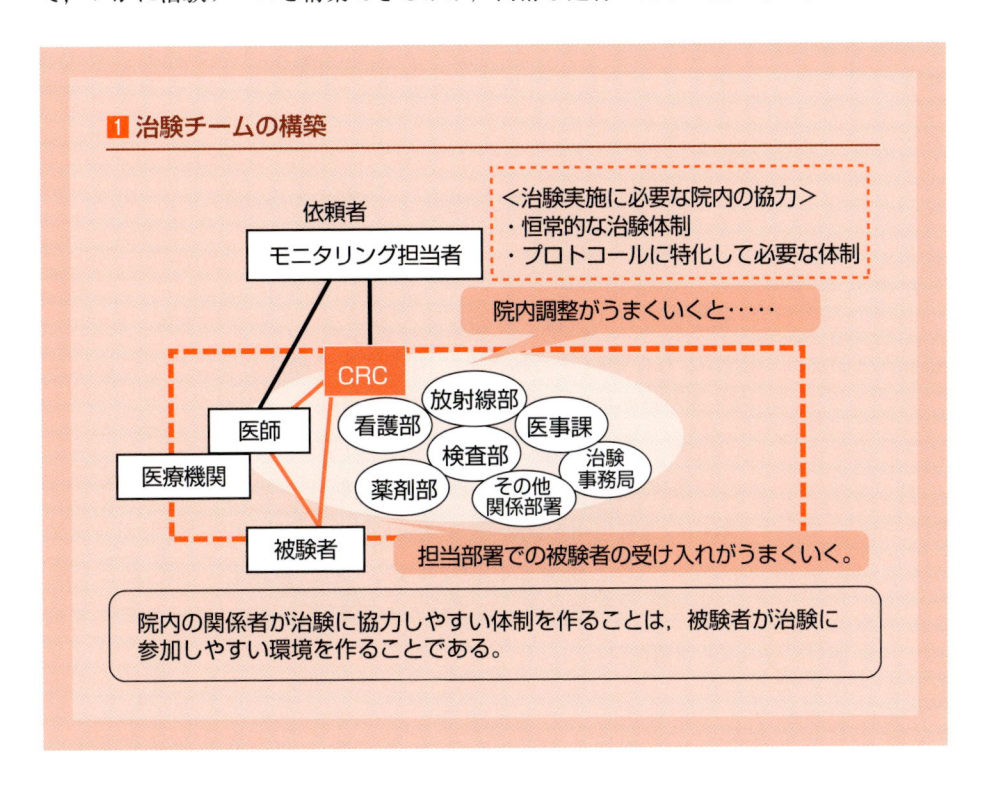

1 治験チームの構築

＜治験実施に必要な院内の協力＞
・恒常的な治験体制
・プロトコールに特化して必要な体制

院内調整がうまくいくと……

担当部署での被験者の受け入れがうまくいく。

院内の関係者が治験に協力しやすい体制を作ることは，被験者が治験に参加しやすい環境を作ることである。

　治験に参加する被験者は，担当医師やCRCだけでなく，医療機関内のスタッフと接するため，各部署でスムーズな対応がされることで，被験者にとって気持ちよく治験に参加できる環境となる（**1**）。

❶ 治験に関係する院内部門と院内調整の現状について(❷)

❷ 問題発見から問題解決へ

プロトコールの内容…　問題発見
1. 治験特有の規定に関連する業務の問題
2. 治験の実施上支障となる院内の問題

↓　規定内での変換

医療機関でどう実施していくか…　問題解決
- 院内の通常運用を調査する
- 治験実施上，ルーチンと異なる点，問題となる点を把握する
- 具体的な解決策を担当者と相談する

↓

院内の治験体制が通常業務化
- 採血・採尿(集中測定)，心電図やX線写真の提出…etc

治験の受け入れは，そのシミュレーションから始まる．院内の通常運用のなかで，CRCとしての自分の動きと，関係部署の動きを頭のなかで連携させてみると，以下のような点が検討課題となる(問題発見)．

①治験特有の規定に関連する業務の問題
②治験の実施上支障となる院内の問題

院内の通常運用を調査しつつ，上記のような点を把握したうえで，次に具体的な解決策を担当者と相談する．大事なことは，被験者，CRCおよび院内の関係者にとって，確実かつ効率的で，シンプルな手順を，プロトコールの規定内で検討することである(問題解決)．

1) 治験特有の規定に関係する業務の調整

プロトコールを見ただけで，院内の全スタッフが治験業務を理解し，受け入れられるわけではない．それぞれの関係部署では，「何を」，「どう行えば」小さい負担で確実に治験業務を行えるかを検討するにあたり，その相談相手となり得るのは，治験に精通しているCRCにほかならない．

治験特有の規定に関連する業務調整の例を**表1**に示す．ここでは，特に臨床検査について解説を加える．

表1　院内関係部署との相談内容例

薬剤部	・治験薬搬入・治験薬管理・温度管理 ・治験薬の処方方法・払い出し・調整方法，服薬指導　など ・併用禁止薬の情報提供・ダブルチェック ・残薬や使用済みバイアルなどの回収・保管手順 ・監査や実地調査への協力依頼
検査部・採血室 〔検体検査〕 〔生理機能検査〕	・院内臨床検査基準値一覧および測定機器メンテナンス(精度管理)記録入手 ・採血手順(院内測定検体と集中測定機関提出検体の同時採血) ・集中測定機関への検体提出の手順(血液・尿・病理組織　など) ・入院や時間外検体採取・処理・保管の対応について 　　例)肺炎の治験：喀痰検査は集中測定で行うことになっているが，検査結果は早く知りたい。良質な検体も限られる→検体の共有のしかた(提出手順)を相談 ・心電図検査の記録規定について(オーダーのしかた・心電計指定・波形提出について) ・検査手順書がある場合の，担当者との相談(実施可能性・該当症例の連絡)
放射線部	・画像検査の撮像条件・使用機器の相談，該当症例の検査日程連絡　など ・外部判定委員会への提出用試料について 　　画像フィルム・電子媒体など，対応可能媒体の確認 　　複写依頼のしかた，複写費用請求，複写物の受け渡し
看護部 (特に入院の場合)	・治験情報説明・提供。通常業務に依頼内容をどう取り込むか ・被験者の情報交換・記録，治験薬内服管理，CRCとの連絡体制　など
医事課	・保険外併用療養費について(該当期間・同種同効薬の連絡) ・入院で行う治験における，契約・覚書にあわせた入院費用請求について ・補償における医療費請求について(補償内容の連絡)　など

(1) 治験検体

3 治験検体：それぞれのメリット

院内測定
- 採血結果をすみやかに確認できる
- 診療録(電子カルテ)に，被験者の検査データ履歴が一元化して管理できる

集中測定
- 測定方法(基準値)のそろったばらつきの少ないデータが得られる。特に有効性評価項目では，集中測定の必要性が高い
- 依頼者がデータを入手しやすい

医薬品などの評価を行うことが目的である治験では，どんなに一般的な項目であっても，一貫した測定方法で検査され，同一の基準値におけるバラつきのないデータであることが優先されるため，集中測定が行われることが多い

治験検体には，院内測定するものと，臨床検査集中測定機関で測定されるものがあり，それぞれにメリットとデメリットがある(3)。

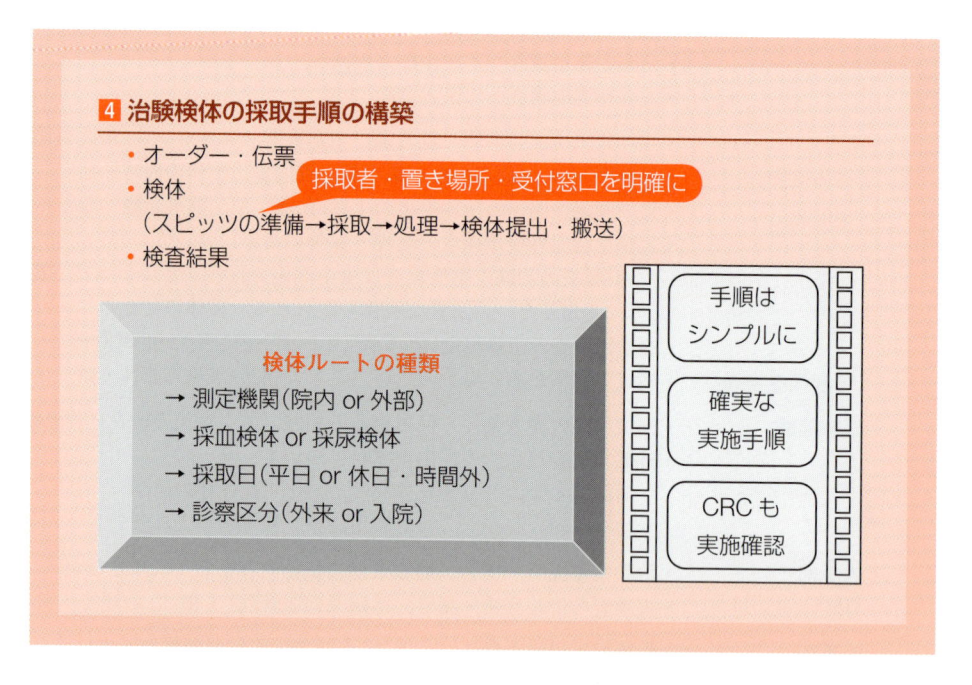

4 治験検体の採取手順の構築
- オーダー・伝票
- 検体
  （スピッツの準備→採取→処理→検体提出・搬送）
- 検査結果

採取者・置き場所・受付窓口を明確に

検体ルートの種類
→ 測定機関(院内 or 外部)
→ 採血検体 or 採尿検体
→ 採取日(平日 or 休日・時間外)
→ 診察区分(外来 or 入院)

- 手順はシンプルに
- 確実な実施手順
- CRCも実施確認

　集中測定が行われる場合，オーダー・伝票の提出，検体採取から提出までの手順（スピッツの保管・準備→採取→処理→検体提出・搬送），検査結果をどのように入手するかを検討する必要がある。これは，検体の種類や，平日または休日夜間の採取なのか，診察区分(外来または入院)によっても異なる(4)。

　海外でも企業治験の検体検査は，ほとんど集中測定で行われており，本邦でもグローバルスタディへの参加に伴って，検体を海外で測定することも増えてきた。検体の搬送にはルールがあるので，海外への搬送には手順の確認が重要である(5)。

(2) 心電図(6)

　QT間隔の延長は，致死的不整脈を誘発する可能性がある。2005年5月に合意されたICH E14 step 4以降，薬剤による影響の有無を判断するために，心電図検査についていろいろな規定が付加されてきた。また，QT間隔は脈拍数の影響を受けるため，その影響を最小限にした補正式が採用されるが，国内の心電計プログラムに採用されている補正式とはかぎらない。

　さらに，微妙な心電図変化をとらえるため，波形解析のプログラミングされた試験専用の心電計で検査を行い，海外の心電図解析専門機関に波形を伝送して，集中解析が行われている。

(3) 外部判定委員会へのデータ提出(画像フィルム，心電図など)

　X線写真や心電図波形などは，評価者によるばらつきを最小限にするために，中

5 米国における検体検査について（Industry Sponsor）

- すべて外部測定で，検査キットは郵送で搬入
- 検体も郵送（以下①～④の手順）
- マークや梱包のしかたは，政府が細かいルールを決めている
- 検体発送から結果入手（FAX）までは，まる一日

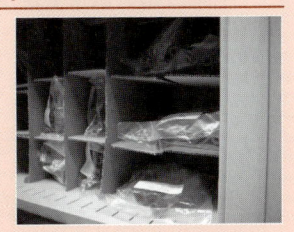

①バイオハザードのマークのついたパックに検体と伝票を入れる
②ジェルパックの保冷剤で包む
③ドライアイスを入れた発泡スチロールを郵送用の箱に入れる
④郵送用の箱には，検体荷物に表示するべきマークが印字されており，検査会社ごとに箱が搬入されている

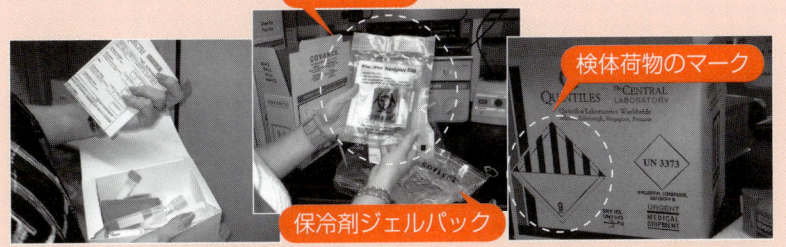

検体，伝票
検体荷物のマーク
保冷剤ジェルパック

2006.7 米国メリーランド州立大学ボルチモア校にて

6 心電図検査規定 —ICH E14 に関連して心電図検査の実施が規定されている

- 記録の長さ・較正波の規定
- 記録波形の規定
- 使用する心電計の指定（解析担当 CRO 専用）
- 補正例
  - Bazett 補正法：$QTcB=QT/\sqrt{RR}$
    心拍数上昇時に過大補正，心拍数減少時には過小補正となる。
  - Fridericia 補正法：$QTcF=QT/\sqrt[3]{RR}$
    心拍数による変化を受けにくい。
- 波形解析担当者に心電図提出・伝送
  （個人情報のマスキング）

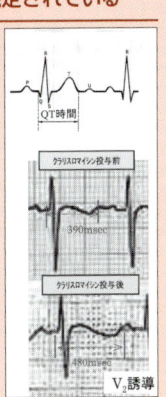

央判定委員会が設置されることが多い。この場合，提出用の複写フィルムやCDなどの電子媒体を作成することになり，画像データを作成する被験者や検査日の特定，費用の請求方法などが調整業務となる。また，個人情報のマスキング，データの提出をどのように行うかも検討が必要である。

2）治験の実施上問題となる院内の問題

個々の医療機関特有の事情が，治験の円滑な遂行の妨げになる場合もある。

たとえば，治験開始時に実施しなくてはならない検査の予約が数カ月先までとれない，または，治験担当医師の予約曜日と検査曜日が異なる場合などである。被験者の負担を軽減するためには各担当者と相談するとともに，CRCが担当者に事前連絡をするなど，担当者間の歩み寄り・協力が必要である。

また，平日と休日夜間では院内の運用が異なることがほとんどである。時間外の検査や評価であっても，確実に実施できるような運用を，現場の意見を取り入れながら検討したい。

3）恒常的な治験体制へ

院内関係部署での相談は，さしあたって受託予定の治験を円滑に実施するための相談がほとんどである。個々の治験の業務を行いやすくするための協力や相談をし，さらに多くのプロトコールを経験していくと，その運用が経験となる。不都合を是正していくうちに，どの治験にでも共通する業務手順が確立し，徐々に恒常的な治験体制になっていく。はじめから完璧な手順を追求するのではなく，当面実施可能性のある手順を実際に運用して，徐々に改善していくことが得策と考える。

このような手順が1つずつ増えていくことで，院内の協力体制が構築され，恒常的な治験体制の充実につながる。

❷ 院内調整のスキルとコツ

1）仕事のやりがい（7）

> **7 プロトコールの根拠を理解するということ**
> CRC：業務の適格性と仕事のやりがい
> 医師：プロトコールへの理解・適切な評価
> 院内関係部署：治験への理解と業務の正確性
> 被験者：参加しやすい体制と参加しがいの確保
>
> ⬇
>
> 院内における治験の円滑な実施の推進

　どのような仕事であっても，そのやりがいは，自分の仕事の必要性を理解している人ほど大きい。プロトコールの根拠，なぜこういう手順が必要なのかを理解し，目的を適切に把握することは，CRCという仕事をやりがいのあるものとし，CRC業務の適格性，ミスの防止にも効果がある。

　このことは，院内関係各署に通常業務とは異なる治験業務をお願いする場合も同様である。プロトコールの理解に裏づけされた必要性の根拠と，協力してもらうことの意義の大きさを，熱意をもってきちんと伝えることも大切である。

2）治験業務の見える化

　担当部署が，治験業務の受け入れを検討するには，業務内容や業務量とともに，その責任が果たせるかといったところが考慮される。院内に治験実施状況を公表することで，業務がどのくらいなのか「見える化」し，担当者が業務を受け入れた場合を想定しやすくなる。

　たとえば，1週間の被験者予定一覧をあらかじめ配布することで，治験の業務量がどのくらいであるのか，他部署でどのくらいの業務が行われているかが公開される。また，いつどのくらいの業務があるのかを事前に連絡することで，担当者は準備する時間ができ，被験者への対応も円滑に行われる。担当者が責任を果たせるようなCRCの日常的なサポートが，院内における治験への理解と，さらなる協力体制の構築につながる。

3) 治験業務に合わせるか，院内業務に合わせるか

　関係各署における治験業務は，いかに単純化できるか，パターン化できるかが，確実な実施につながる。

　1つ目の方法は，治験業務を通常業務に近づけて，通常業務のなかから，治験データをピックアップできるような業務体制を構築するやり方である。この方法は，特別な手順を作らないだけに確実で，現場の負担もより小さいと考えられる。また，CRCの不在時でも，確実に治験業務が行えるようにするためには，よい方法である。

　2つ目の方法は，治験業務を明確にすることに主眼をおき，通常業務とは別の運用で行うという考え方である。

　この2つの考え方は，それぞれの医療機関の運用や，実施中の治験の件数，担当者の考え方，CRCの人数や勤務体制によって異なるので，施設の事情に合わせて調整すべきである。

❸ 予期せぬこと，そのとき必要になる院内調整

1) 逸脱（8）

> **8 逸脱に対する対応**
> - 逸脱の内容の把握
>   - ・実施もれ　　　　　・併用禁止薬の使用
>   - ・治験薬の使用方法の違反　・評価時期のずれ
>   - ・エントリー違反　　・調剤ミス
>   - ・規定服薬率を下回った　・その他の規定違反
> - 治験の継続の可否の確認
>   - ・医師の判断・被験者の意思
>   - ・依頼者の判断（データの取り扱い）
> - 逸脱の記録
>   緊急の危険を回避するためその他医療上やむを得ない理由による逸脱は，報告書作成
> - 再発防止策検討
>   →業務の改善のチャンス

　突然発生したプロトコールからの逸脱などのトラブルには，臨機応変かつ冷静な対応が要求される。試験として成立するかどうか，どういう事実と解釈のもとにどのよ

うな対応したかを，説明可能な記録として明確に残すことをお勧めする。
　また，再発防止策について担当者と相談することは，業務体制を改善するよい機会となる。逸脱が起こった部署で治験のセミナーを行ったり，要望をお互いに出し合うことで，両者の業務の理解を深めることができる。

2）補償(9)

　補償の対応は，治験薬との因果関係が否定できないような健康被害が生じた場合に発生する業務であり，金銭的なトラブルを重ねることは避けたい。被験者の身体的・心理的負担を考慮し，担当医師や医事課での対応が矛盾しないよう，共通認識のもと，適切に対応できるような調整が必要となる。

---

9 補償

　治験に関連して（治験との因果関係が否定できない場合），被験者に健康被害が生じた場合には，過失によるものであるか否かを問わず，被験者の損失は適切に補償すること。
　その際，因果関係の証明などについて被験者に負担を課すことがないようにすること。　省令 GCP 第 14 条注 1）

補償(対象外となる医薬品あり)

適法行為に係る損失補塡の問題
治験との因果関係が否定できない場合に限る
- 医療費(健康被害が生じた場合の医療費：自己負担分のみ)
- 医療手当(医薬品副作用被害救済制度の給付額に準ずる)
- 補償金：後遺障害の程度に応じて障害補償金
　　　　　死亡の場合は遺族補償金
　　　　　(医薬品副作用被害救済制度の給付額に準ずる)

参考：医薬品企業法務研究会の補償のガイドライン

④ 院内調整のために必要な能力(⑩)

> **⑩ 院内調整に必要な能力**
>
> **CRC に必要な能力**
>   CRC は被験者も含めた治験関係者のサポートをしながら，治験に要求されるデータを効率よく確実に得るために必要な調整業務を行う。
> - 治験実施上の支障となるような問題を見出し，それを解決する能力（相談力＋交渉力）
> - 決められたことを決められたとおりに実施するための調整・確認業務
> - 予期せず発生したトラブル（逸脱や有害事象・補償など）への解決能力・冷静で臨機応変な対応
>
> **共通して必要なものは……**
>   コミュニケーション能力・バランス感覚

治験を円滑に行うにあたり，どういう点が問題になるかという予測と，起こってしまったトラブルの再発防止には，「問題を見出し，解決にあたる能力」が必要である。また，治験業務は「確実性」が要求される一方で，逸脱や有害事象の発生・補償時など，「予期せず起こった事態への冷静かつ臨機応変な対応力」も必要である。

この3つに共通して必要なものは，治験業務の目的を，根拠と熱意をもって関係者間で共有できる「コミュニケーション能力」と，治験の観点に立った調整役として，考えかたが偏らないような「バランス感覚」である。

⑤ 医師主導治験・研究者主導臨床試験のマネジメント

研究者主導多施設共同臨床試験では，実施医療機関やデータセンター，モニタリング担当者などの，施設や企業を越えた調整役が必要となる。一方で，実施医療機関内においては，院内調整だけでなく，積極的に外部との連携を図る必要に迫られる。CRC が院内調整にとどまらず，外部連携でも調整能力を発揮することで，今後の臨床試験の活性化につながると期待できる。

（笠井宏委）

B. 創薬育薬医療スタッフの連携

3 わかりやすい資料の作り方
―薬剤師 CRC の立場から

　治験に対する体制や考え方は施設によって様々である。クリニックのように職員同士のコミュニケーションが密である施設から，大病院のように細分化された診療科や各種支援部門から構成される大所帯の施設もあるため，CRC の業務や現場との関わり方がそれぞれの施設で異なっていても不思議ではない。

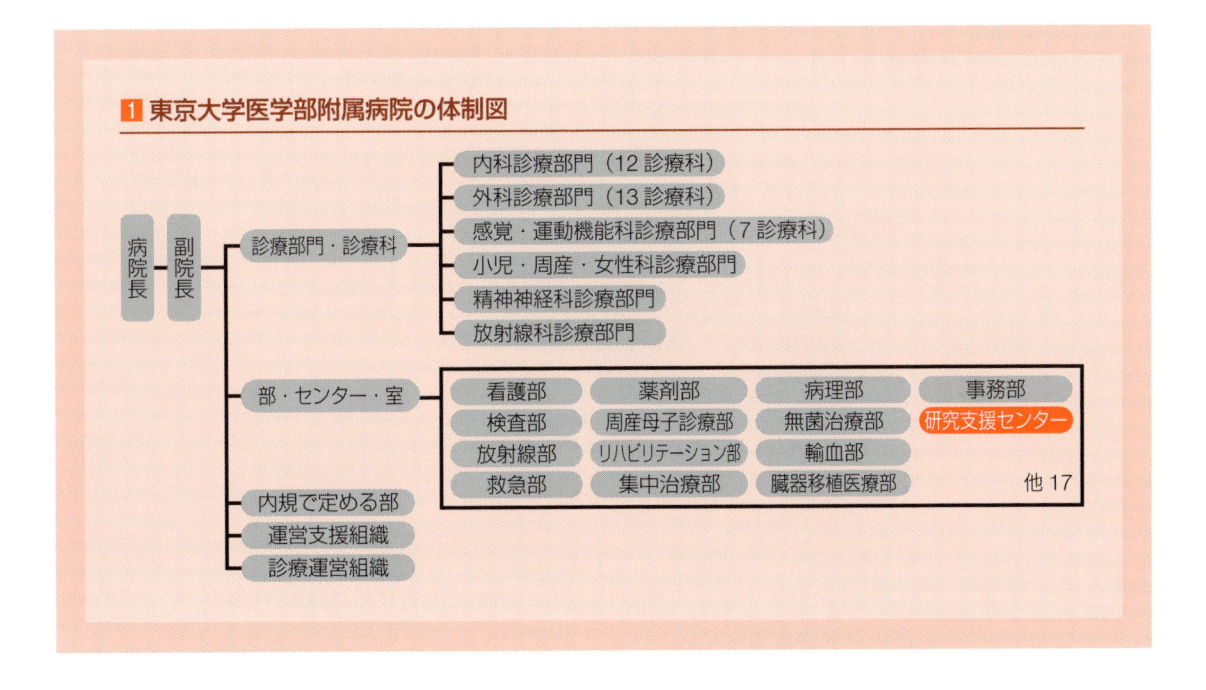

1 東京大学医学部附属病院の体制図

病院長	副院長	診療部門・診療科	内科診療部門（12 診療科）
			外科診療部門（13 診療科）
			感覚・運動機能科診療部門（7 診療科）
			小児・周産・女性科診療部門
			精神神経科診療部門
			放射線科診療部門
		部・センター・室	看護部　薬剤部　病理部　事務部
			検査部　周産母子診療部　無菌治療部　研究支援センター
			放射線部　リハビリテーション部　輸血部
			救急部　集中治療部　臓器移植医療部　他17
		内規で定める部	
		運営支援組織	
		診療運営組織	

　筆者の所属する大学病院では，治験と治験以外の臨床試験に参加中の患者を合わせても，その割合は一日の外来と入院の全患者数の 0.5％前後であり，他のスタッフからはどうしても特殊な業務としてとらえられがちである（**1**）。

1 院内スタッフに配布する資料とは

1）資料作成の前に

　現場のスタッフは，治験や CRC の業務をどの程度理解しているのだろうか。特に大きな病院では，製造販売後臨床試験や自主臨床試験，調査研究も数多く実施されて

いるため，治験なのかそれ以外の臨床試験なのかもスタッフには区別しがたいかもしれない．また，治験の重要性は理解していても具体的に何をしてよいかわからない人や，逆にマイナスイメージをもっている人もいるかもしれない(「何だか面倒そう」，「チケン…キケン？」など)．

　治験への理解がなければ，それに関わる CRC への理解を求めることは難しい．また，CRC 自身も職種(薬剤師，看護師など)や立場(専任，兼任など)が異なるため，ほかのスタッフに業務を依頼する前に自分の業務は何かをまず確立しておかないと，CRC によって対応が異なってしまう可能性もある．自らができることには限界があるため，それぞれのプロに治験の内容をきちんと伝達して対応してもらうための工夫(いわゆるコーディネート)が必要であるが，その一環として資料作成がある．

2) 治験の関係者のピックアップ

> **2 治験の関係者**
> - 医師(治験責任/分担医師，他科医師…)
> - 臨床検査技師(採血，心電図…)
> - 放射線技師(CT，MRI，骨密度…)
> - 看護師(病棟，外来処置室…)
> - 薬剤師(薬局，病棟担当，化学療法室…)
> - 医事課(会計計算，入院センター…)
> - 救急部……

　CRC がほかのスタッフに治験内容の伝達を行う前に，まずは自施設の，治験を含めた臨床試験の体制を把握しておく必要がある．たとえば，治験薬の管理にしても，薬剤部であったり臨床試験専門の部署であったりと施設により異なる．また，治験ごとに検査の内容も異なるため，それぞれの専門の臨床検査技師や放射線技師の協力も必須である．資料作成の際には，以上のことをふまえて依頼する部門や関係者のピックアップを行うべきである．主要評価項目などで，より深く関わるスタッフには，責任医師から治験協力者としての指名を検討することが必要な場合もある(**2**)．

(3) 目的別資料の作成

　資料を作成する際には，何を目的とした資料か明確にしてから取りかかることが望ましい．資料作成の目的としては，治験自体をほかのスタッフに認知してもらう，特定の試験のプロトコールを理解してもらう，個々の患者が治験に参加していることを特定するといったことが考えられる(**3**)．

> **3 資料作成の目的**
> - 治験，個々の試験のことを理解してもらいたい
> - 治験を円滑に実施したい
> - それぞれのプロに確実に対応してほしい
>   - 依頼する内容は通常の業務内で行えることかどうか確認するため
>   - プラスαの対応を説明・了承していただくため
>   - 了承していただいた業務を再確認するため

　資料を配布するタイミングも，施設調査時に始まり，IRB 前の打合せ（プロトコール説明会），IRB 承認後の打合せ（ヒアリング），スタートアップミーティング，最初の患者のエントリーの際など，適切な時期を見計らうとよい．

❷ プロトコールサマリーの作り方

> **4 プロトコールサマリーの形態の例**
> - ミニプロトコール型
> - ファイル型
> - カルテ挿入型
> - 診察室掲示型

　プロトコールをほかのスタッフに理解してもらうために，そのサマリーを利用する人が使いやすい形に工夫するとよい（4）。

　単なる文字の羅列では記憶に残りにくいため，なるべく見て楽しいものに工夫するとよい。たとえば，イラストや文字の大きさ，色を変えると協調したい部分が伝わりやすい。また，パワーポイントなどのソフトで作成しておくと，スタートアップミーティング時のプレゼンテーションにも使えるので便利である。

　サマリーに入れる情報の中身も，むやみやたらと詰め込むのでは，プロトコールをそのまま渡すのと変わらないため，概要以外はその人の関係する部分や必要と思われる部分に限定して作成すると，依頼したいことが明確になる。

　CRC 自身も，様々な資料を作成することでプロトコールの理解を深めるといったメリットを感じながら実行すると，さほど苦にならない。

　しかし，こうした作業を進めるなかでの注意事項としては，くれぐれも間違った情報を提供しないことである。そのために逸脱が生じるようなことがあれば，努力が水

の泡になってしまう。回避策として，副担当や周囲のCRC，担当のモニターなどに確認してもらうことが重要である。また，コンフィデンシャルな情報も一部には含まれているため，資料に掲載してよいか判断に迷う場合はやはり依頼者に確認するとよい。それから，様々な人に配布するため，万一，紛失したときに対応に困るような情報（個人情報など）は盛り込まない配慮も必要である。

❸ スタートアップミーティング時に配布する資料

5 スタートアップミーティング風景

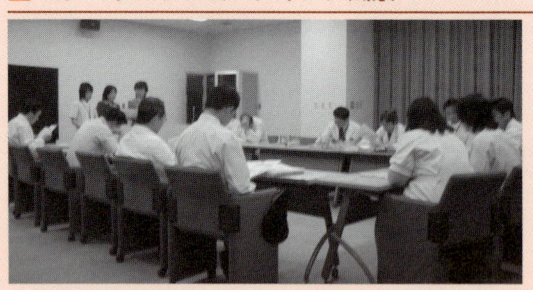

画面奥のCRCの司会でミーティングを行っている。CRCの隣にCRA。手前左側が責任医師・分担医師，画面右側がほかの関連スタッフ

　スタートアップミーティングの開催は，治験やCRC業務を医師やほかのスタッフに理解してもらう絶好の機会である。依頼者が用意する資料を使用するだけではなく，CRCからの業務確認用資料を作成すると効果的である（**5**）。

6 スタートアップミーティング時のCRC資料(一部抜粋)

○○症及び○○症患者を対象としたABC-001の単回投与及び反復皮下投与による第Ⅱ相臨床試験

【治験整理番号】 2006030-11X
【契約症例数】 6例 (初回契約数:3例)
【試験期間】 ~2008/3/31 (最終エントリー:2007/9/30)
【治験責任医師】 ○○ ○夫先生
【治験分担医師】 ○ ○子先生
【臨床試験部】 内線:37123
【担当CRC】 ○○ (PHS:3000) ○○ (PHS:37000)
【治験薬管理】 ○○ (内線:35000)

治験の流れと業務について

★医師の業務(案)★
・被験者の選択
・適格性の確認
・同意説明&同意取得

【仮登録/仮登録時検査】
★仮登録連絡票の記載
【スクリーニング検査】
※前治療薬の使用状況に応じ、仮登録後、WASH OUT期間をおき実施。
・適格性の確認

【本登録】(入院) ★本登録連絡票の記載
治験薬投与開始

単回投与期 / 反復投与期 16週~8週

・治験薬の処方・投与
・入院時血中濃度採血の実施
・診察/評価
・外来/入院/検査予約
・有害事象の有無の確認
・CRF作成
・モニタリングの対応
●必要時、追跡調査

可能であれば入院予約

☆CRCの業務(案)☆
・被験者の適格性の確認
・説明時の同席、補足説明
*同意説明文書12~18及び試験スケジュールを中心に
・同意書の保管
・事務手続き支援(会計連絡など)
・診察の準備(ワークシートの準備)
・仮登録/登録連絡票のFAX送受信
・仮登録時検査支援
・スクリーニング名簿の管理

スクリーニング検査 ~2週間以内

・診察の準備(ワークシートの準備)
・処方箋の準備
・バイタルサイン・体重測定・各種検査支援
・患者さんのスケジュール管理
・CRF作成補助
・有害事象、併用薬、薬剤使用状況確認
・MRIデューブ依頼
・モニタリングの対応

CRCからの確認用資料の内容としては、たとえば担当者や連絡先、契約症例数などの施設固有の情報や、それぞれの役割について治験の流れに沿って説明すると、よりわかりやすくなる(6)。

❹ 検体処理などの手順に関する資料

7 検査部・放射線部への情報提供ファイル

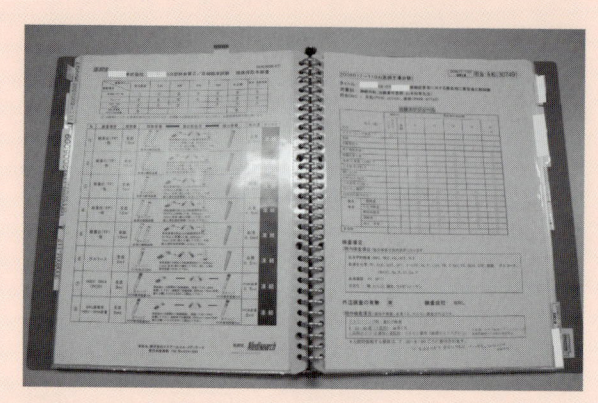

試験ごとに担当者とスケジュール，検査項目，検体処理手順，測定条件などを入れている。

　治験の場合，血液・尿検査は外部の検査機関で集中測定することが多く，各施設では規定された遠心分離の処理や保管を行ったうえで検体を提出する必要がある。また，心電図などの生理機能検査やCT・MRIなどの画像診断に関しても，自施設で通常行っている方法以外の手順がプロトコールに詳細に定められることが増えている。とりわけ，国際共同治験の場合は世界中で手順を標準化するため，治験特有の対応が必要である。そうした場合，患者が特定の治験の参加者であることを現場に確実に知らせ，個々のプロトコールで規定された方法どおりに実施してもらうための手段構築とそのための資料作成が重要になってくる。CRCが患者に付添い，その都度伝達する方法もあるが，あまり効率的とはいえない。筆者の施設では，個々の試験の資料を試験開始前に準備し，「治験検査関連ファイル」として該当する部門の所定の場所に設置している。検査依頼をする際は，この資料に基づいた情報を添付することで対応してもらっている（**7**）。

　人事異動で担当者が交代することが多い施設では，業務分担などの基本的な事項と流れに関しても，合意した内容をまとめて該当部署にも渡しておくと，より確実に実施してもらえる（**8**）。

8 業務確認用資料（血液・尿検査の流れ）

　打ち合わせで決めたことは，フローチャートなどわかりやすい形にし，先方にも配布すると効果的である。

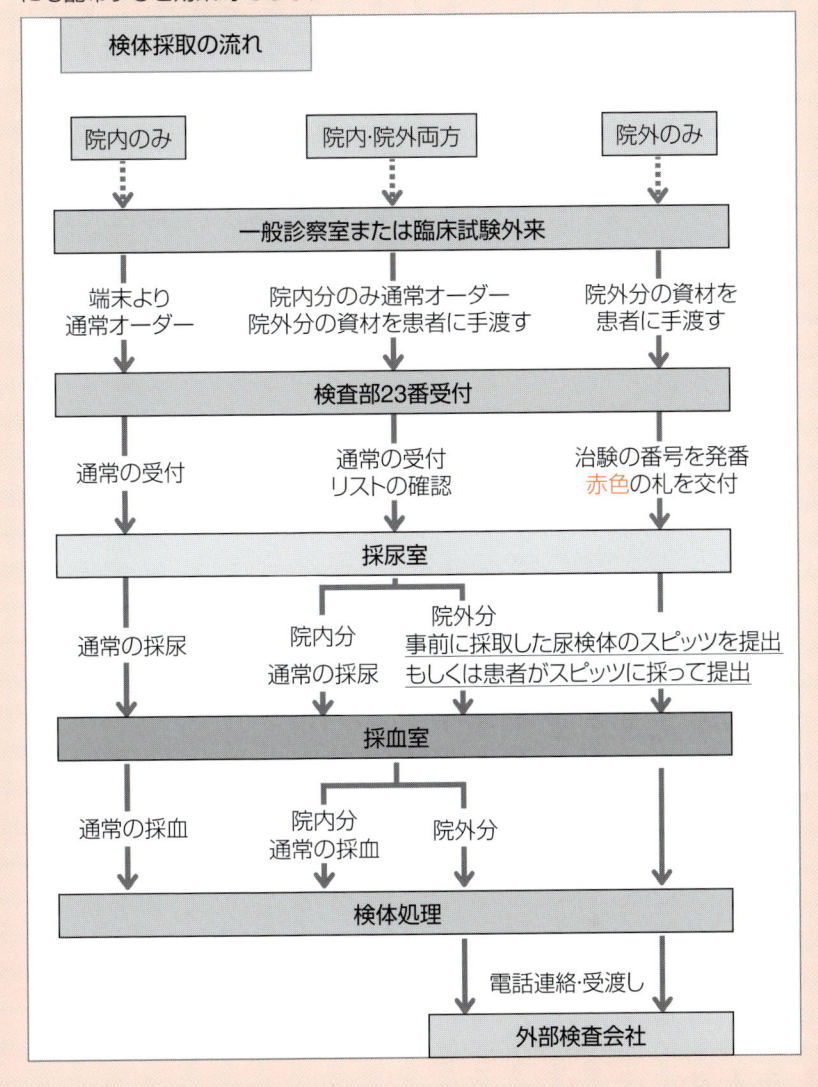

```
                    検体採取の流れ

    院内のみ        院内・院外両方        院外のみ
       ↓                ↓                  ↓
    ┌─────────────────────────────────────────┐
    │      一般診察室または臨床試験外来          │
    └─────────────────────────────────────────┘
    端末より      院内分のみ通常オーダー    院外分の資材を
    通常オーダー   院外分の資材を患者に手渡す  患者に手渡す
       ↓                ↓                  ↓
    ┌─────────────────────────────────────────┐
    │            検査部23番受付                │
    └─────────────────────────────────────────┘
    通常の受付      通常の受付        治験の番号を発番
                   リストの確認        赤色の札を交付
       ↓                ↓                  ↓
    ┌─────────────────────────────────────────┐
    │               採尿室                    │
    └─────────────────────────────────────────┘
    通常の採尿    院内分        院外分
                 通常の採尿    事前に採取した尿検体のスピッツを提出
                              もしくは患者がスピッツに採って提出
       ↓                ↓                  ↓
    ┌─────────────────────────────────────────┐
    │               採血室                    │
    └─────────────────────────────────────────┘
    通常の採血    院内分        院外分
                 通常の採血
       ↓                ↓                  ↓
    ┌─────────────────────────────────────────┐
    │               検体処理                   │
    └─────────────────────────────────────────┘
                              電話連絡・受渡し
                                    ↓
                            ┌──────────────┐
                            │  外部検査会社  │
                            └──────────────┘
```

❺ 施設内のその他のスタッフに治験を知らせる資料

　院内のスタッフは，診療のみでなく検査や会計など様々な立場から治験の患者に接している。患者が治験に参加していることがわからないために生じるトラブルを避けるためにも，スタッフに対して患者の治験参加を周知することが重要である。

　資料は個々に配布するものだけとはかぎらない。診療端末上での電子情報提供や警告画面の表示，紙カルテへの治験参加連絡票の挿入，職員用ホームページへの情報提供など，工夫しだいで様々な方法がある。ただし，不特定多数の職員が利用するカルテの場合は，情報提供する内容や標示箇所を病院として適切に検討したうえで実施したほうがよい場合もある（❾，❿）。

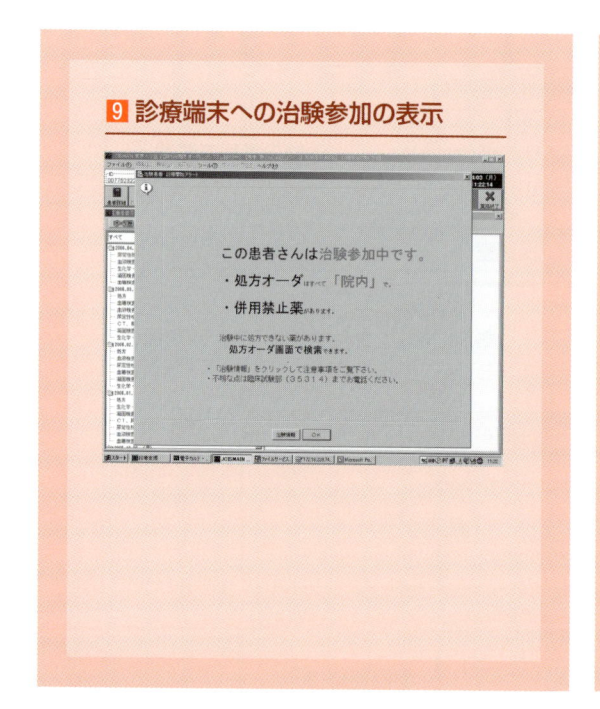

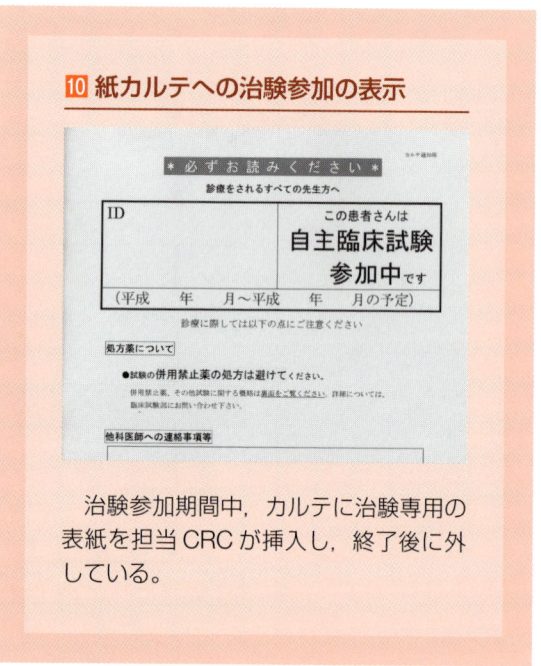

❾ 診療端末への治験参加の表示

❿ 紙カルテへの治験参加の表示

治験参加期間中，カルテに治験専用の表紙を担当 CRC が挿入し，終了後に外している。

❻ まとめ

　資料を作成して関係者に渡したら，CRC の調整や依頼は終了というわけではない。資料作成はあくまで調整の一環であり，現場のスタッフの理解を求めるものである。資料には担当 CRC の連絡先をわかりやすいところに表示するなどしてコミュニケーションをはかり，治験期間を通して継続した調整を行うことが，円滑な治験を実施するうえで大切である。

〔渡部歌織〕

B. 創薬育薬医療スタッフの連携

4 わかりやすい資料の作り方
—看護師CRCの立場から

1 院内配布用資料の作り方

　治験を円滑に推進するためにそれぞれの部署に対して適切な情報提供を行う，すなわち調整業務はCRCの重要な業務である．CRCは治験がスタートするまでの間，各部署との調整や資料作りなどの準備に多くの時間を要する．過去の経験から，この準備いかんで治験の成功が決まるといっても過言ではなく，情報収集や管理に役立つ資料を事前に作成しておくことで効率のよい作業を実施できる．したがって準備のための時間は惜しまずにとったほうがよい．

　治験実施計画書（プロトコール）の内容をもとに，治験に関係する部署を確認し，相手が求める情報を考えて配布資料を作成する．その際伝達しやすい資料を作成することはいうまでもない（**表1**）．

表1　院内スタッフに配布する資料を作成する際の注意点

- 相手の視点に立って構成を考える
- 情報の提供手段
  - ・口頭による方法
  - ・印刷物の利用
  - ・電子媒体の利用
- 言葉選びが重要

　1に示したようにプレゼンテーションは内容，技術，道具の3つの項目から構成されている．そのなかでも最も大切なものは内容で，技術はその次であり，道具はよりよく伝えるために使えばよい．

　プレゼンテーションの際，図には様々な効果がある．まず自分の考えをわかりやすく説明することができる．また，伝えたい内容の要点をわかりやすく，すぐに伝えられるという特性がある．さらに，図には文章よりも全体像を一度に把握したり関係性を理解しやすいという特性もある．

　キックオフミーティングや関連部署の説明会において，プレゼンテーションは「発表」で終わるのではなく「（自己・他者）評価」が必要である．その評価をもとに工夫して改善し，次のプレゼンテーションに役立てる．そうすることでよりスキルアップしていくと考える．

　最近はプレゼンテーションの際の資料にパソコンソフトのパワーポイントがよく使われるようになった．たしかに便利であるが，パワーポイントで図を作ること自体が

1 キックオフミーティング資料を作成するときのプレゼンテーションの構成

- 内容
  - 聞き手の視点・思考に沿って考える
  - 論点を絞る
  - サンドイッチ構成にする

- 技術
  - 姿勢・表情・視線
  - 手の動き
  - 指示棒・ポインターの使い方
  - 声の強さ

- 道具
  - レジュメ，パソコン
  - ホワイトボード，指示棒，
  - ポインター，OHP，
  - VTR

2 治験経過スケジュールの確認表

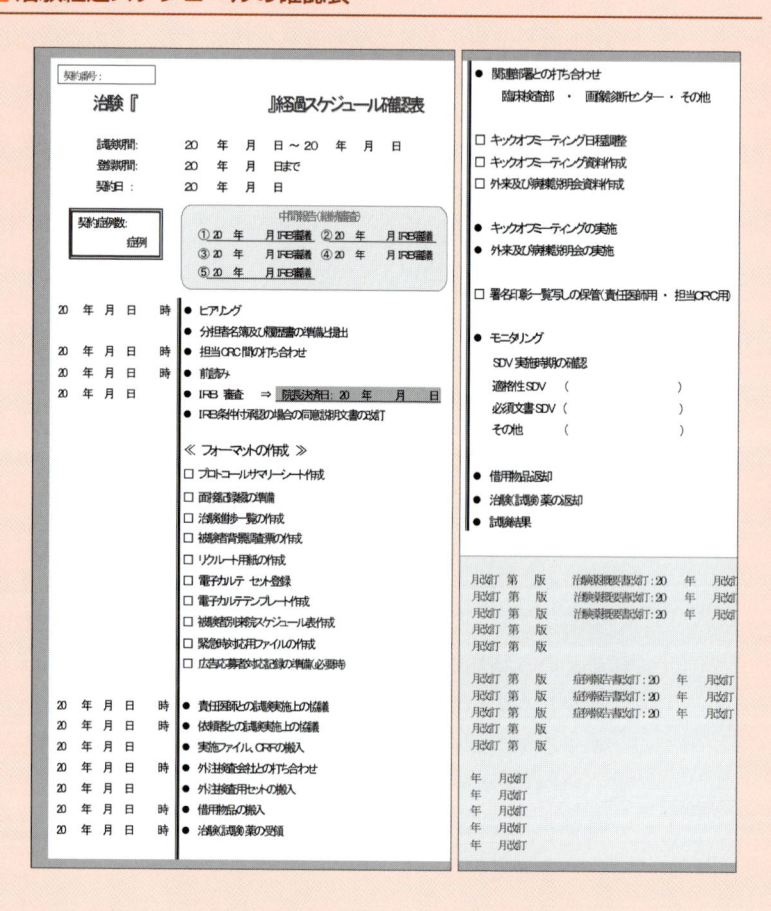

目的になってはいけない。膨大な時間をかけて資料を作り，膨大な時間をかけてその資料を見せられるのでは，見せるほうも見せられるほうも時間の無駄である。図解はあくまでも手段であって目的ではないと自覚すべきである。

　治験はチームとして各部署の協力なくしては実施することはできない。円滑に実施していくためにはキックオフミーティングまでに関連部署と十分打ち合わせをしておく必要がある。治験を施設のシステムに無理なく組み込めるように調整することがCRCにとって最も大切である。そこでCRCは全体の調整をはかるために試験全体のスケジュールを把握しておかなければならない。**2**は治験の始まりから終了までのスケジュール確認表で，1試験に1部この確認表が存在し，この確認表をもとにいつ，何が行われたか，または行うのかがわかるようになっている。CRC作業手順が網羅され，効率よく逸脱のない治験の実施が可能となる。また，院内情報収集のチェックリストとしても活用できる。

❷ プロトコールサマリーの作り方

　サマリーとは文字どおり要約のことである。プロトコールサマリーを作成した当初の理由としては，複数のCRCがそれぞれのプロトコールを担当するため，担当以外の治験については詳しいことがわからないことや問い合わせに対しても返答できないなどといったことがあげられる。そこで，CRC間で情報を共有するためのツールとしてサマリーシートを作成した。

　現在では病院全体で情報を共有し，治験に取り組むためにプロトコールサマリーシートを作成し活用している。表2にプロトコールサマリーシートを活用する意義を示した。

表2　プロトコールサマリーを活用するために

- 目的：情報の共有化
- 対象：CRC間だけでなく，関連部署にも配布

※システム化することで情報を診療科医師，薬剤部，検査部，治験事務局，事務部門などで共有でき逸脱を防ぐことができる。

　電子カルテのなかにプロトコールサマリーシート（**3**）のフォーマットを挿入し，被験者がエントリーされるたびにCRCが必要事項を入力する。すると，当該診療科以外の診療科および各部署でも閲覧できる。たとえば，被験者が他科を受診した場合，診察した医師は，被験者がどのような治験に参加中であるのか，また，その治験の試験デザイン，対象疾患，用法用量，投与期間や併用禁止薬，分担医師などについてもサマリーシートを見ればわかるように構成されている。さらに詳しく知りたいときにはシート内に記載されている担当医師やCRCに問い合わせができる。夜間・休日の対応としては電子カルテのプロトコールサマリーシートのほかに，紙媒体として**4**にあるように当直者用ファイルを当該外来と病棟に設置している。

3 プロトコールサマリーシート

<table>
<tr><td colspan="4" align="center">プロトコールサマリーシート</td></tr>
<tr><td colspan="4" align="right">担当CRC</td></tr>
<tr><td>登録番号</td><td></td><td>依頼会社／担当者連絡先</td><td></td></tr>
<tr><td>試験課題名</td><td colspan="3"></td></tr>
<tr><td>試験の目的</td><td colspan="3"></td></tr>
<tr><td>試験デザイン</td><td colspan="3"></td></tr>
<tr><td>対象疾患</td><td></td><td>試験薬名</td><td></td></tr>
<tr><td>用法・用量</td><td colspan="3"></td></tr>
<tr><td>投与期間</td><td colspan="3"></td></tr>
<tr><td>試験期間／エントリー期間</td><td colspan="3"></td></tr>
<tr><td>契約症例数</td><td></td><td>責任医師(PHS)</td><td></td></tr>
<tr><td>分担医師(PHS)</td><td colspan="3"></td></tr>
<tr><td>併用禁止薬</td><td colspan="3"></td></tr>
<tr><td>備考</td><td colspan="3"></td></tr>
<tr><td colspan="4" align="right">作成者／日付</td></tr>
</table>

4 夜間・休日の対応について

当直者用のファイルを作成し，病棟に保管してある

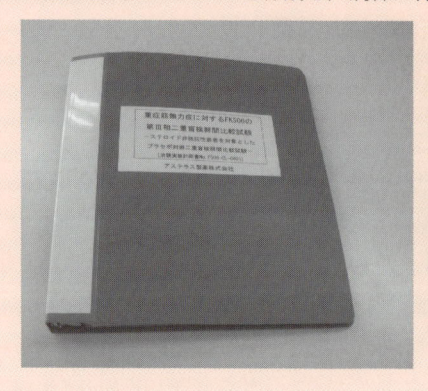

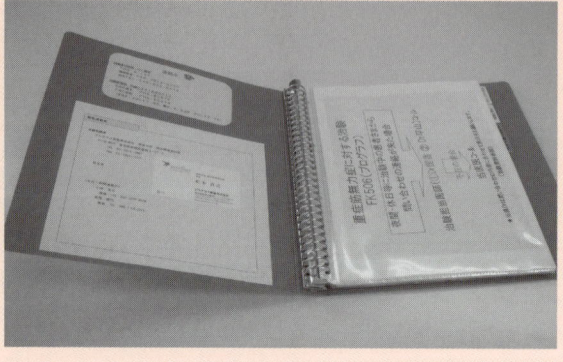

116　B．創薬育薬医療スタッフの連携

❸ 治験スケジュールの調整用資料

表3　治験スケジュール管理のツール

1. カレンダー管理
2. ファイル管理
3. データベースソフト管理

　治験のスケジュール管理はプロトコールを遵守するうえで重要なCRC業務の1つである。スケジュール管理のツールとしては表3にあげた3つが一般的に使われている方法である。

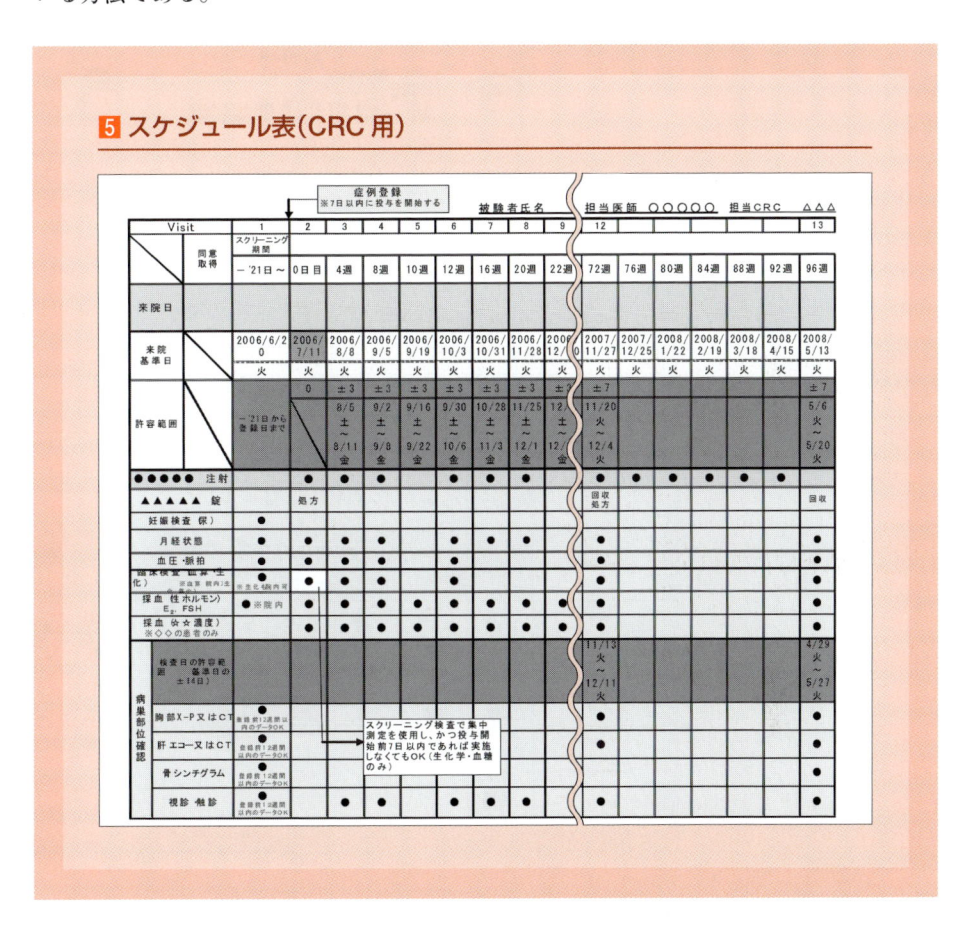

5 スケジュール表（CRC用）

　5はデータベースソフト管理のスケジュール表の例を示したものでCRC用として活用している。治験開始日を起点として被験者ごとの来院予定日は治験終了まで自動的に決まる。CRC用の治験スケジュールには被験者背景，評価，臨床検査，投薬スケジュールおよび評価のための来院日の許容範囲も示されているので逸脱防止策にもなっている。

6 スケジュール表（被験者用）①

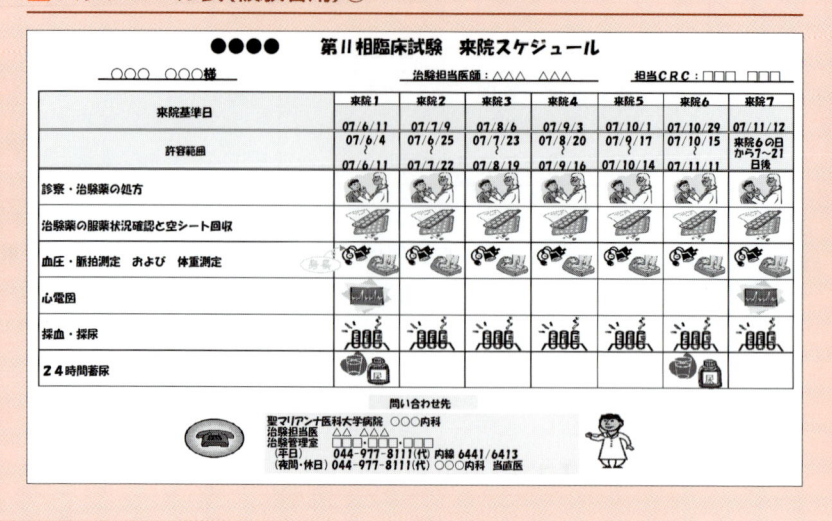

7 スケジュール表（被験者用）②

　一方，被験者に対しては来院スケジュールがわかりやすいようにプロトコールを遵守したスケジュール表を作成し配布する。このとき，字や数字の羅列だけではなく挿絵などの工夫により視覚的にも楽しいものを作るよう心がける。6，7に例を示す。

8 服薬日誌の例

　また，被験者に渡すものとしては服薬日誌も欠かせない資料の1つであるが，字の大きさや挿絵も工夫して服薬コンプライアンスの確保のためにもそれぞれの被験者に合わせた日誌を作成する必要がある。**8**の例は右側に服薬時の注意事項を示し，左側には服薬したら○を付けてもらうような表になっている。

④ 検体処理の手順に関する資料

表4 検体処理の手順に関する資料
- 検体処理と搬送手配の資料
- 臨床検査記入用紙
- 検査時の連絡表

　治験を実施するにあたり検査は必須項目である。しかも，検査結果は有効性・安全性の評価と直結するため精度の高い値が要求される。治験開始前に治験依頼者のモニター，院内検査担当者，外部検査担当者とCRCが集まり，資材の管理方法，採血・採尿の手順，検体処理の注意事項，検査結果の返却の一連の流れについて，手順確認のための打ち合わせを行う必要がある（**表4**）。

　当院では完全電子カルテ運用だが，治験においては注意に注意を重ねたいという観点から，検査に必要な条件などはあえて資料として配布している。**9**は超音波検査の

9 画像診断部への連絡表

例である．治験用検査であることがわかるように検査連絡用紙を用いて検査室にMモードでの心エコー検査の実施を依頼している．

　対象患者の同意取得後すみやかに検査室に口頭で連絡を入れ，検査日時が決定したらCRCが検査予約票（切り取り線下半分）を検査室に提供する．検査時に連絡用紙（切り取り線上半分）を提出する．

　また，10は細菌検査室への連絡表で，検体採取から検査機関が回収するまでの流れを示している．

10 細菌検査室への連絡表

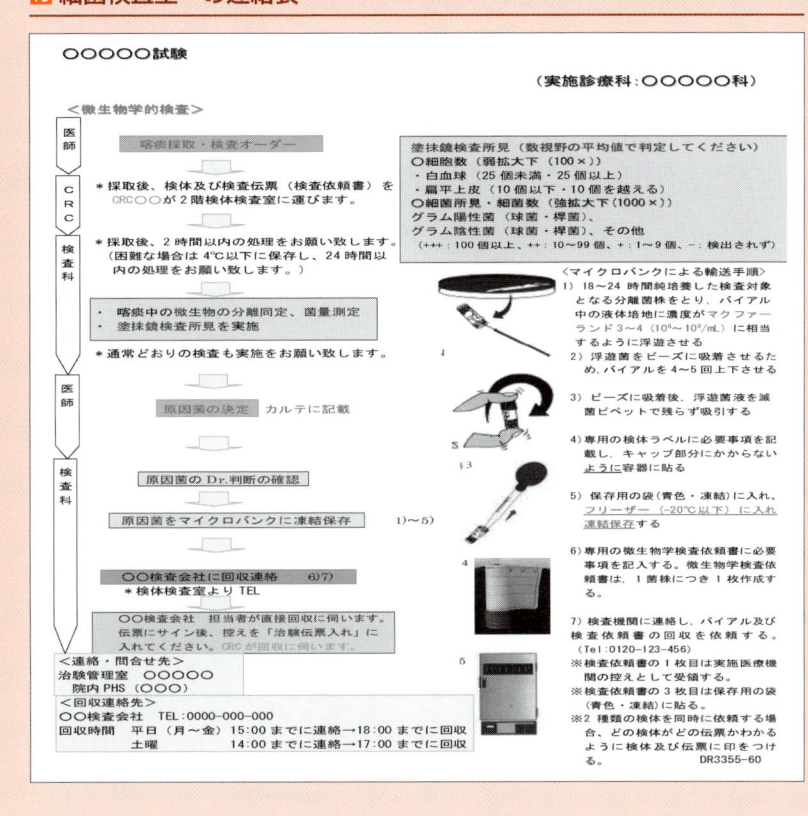

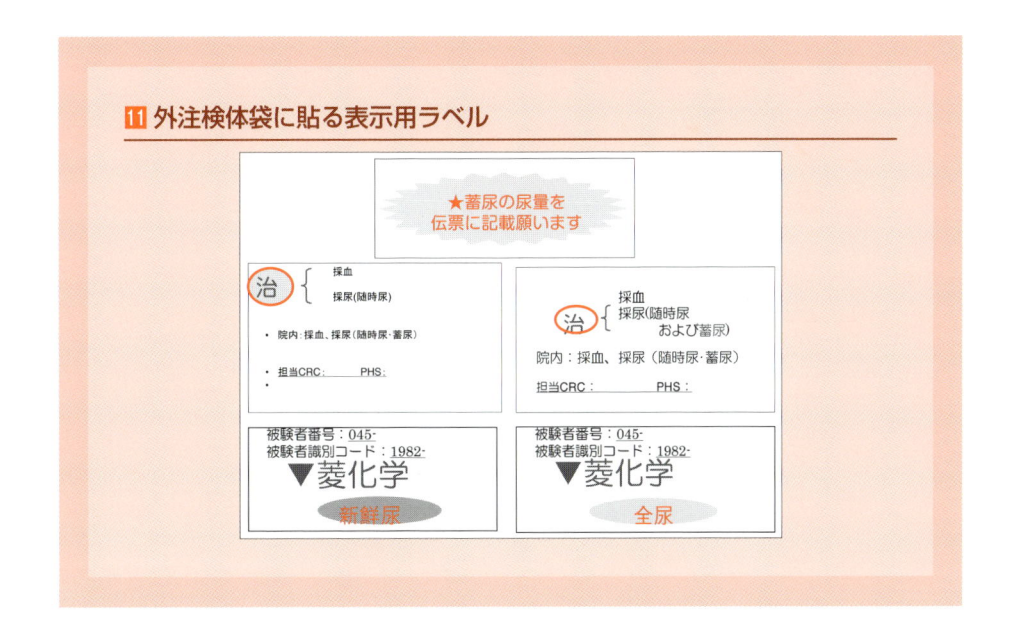

11 外注検体袋に貼る表示用ラベル

4. わかりやすい資料の作り方—看護師CRCの立場から

そのほか,臨床検査では院内の検体と外注の検体が混在することが多い。そのため,外注検体袋にラベルを貼って混乱しないように提出時に気をつける工夫も治験のデザインによっては必要である(11)。
 院内配布資料を適切に作成するには,被験者組み入れから終了までの具体的な流れをイメージしたものを作成することがポイントである。これらの資料の準備が十分になされているか否かが治験を効率的に実施することにつながり,プロトコールからの逸脱を防止するなど,データの品質に大きく影響することになる。

(柏熊留里子)

B. 創薬育薬医療スタッフの連携

5 CRC業務に必要なツール作成の実際

資料作成に有用なソフトウェア

われわれCRCがCRC業務に役立てている主なソフトウエアは家庭でも使われている3万円以下のソフトである。

① Microsoft Excel（以下，Excel）
② Microsoft Word（以下，Word）
③ Microsoft Power Point（以下，Power Point）
④ Microsoft Visio（以下，Visio）
⑤ Adobe Photoshop Elements
⑥ Microsoft Access
⑦著作権フリーの素材集（具満タンなど）
⑧ Adobe Acrobat
⑨その他

これらのソフトウェアを用いてどのようにCRC業務に役立つ資料の作成をしているかを紹介する。

❶ Excelを用いた個別のスケジュール表の作成

被験者に手渡される同意説明文書には，来院・検査スケジュールが記載されているが，その資料だけでは，具体的にいつ来院していつ検査をするかがわかりにくい。被験者に治験予定の理解を促すためには，その被験者の来院・検査の日付や検査内容を具体的に記した予定表（**1**）をCRCが作成し，それを被験者に同意説明時から提示して説明しておくことが有効である。

われわれは，この予定表作成にあたって，被験者の名前入りで具体的な日付や曜日が表記されるようにExcelを使用している（**2**）。予定表には色やイラストなども用いて視覚的にも被験者が理解しやすい形にしておく。Excelで予定表を作成しておけば，初回来院日を入力するだけでその先のすべての来院日時・曜日が自動計算されて表示されるので，急に医師から同意説明の補助のために呼ばれた際でも，その被験者の日程に応じたスケジュール表をすぐに印刷して被験者へ提示することが可能である。

イラストや写真の挿入

被験者に渡す説明・同意文書やスケジュール表，服薬日誌，その他説明資料の作成に際してイラストや写真を適度に活用することは，相手の理解をより促したり，緊張

1 来院・検査スケジュール表の例

●●様治験の来院予定

検査項目	観察期 スクリーニング	治療期(お薬をのむ期間)					後観察期	
		治療期開始	2週	4週	8週	12週	16週	20週
来院日		11月12日	11月26日	12月10日	1月7日	2月4日	3月3日	3月31日
曜日		月曜日	月曜日	月曜日	月曜日	月曜日	月曜日	月曜日
来院日の幅			11/20～12/3	12/4～12/24	12/25～1/21	1/22～2/5	2/6～3/17	3/18～4/7
採血回数	1回	1回	1回	1回	1回	1回	1回	1回
血液検査								
尿検査								
血圧・脈拍数								
CT/MRI								
心電図								
心エコー検査								
妊娠検査								
お願い								

連絡先:(平日昼間)○○大学病院治験支援センター 096-370-○○○○ 石橋・高村 ★(夜間・休日) 病棟 ○階096-3700
電話口では「治験中です。担当の○○医師と連絡をとってください」と伝えて下さい

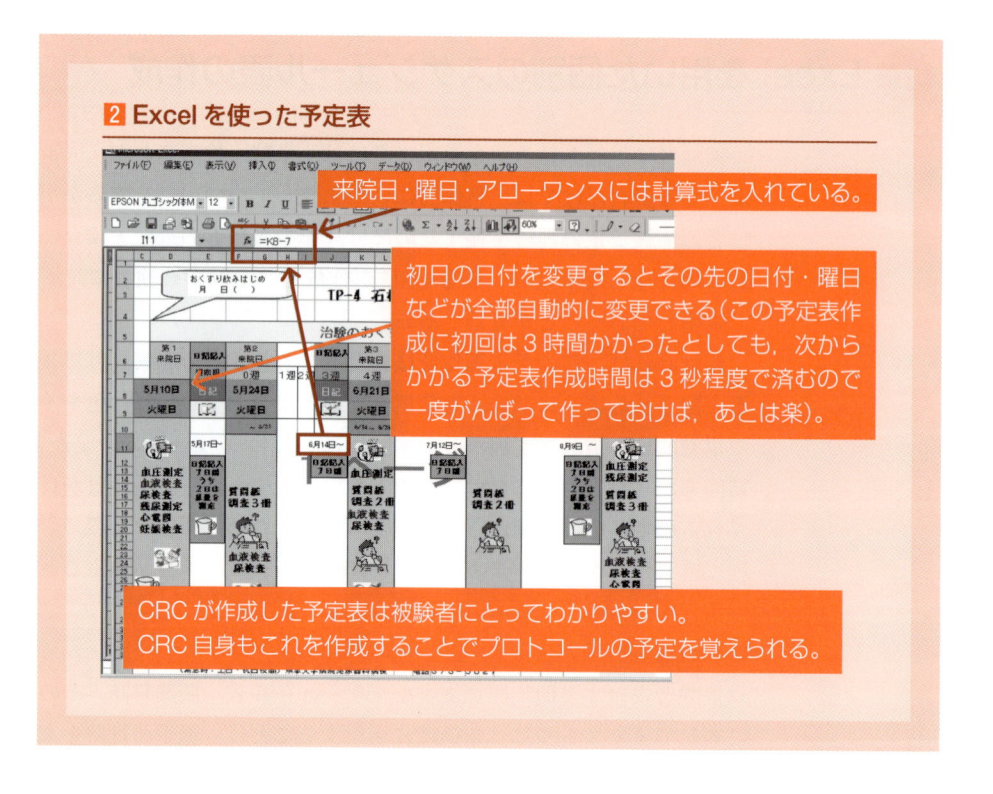

2 Excel を使った予定表

来院日・曜日・アローワンスには計算式を入れている。

初日の日付を変更するとその先の日付・曜日などが全部自動的に変更できる(この予定表作成に初回は3時間かかったとしても,次からかかる予定表作成時間は3秒程度で済むので一度がんばって作っておけば,あとは楽)。

CRCが作成した予定表は被験者にとってわかりやすい。
CRC自身もこれを作成することでプロトコールの予定を覚えられる。

を和ませる効果があると考える．また被験者だけではなく，治験に関わるスタッフへの説明資料などにも同様にイラストや写真を活用することは有用である．イラストや写真は，以下の方法で入手可能である．

①イラスト素材集の CD を購入して利用

②インターネットでイラストを購入または年間 1,000～10,000 円で契約して常時ダ

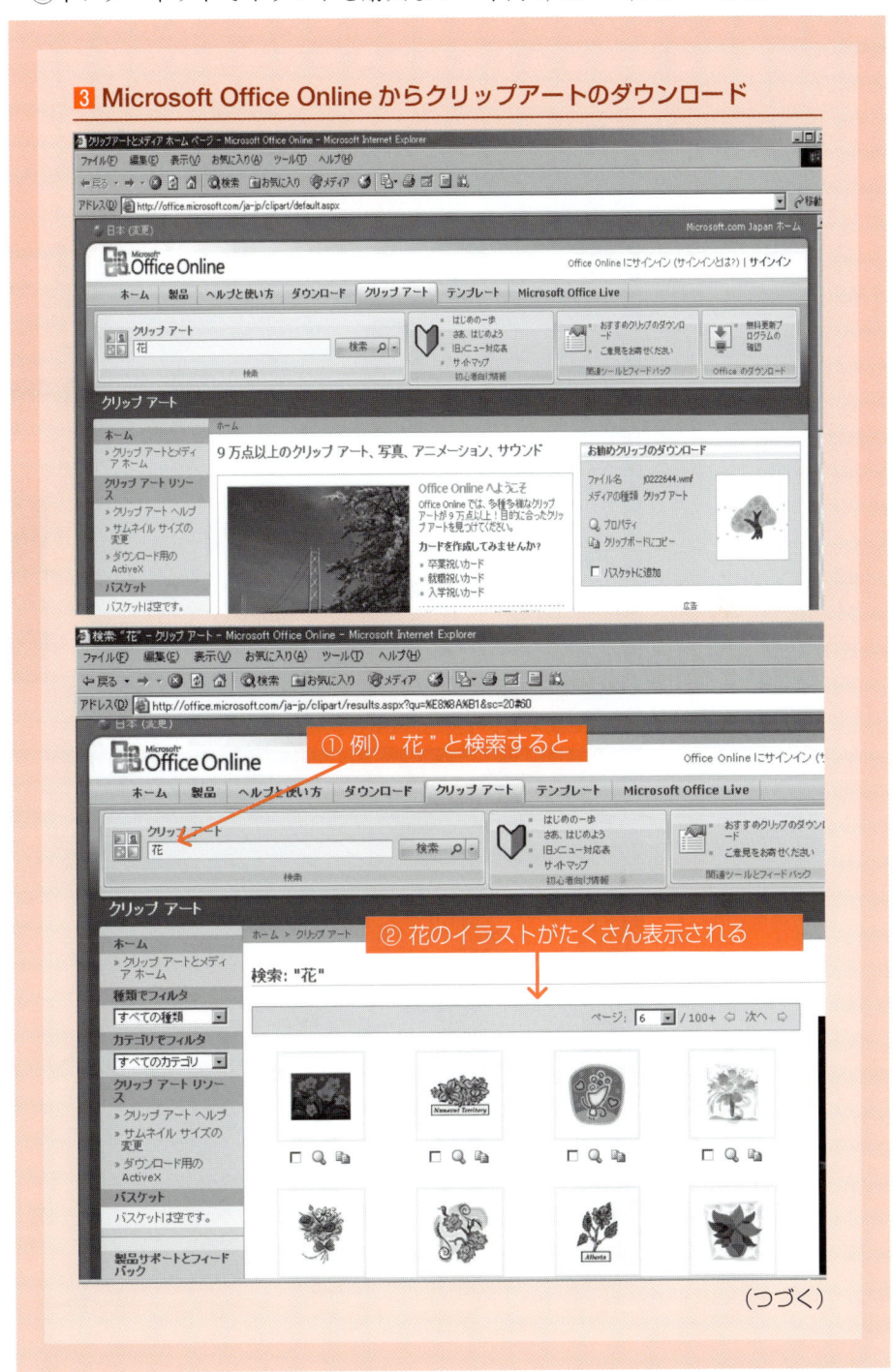

ウンロード可能なものを利用
③無償イラストダウンロードサービスからダウンロードをする
・Microsoft の Office Online のサイトからクリップアートや写真，アニメーションがダウンロード可能(**3**)
・日本医師会治験促進センターからもアセント文書作成用のイラストがダウン

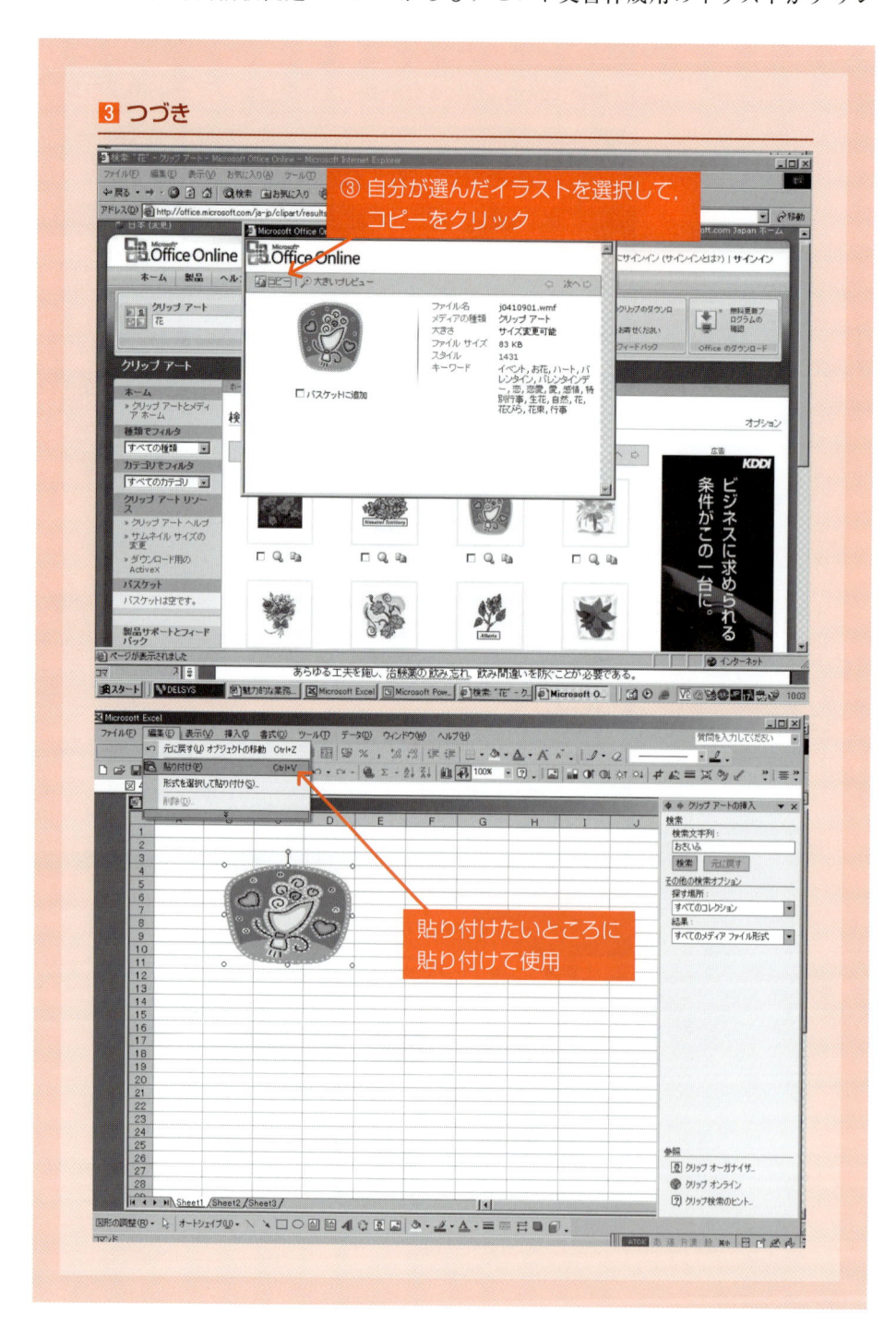

ロード可能
・サイト上にクリニカルパス用や患者説明用のイラストを無償提供している製薬会社もあり，そこからダウンロードすることも可能

❷ Excel を用いた被験者ごとの服薬日誌の作成

被験者が内服したら○印や内服時間を自分で記載し，後で服薬状況が確認できるような形になっている服薬日誌は，服薬コンプライアンス確保のために役立つ。また何か気づいたことをメモしておいてもらえば，有害事象の発現日の確認も可能になる。服薬日誌作成の際には，被験者に気に入って使ってもらえるように，被験者の名前入りで，字の大きさ，日付，挿絵などを被験者にあわせて作成するとよい（**4**）。

服薬日誌の内容に関しては，被験者に内服のたびに○印をつけてもらう形よりも，服薬時間を記載してもらう形のほうが，飲み忘れが少ない印象がある。薬物血中濃度測定がある治験で内服時間のデータが必要な場合などは，内服時間を記載してもらったほうがよいし，薬のシートがもともと日付入りの場合は，特に服薬日誌を活用する必要がないなど，プロトコールや関連資材の状況によって服薬日誌の内容や必要性は異なってくる。治験の内容や被験者の負担などを考慮して服薬日誌を使うか，また服薬日誌をどのような内容やレイアウトにするかは個別に検討する必要がある。

❸ 選択・除外基準の一覧表およびスクリーニング板の作成

医師が治験参加候補者を診療中でも見つけやすくするために以下の工夫を施している。

(1) 各治験の選択・除外基準を CRC が一覧表にして診察室へ設置

同種同効薬の治験が進行している場合は，それぞれの治験の選択・除外基準が微妙に異なるため混乱しやすい。しかし多忙な診察の場で医師が各プロトコールを開いてそれらを確認するのは難しいため，各社の治験の選択・除外基準を対比できる形で確認できる一覧表（**5**）を CRC が作成している。この一覧表は診察時に，目の前にいる患者がどの治験ならばエントリーできるか簡単にチェックできるため，医師からとても重宝がられている。これらは Excel で作成している。

(2) スクリーニング板の作成・診察室への設置

スクリーニング板とは，各治験のポイント（メリット・デメリット）やスケジュールを記載し，かつスクリーニング用シート（選択・除外基準のチェック表）や同意説明文書のコピー（医師が治験の説明を被験者にその場で簡単に行えるよう用意）を1枚のボードに貼り付けたものである（**5**）。スクリーニング用のシートはチェックを書き込

4 被験者用の服薬日誌の例

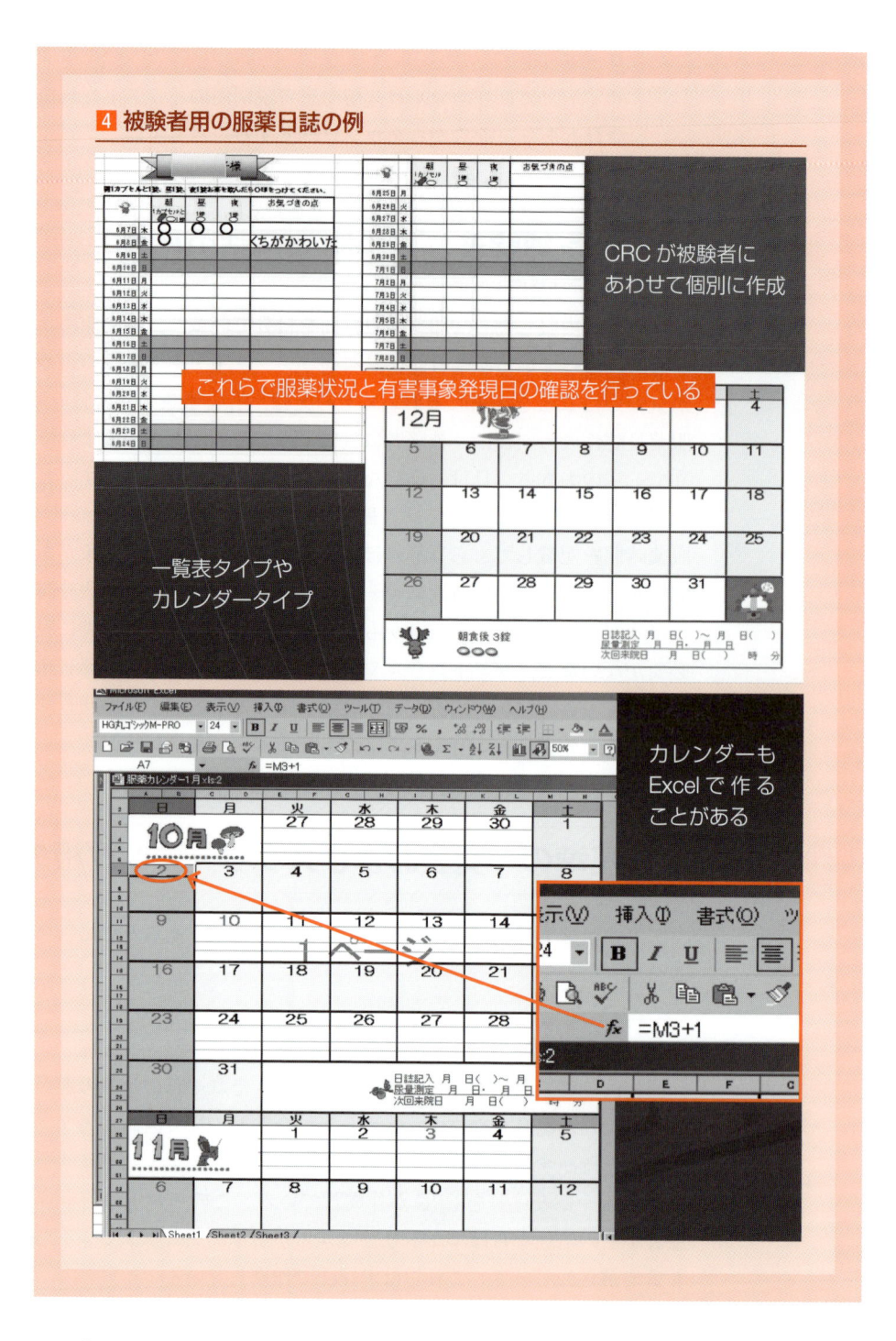

- CRC が被験者にあわせて個別に作成
- これらで服薬状況と有害事象発現日の確認を行っている
- 一覧表タイプやカレンダータイプ
- カレンダーも Excel で作ることがある

んだ後，板からはがして，そのままカルテに貼れるような工夫も施している。このスクリーニング板はそれぞれの治験ごとに板を用意して診察室に設置している。これは，Power Point のファイルに Excel のファイルであらかじめ作成した選択・除外基準のチェック表を貼り付け印刷し，それをラミネート加工しボード状にしている。

5 選択・除外基準の一覧表(抜粋)とスクリーニング板

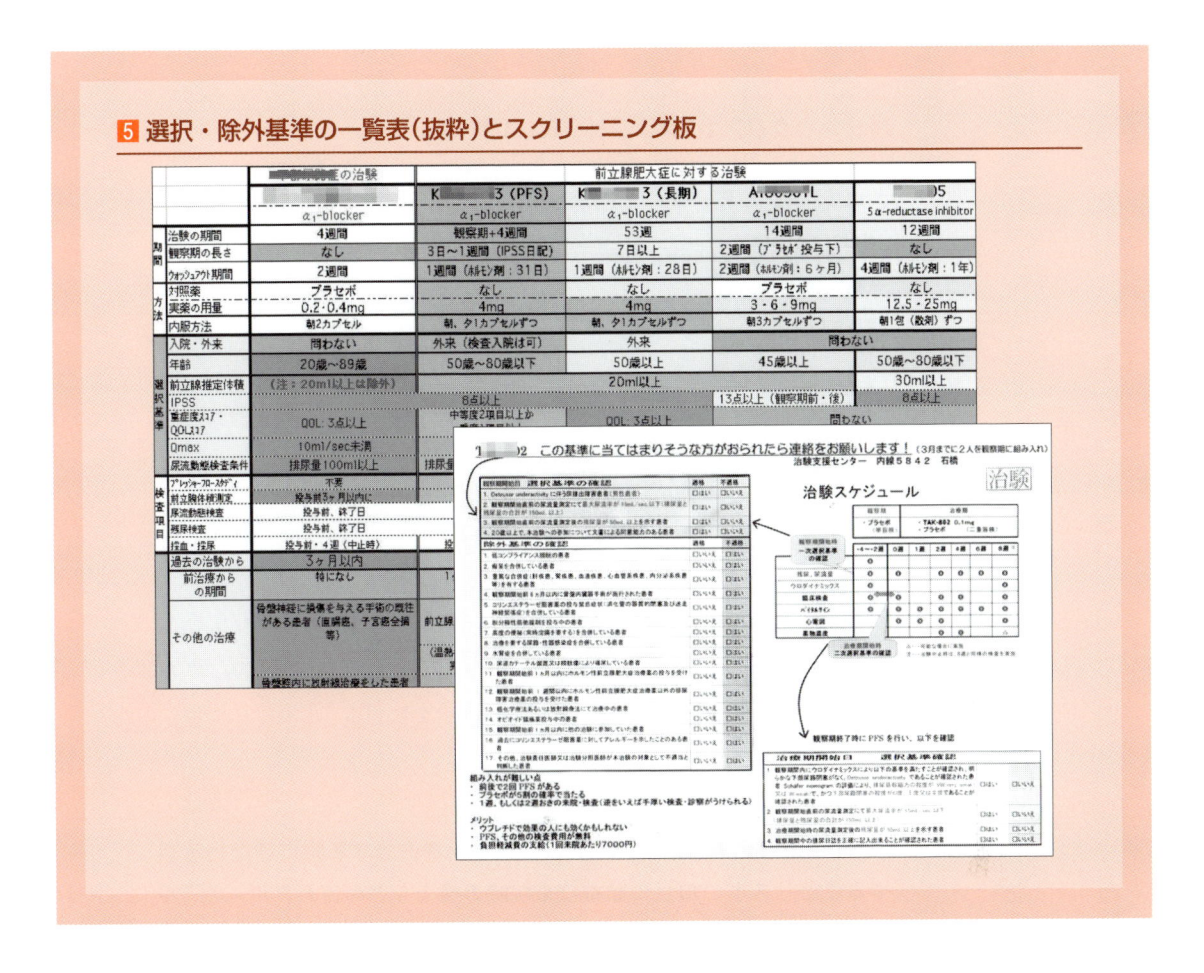

❹ ExcelやWordを用いたワークシート・チェックリストの作成

　　　完璧にプロトコールを把握しているつもりでも，いざ被験者を目の前にして時間に追われるとプロトコールに規定されている項目を実施し忘れることもある。チェックリスト（6）は，診察中の多忙な医師に対してもまたCRC自身がプロトコールどおり正確に業務をこなすためにも有用なアイテムとなる。治験の場合は，治験依頼者がこれらを用意する場合があるが，ワークシートなどは実際に使用するCRCが作成（または，治験依頼者があらかじめ作成したものをアレンジ）したほうが，現場に即したものができ，逸脱の防止により役立つものになる。

　　　ワークシートやチェックリストを作成することに関して「うちは時間がないから自分たちでは作れない」，「うちの施設ではCRCの人数が少ないからそれどころではない」という話を耳にすることがあるが，いくら多忙であっても被験者対応をしていない時間にこれらを作成することは十分可能ではないだろうか。また忙しい施設ほど限られた人数のなかで正確に治験を遂行させるために，これらの資料を充実させて治験実施に向けての事前の仕込み作業を完璧にしておくことが求められる。

　　　われわれがこれらを用意する際には以下の点に配慮している。

6 チェックリスト（やることリスト）例

```
                    ABC28週時
                    ○○○○さん
                7月11日（木）やることリスト
 □ 服薬日誌回収・残薬回収
    （服薬状況・前日夕・当日朝の服薬時間確認）
 □ 有害事象の転帰確認

 □ 血圧・脈拍測定（＿＿＿＿mmHg　／＿＿＿分）
 □ ウロフロー（排尿量100ml以上）
           10月3日1948年うまれ
 □ 残尿測定
 □ 尿検査（沈渣）
 □ IPSS・QOL
 □ 血液検査（院内→PSAもあり！＋SRL）
    治験採血依頼票（ピンク）を記載し，検査キットと共に専用ケースに入
    れて患者に手渡し1階の中央採血室に行くよう指示する。
 □ 処方　ABC3243（長期）症例3　4mg or 2mg（減量用）
           2カプセル2×（朝・夕）＿＿＿＿日分

 □ 次回32週来院日を決める
    8月8日（木）予定
       （許容範囲：7/26～8/22）
       （次回は血圧・脈拍測定・IPSSのみ）
 □ 服薬日誌配布（次回来院日記入）
 □ 負担軽減費のカード（緑）に医師印を
    押印し，患者に渡す。
                          石橋　内線5842
```

被験者ごと，VISITごとの詳細なチェックリストが作成可能

(1) CRCがチェックリスト（以下，やることリスト）を作成する際にこだわる点

①やることリストの項目の順番は来院時の検査などの流れに沿った形式にしておく

②検査項目を示した部分では必ずプロトコールに指定されている条件などもあわせて明記する

③次回の来院日のアローワンス，次回の検査項目もやることリストに記載しておく
〔理由：「次回来院日は絶食が必要」など，被験者にも留意してもらわないといけないことを，前もって説明する必要があるため〕

④やることリスト（すべての頁）に担当モニターの連絡先を入れておく
〔理由：診察中にモニターへ緊急に問い合わせが必要になる場合もあるため〕

(2) 詳細なやることリストを作成するには

　上記③のように，やることリストには次回来院日やアローワンスなどを入れ込むが，その際，被験者ごとに実際の日付を表示しているほうがより現場で有用なツールとなる。次回来院日やアローワンスの実際の日付入りのやることリストは，ExcelとWordをあわせて使うことで簡単に作成できる（**7**）。

　具体的には，Excelに来院日などのデータを入れておき，Wordの差し込み印刷機能を使う。あらかじめやることリストの雛形をWordで作成しておけば，被験者の初回来院日さえ決まれば，日付入りのやることリストは何人分でも簡単に作成可能である。

7 ExcelとWordでやることリストを作成

次回来院日やアローワンスは
データを1つひとつ手入力しているわけではない

ExcelのデータをWordに自動的に差し込ませているだけ（差し込み印刷機能）

Wordの差し込み印刷で実際の日付や名前がはいった詳細なチェックリストの作成も簡単に行える

差し込み印刷はココ

5．CRC業務に必要なツール作成の実際

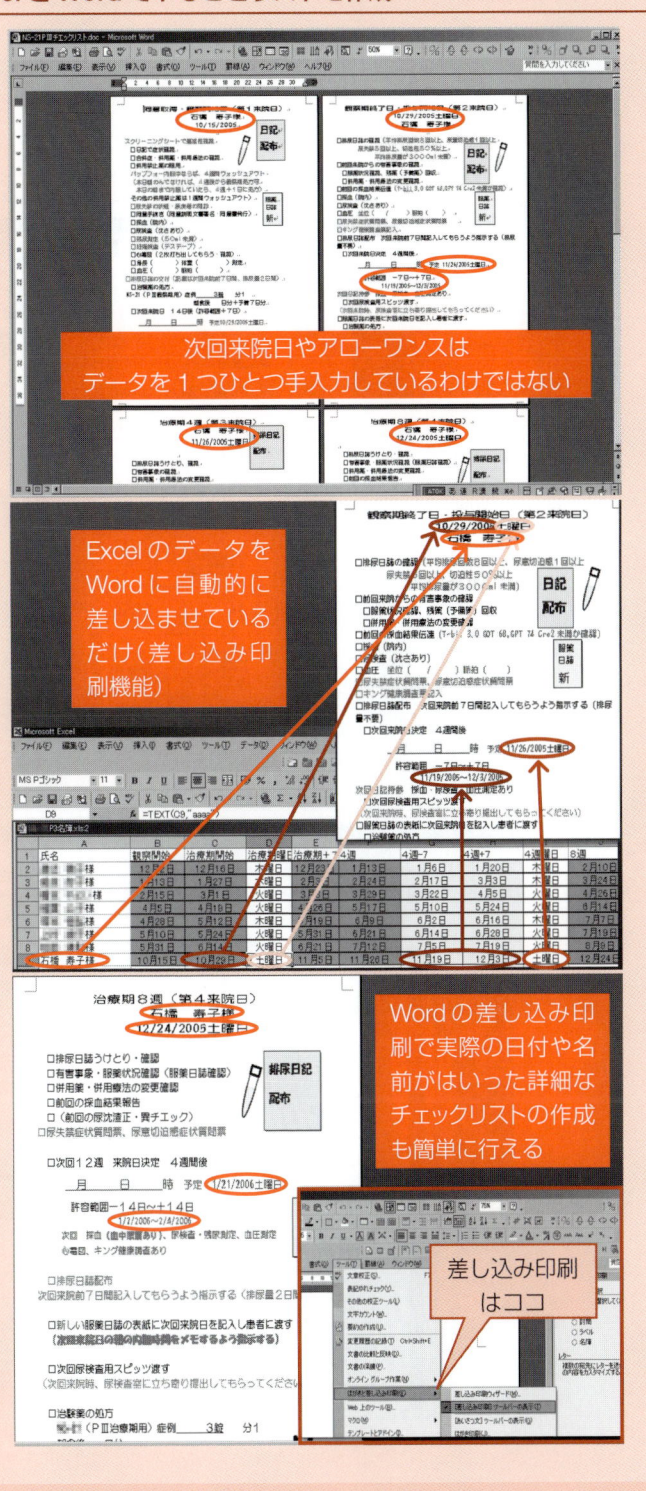

❺ Visioを用いた他職種・他部門との打ち合わせ資料の作成

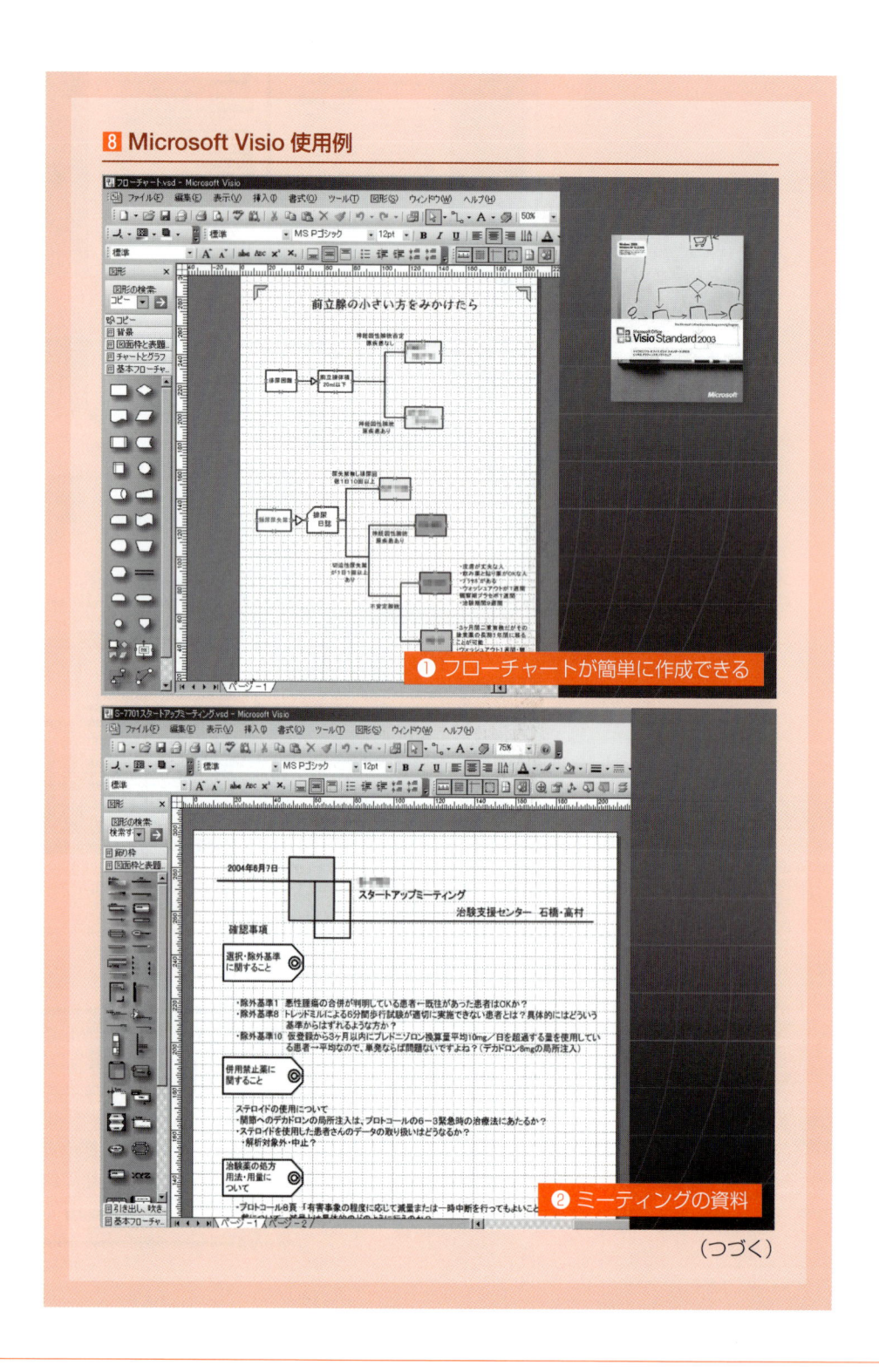

8 Microsoft Visio 使用例

❶ フローチャートが簡単に作成できる

❷ ミーティングの資料

（つづく）

他職種・他部門と交渉する際には，説得力のあるわかりやすい資料が必要となるが，資料作成の際に，Microsoft Visio を使用すると，フローチャート，概念図，講習会や研究会の進行表などが簡単に作成でき便利である。またこの Microsoft Visio では，被験者に予定を説明する際などに役立つカレンダーも容易に作成できる(8)。

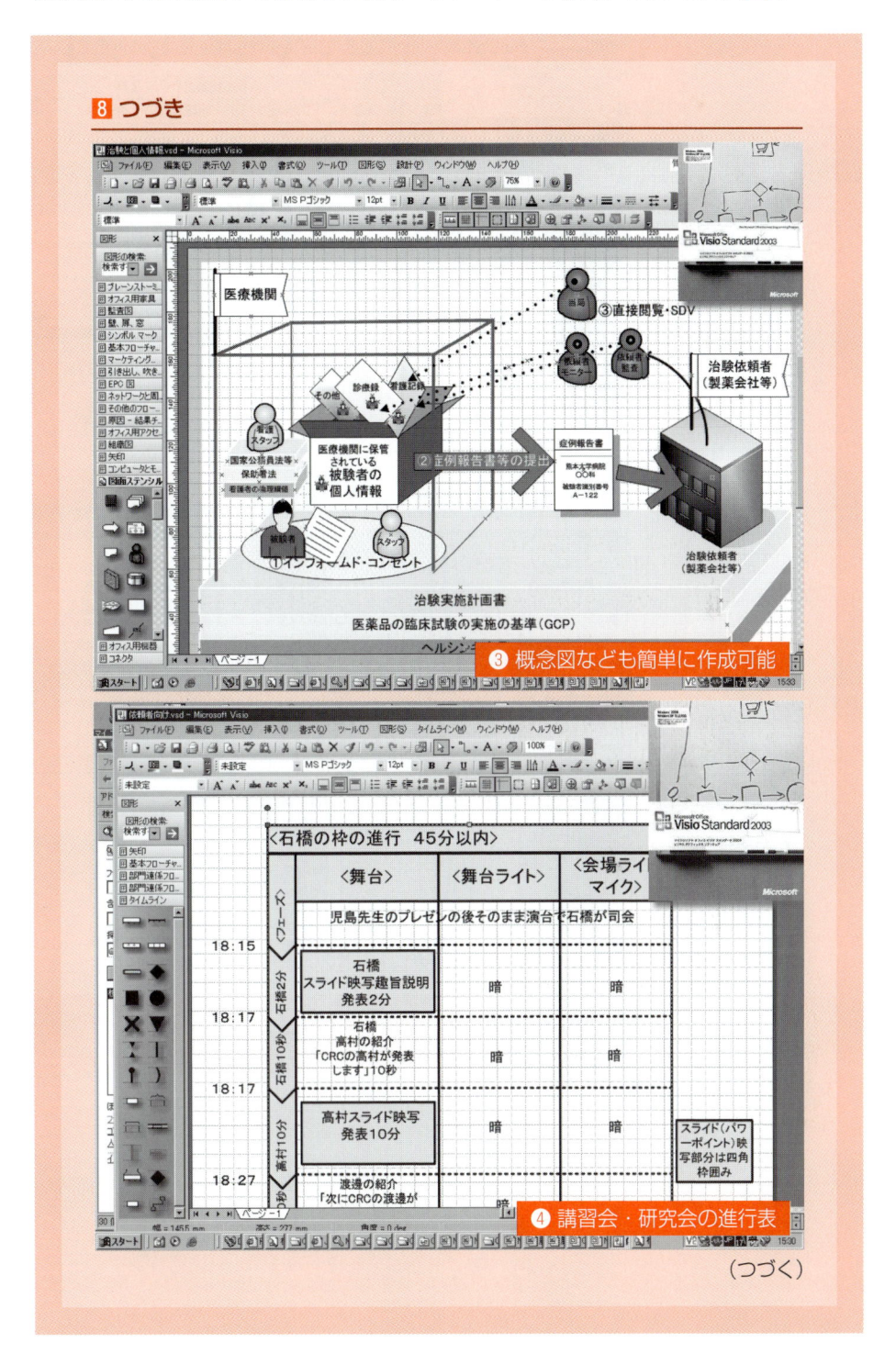

8 つづき

❸ 概念図なども簡単に作成可能

❹ 講習会・研究会の進行表

(つづく)

8 つづき

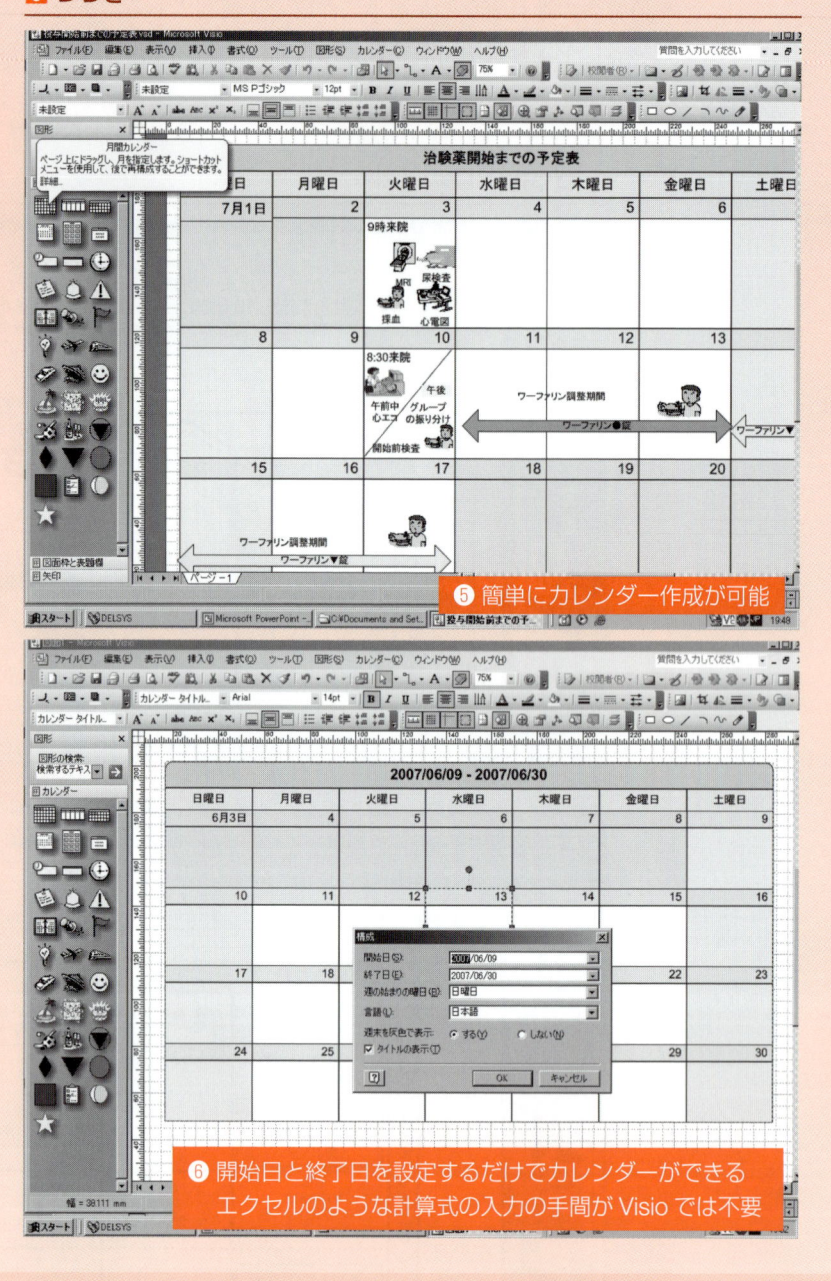

❺ 簡単にカレンダー作成が可能

❻ 開始日と終了日を設定するだけでカレンダーができる
エクセルのような計算式の入力の手間が Visio では不要

134　　B．創薬育薬医療スタッフの連携

6 まとめ

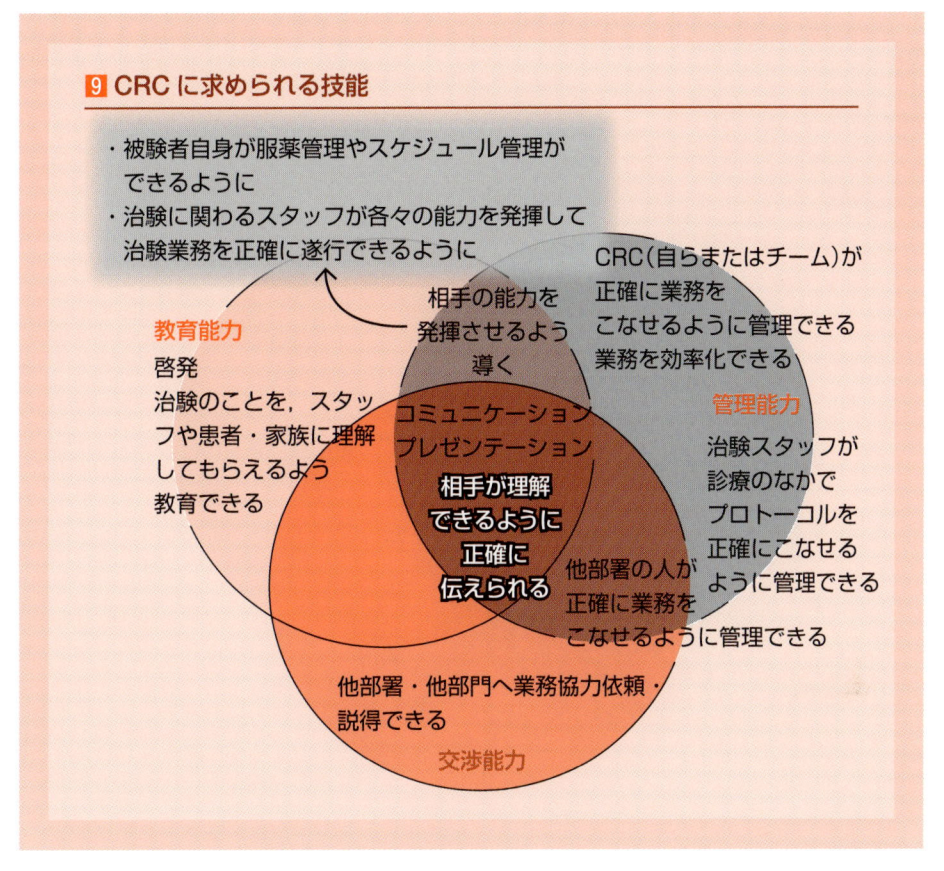

9 CRC に求められる技能

- 被験者自身が服薬管理やスケジュール管理ができるように
- 治験に関わるスタッフが各々の能力を発揮して治験業務を正確に遂行できるように

教育能力
啓発
治験のことを，スタッフや患者・家族に理解してもらえるよう教育できる

相手の能力を発揮させるよう導く

コミュニケーション
プレゼンテーション
相手が理解できるように正確に伝えられる

管理能力
CRC（自らまたはチーム）が正確に業務をこなせるように管理できる
業務を効率化できる
治験スタッフが診療のなかでプロトコルを正確にこなせるように管理できる

他部署の人が正確に業務をこなせるように管理できる

他部署・他部門へ業務協力依頼・説得できる

交渉能力

　CRCには，たとえば以下のような教育能力・管理能力・交渉能力などの技能が求められる（9）。

- 被験者・スタッフに対して，相手が正確に理解できるよう，工夫できる（教育）。
- 相手の能力を発揮させることができるか。具体的には，被験者自ら服薬管理ができたり，決められた来院予定をこなしたりできるよう導く（教育・管理）。
- 他部署との業務の打ち合わせや依頼をする（交渉）。
- CRC自身が正確に効率よく業務がこなせるよう自らを管理できる（管理）。

　そして，これらの能力に共通して必要になってくるのが，「相手（自分自身）の理解を促したり，正確に伝える」というコミュニケーションだと考える。

　今回紹介したものは，CRCに求められる技能を発揮するのに必要なコミュニケーションを助けるツールにすぎない。無理にIT，ソフトウェアを使用したツールを使う必要はないが，便利な道具をうまく利用すればコミュニケーションがスムーズになり，業務全体の効率化につながる可能性もあり，CRC業務を助けてくれる。

（石橋寿子）

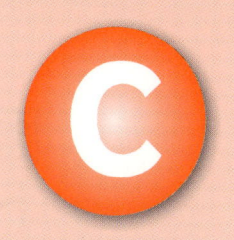

創薬育薬医療チーム内のコミュニケーションとトラブル予防策

C. 創薬育薬医療チーム内のコミュニケーションとトラブル予防策

1 医療機関と治験依頼者間のトラブル

　CRCは，施設内では被験者となる患者・家族や治験担当医師，コメディカル，病歴室や医事課の事務員，そして治験依頼者など，様々な人々とのかかわりが求められる。

　とりわけ，実施準備段階から治験開始までは，CRCと治験依頼者の担当モニターが接する時間は長くやりとりの内容も濃い。それは治験実施計画書（プロトコール）の内容を理解し臨床現場で確実に実践するための手段を検討するなど，お互いを知り不確かさを取り除くのに必要不可欠な時間でもある。筆者がCRCになりたてのころに出会ったモニターには，GCPの解釈や，社内規定と臨床現場のズレに対し「何が正しいのか」を一緒に悩んでもらった。CRCとモニターは，「教え教えられる」あるいは「悩み・解決策を探る」とき，対等な関係である。治験実施において医療機関と治験依頼者の間ではどのようなトラブルが生じやすいのか，CRCとしてどのような対処をすればよいのか事例を通して考える。

1 トラブルを起こさないためにCRCができること

1）CRCの役割

> **1 目標は「CRCとしての自立」**
> 1. 倫理観を研鑽する機会を得ることにより，医療者として被験者に向き合う姿勢を探索
>   - 被験者に対する倫理的な視点とは
>   - 言葉かけ，相手の気持ち・感情を受け止めること
>   - 逃げないで向き合うこと
> 2. プロトコールに基づいて臨床で実践するための留意点・対処方法を知ること・工夫
>   - 治験薬概要書の理解
>   - 主要・副次的評価を求めるためのデザイン

> **2 役割分担と治験チーム**
> **ルールを基に理解・判断・実践する**
>
> GCP が求めていること
> 　①治験はチームで行うもの
> 　②CRC は施設内調整だけでなくチーム全体の調整者
> 　③治験に関わるスタッフが各々の責務を知り共働するチームである
>
> 　★CRC・医師・治験依頼者，それぞれに責務がある
> 　★してはいけないことをしない，やりすぎないことも必要

　当院において，被験者となる方の大多数は患者である。医療を求め訪問する患者にボランティアの要素をもつ治験への協力を説明する際は，最大限の配慮が必要である。また単に説明するだけではなく，患者が辞退も含めて主体的に選択できるよう選択の過程に寄り添い，治験の実施にあたっては科学性を担保したプロトコールの内容を理解した支援者であることも重要である（**1**）。さらに，治験に関わるスタッフ各々が役割を自覚し能力を発揮するチームであることが求められる（**2**）。

2）「医師主導治験」からの学び

> **3 医師主導治験の特徴**
>
> ・患者の要望と自主臨床試験の結果を基に行われる
> ・企業治験と同様の手順と管理が求められる
> 　　　　　　　↓
> 　医師主導治験を動かすためには調整事務局として主体的な働きかけ（熱意）と自立した管理が望まれる

　施設の治験支援部門が，「自ら治験を実施する者」である医師を支援する役割を担うことで，企業治験から学んだ多くのことを突き詰めて考える機会となった（**3**）。
　治験は医薬品としての承認申請を目指す取り組みであり，施設内における信頼性確保が重要課題である。必須文書を閲覧できるように整理・保管することや，中央施設とサテライト施設がタッグを組み，タイムスケジュールの要求される事項に対応できる体制の構築には，自ら治験を行おうとする医師による「一緒に方法を検討しよう」といった雰囲気づくりが必要である。基本は，医師にどのような業務があるのか，最初から何度でも伝えていくことがかかわりの自覚に有効である（**4**）。

4 医師主導治験の実施体制を組織する前に必要なこと

自ら治験を実施する医師への支援

① IRB関連書類作成（履歴書 電子媒体お預かりシステム）
② 確認文書の受け渡し（例：院内ポスト経由）
③ 安全性情報の管理（例：事務局のバックアップ）
④ 報告連絡体制（例：具体的な手段）　など

【対策】
- 担当者（事務関係・CRC）の決定
- 自ら治験を行おうとする医師の責務は大変であるということを自覚してもらえるようなアプローチが必須

> 最初から，場面ごとに，何度でも伝える

5 症例ファイルの準備（資材編）

開始前の資材準備

CRF作成を意図した症例ファイル作成

> 中央の提案と，サテライトの理解をすり合わせることが重要

根拠を理解しないと作成できない

- 選択・除外基準の言葉の定義・理解
- 治験薬投与スケジュール，減量，増量のタイミング
- 自宅心電図測定と送信の依頼・バックアップ
- データの小数点以下の処理
- 記載のない取り決め，共有事項の伝達，管理　など

すみやかにアクションを起こし共有すること

　治験実施に関わる資材の準備を担当するCRCには，CRFへの転記・作成を意図した症例ファイルを準備する必要がある．プロトコールからの逸脱を防ぐために，言葉の定義や範囲，治験薬の投与スケジュールや減量・増量などの規定，決まりごと（数値の処理，共有事項の伝達，管理方法）など，作成中に疑問に感じる事項は，すみやかに連絡を取り合い情報を共有することが肝要である（5）．実際，症例ファイル（ワークシート）はプロトコールの隙間を埋めるための資材であり，全体を理解し，CRFの記載項目を確認して，医師は記載しやすいのか否かを考えて作成する．記載項目の根拠を知らないと作成は困難である（6）．

　治験依頼企業との役割分担において，症例ファイルの作成はどちらの業務かという

6 質の維持と症例ファイル

Q：症例ファイルの作成は誰が適任？

プロトコール全体の理解者＆臨床現場で働く者
↓
中央施設の医師（企業モニター・DM；data manager）＆ CRC

★作成のタイミングは？

ワークシートはプロトコールの隙間を埋めるために必要

① 研究会に参加したり全体像を聞く
② プロトコールを読み，CRF の事項を確認し，医師が記載する場面に立ち会う CRC を想定して確認事項を抽出する

---

7 モニター業務を垣間見て

- 未知のことを想定し準備することの大変さを共感
- 薬剤搬入，検査要綱などの別紙手順書の理解・提供

施設のスタッフとして業務に携わっていると，

- CRF のアウトカムだけでなく，過程をシミュレーションすると新たに気付くこともある
- 作成準備者と実施者のとらえ方の違いを最小限にする工夫（メモ，ワークシート，手引き書　など）が必要

**CRC も，関わる者として
実施の準備段階から積極的な姿勢で臨もう！**

ことが話題となることがあるが，誰が作成するかということよりプロトコール全体の理解者と臨床の場で業務を行う者とが，必須項目の意図する内容を共有できることが症例ファイル作成の目的であり，そのためには合理的な電子媒体のやり取りが有効である。

医師主導治験においても準備段階では，多岐にわたる事項を想定することは大変難しい。治験薬搬入手段や検査要綱・手順などの準備や確認も大切な過程であり，同時進行であるがゆえの変更も経験する。施設側も，中央で準備するものとしてとらえるのではなく，関わる者として準備段階より積極的な姿勢で質問・対処方法を検討していくほうがストレスは少ない（7）。支援者として目指すところは，治験同様，相手に対するビジネスマナーや，役割として必要な知識と実践能力であろう（8）。

> **8 支援者として目指すところ**
> - ビジネスマナー(アポイントメント,メール送信と返信はすみやかに)
>   ・相手の動向へも関心を寄せる(曜日,時間)
> - 適切なキーパーソンとしての存在価値
> - 質問に対して的確な回答を導き出すためには,どこにアプローチしたらよいのか(行動力)
> - CRF作成の手引きに載っていないことや,各施設からの問い合わせは,情報共有する姿勢でバックアップ可能
>
>   治験でも同じことがいえる

❷ 治験依頼者とのトラブル事例

> **9 事例1:マナー編**
> **モニター交代時の引継ぎ**
> ①電話より文書(メールなど)にて証拠を残そう
> ②交代後,初回モニタリング時にカルテ丸写し?
> **モニター:とりあえずメモして社内の記録と確認します**
>   **SDVとは,モニターが限られた時間内に閲覧を通し,安全か否か,遵守状況を確認し,必要に応じて適切な指示や判断を施設に対して行うこと**
> ③新人モニターの施設デビューの際には引率者が紹介・引き継ぎを!
>   **社内新人教育を終え,実施体制一覧に載ってから**

　9に示した事例1はマナーに関するものである。「言った。言わない。聞いていない」これらのトラブルを回避するには,電話より文書で連絡を取り,証拠を残す。こうすることでお互いの解釈にどこで違いが生じているのかが判明することもある。また,モニター交代時には,前任者が行った情報収集内容をしっかり引き継いでから来院してほしい。交代者に新人モニターを起用する際には,少なくとも企業側が求める取り扱いが説明できるように教育をしてほしい。

　10に示した事例2は,「問い合わせ回答待ちの対応」である。途中経過を報告するという配慮は,受け手にとって,相手は忘れていないという意思表示として映り,ありがたく感じる。人が関わる伝達の場面だからこそ必要な態度ではないだろうか。

　11に示した事例3は,重篤な有害事象のとらえ方にまつわるやり取りである。「知りえたとき」は拡大解釈であり,オーバーワークとなる。

10 事例2：対処編

施設からの問い合わせ時に

返事がまだ来ないと思い，「どうなりましたか？」という問い合わせに対して「まだです」という回答ばかり

- 回答に時間を要する場合，どのような経過を経て，いつ頃になりそうか，現状報告をし合うことで，待つ側のストレスが大幅に減少する
- モニターの回答は企業からの回答（逸脱を指示するわけがない）なのに，まれに途中修正あるいは逸脱として処理するようなまちがった指示を受けることも！

　　　　　　施設のCRCはモニターを信頼して回答を待っています

11 事例3：SAE（serious adverse event；重篤な有害事象）報告

睡眠時無呼吸症候群を疑われ，検査入院予約を行ったことをモニターに報告したところ…

モニター：入院を知りえたときに一報をください

　　CRC：入院を知りえたら？　って　未来事象も報告するの？
　　　　　もし入院をキャンセルした場合，SAEもキャンセル？
　　　　　それとも追加報告？

モニター：追加報告でください

　　　　　　"知りえたとき"は拡大解釈である

12 事例4：SAE（重篤な有害事象）報告

モニター：退院情報は，24時間以内に新たな追加情報として企業規定様式にて報告が必要でした。逸脱の作成をお願いします。

　　CRC：新たな追加情報については…とたしかにプロトコールにはあるが。新たな追加情報の範囲とは何だろうか？　入院事象の回復日をもってSAE2報のすみやかな提出経験はあるが，退院の報告も時間制限付き？

モニター：プロトコールに記載はないのですが，モニターの手順書にはそうありまして…　退院情報も大切な追加情報と決めています

> **13 SAE（重篤な有害事象）の報告が必要な理由を探る**
> - SAE の報告は重篤と定義される事象を未知・既知，因果関係の有無をもって，必要な情報をすみやかに通達するシステムである
> - 入院が必要な検査，あるいは SAE 報告を必要としない入院の扱いなど，企業によって取り決めている場合がある
>
> 【対策】
> ①プロトコールに戻り説明を求める
> ②プロトコールにない企業独自の箇所については，意図する理由を傾聴し，GCP が目的としている方向性をディスカッションする

> **14 事例5：カルテ情報の転記**
> モニター：読めない（判断できない）ので私のメモにカルテの内容を写しました。社内に戻って整理します。
>
> 　CRC：くせのある文字が読めないならば，一緒に解読しますが読めない（判断できない）からといって，被験者が丸写しを了承しているわけではないと思います。
>
> モニター：わかっているのですが…

　また，退院後 24 時間以内の SAE 報告書作成・FAX 送信が必須であるという事例において，内規の押し付けと感じさせないような配慮がほしい。依頼者側はすみやかな報告だけでは足りない理由を施設に対し説明する義務があるのではないだろうか。また，コンセンサスを得る手間をかけることも必要である（12，13）。

　CRF と診療録の照合の場面において，途中のプロセスを理解できないからすべて写すということは，本来の現場におけるトレーニングとは違うのではないだろうか。カルテなどの直接閲覧において不明な箇所は担当 CRC に対する質問で解決できる事項も多くあるはずである。当日のタイムスケジュールを説明し協力を依頼することで対応ができないだろうか（14）。

　CRC は原資料から CRF に転記する際に，「CRF の記載の手引き」を参照するように説明を受けるが，課題ごとに取り決めた具体的な記載方法が記されているほうがより参考になる（15）。

　CRC にとって CRF 作成の業務は，単なる転記業務ではなく，治験薬を使用してくれた被験者に対して，安全な実施かどうかを確認する作業でもあり，一緒に見守る立場として大切な業務である。どのような評価基準を使用してアウトカムが求められるのかを理解し，臨床現場の意見と依頼者の見解を事前にすりあわせておくと，作業は

15 カルテ記載事項をどう読むか？

- SOAP形式のカルテの場合 "S"（訴え）は，必ずしも有害事象とは限らない
  → 線引きの確認〔経過観察や処置が必要な場合は "AE"（adverse event；有害事象）とするのが一般的〕
- 併用薬剤使用終了日の特定の難しさ
  → 頓服使用はさらにあいまい（ある期間一括処理は可能かどうか，処方日ごとなのか）
- 有害事象の発生は記載されやすく，終了日の特定はされにくい
  → 有害事象の経過は，発現・症状の軽快・症状の消失/回復日，症状の回復確認日，などのポイントが必要

16 熟練したモニターは…

- その領域についての学習をしている
- 閲覧では，CRFの情報があるかどうかを確認し，次に文章の流れをイメージする
- 読めない略語や行間の意図をCRCに問い合わせる（ただし同席していないと答えてもらえない）
- 来院ごとの記録の閲覧は医師の判断の根拠となるデータが残されていることを確認するために実施している。

17 CRCの判断と対処方法

CRFの構成やデータマネジメントで必要最低限の情報を確認するよりほかないのが現状である

【対策】
① CRCは，被験者が評価日までに安全に経過し終えたかどうかの確認が必要
② お互いに，気付きをすみやかに問い合わせることが肝要
③ 記載ルール（どのような基準に照らして評価するのか）は，スタート前にアウトカムごとに確認するつもりで臨む（実践で必ず役立つ）

より効率的に実施できる（16，17）。

18 モニターは 敵 or 味方？

モニター：企画室（データ集積室）と臨床現場をつなぎ，適正な実施がされているかどうか確認・指示する役割をもつ

CRC：臨床の調整および安全な実施を見守る側面，正確な客観的なデータ収集を提供する側面がある（医療者として，治験業務として）

> それぞれの役割，それぞれの業務がある
> 監視 ⇔ 問い合わせ
> 指示 ⇔ 実践

19 CRC が協働したいモニターとは

例：国際共同治験のモニター（CRO）3 年目

- はつらつとした笑顔，声のトーン
- 説明に窮すると「調べてから答えます」（責任感）
- メールのやり取りを A5 ノートに縮小して貼り付け
- 被験者スケジュールを随時メモに記録している

IVRS（音声自動応答システム）機能の不具合や海外への協議事案遅延などはあるが，この人を許容できるのはなぜか？

> 人と関わる業務を真摯に行っている印象
> この人と頑張りたい，という気持ちになる

20 ルーチンワークと資質の研鑽

- **誰でもできる業務**
  ① CRF どおりのワークシートを提供すること
  ② 診療録を見ること

- **モニターにしかできない業務になる瞬間**
  ① アウトカムになる根拠が提示できる
  ② データマネジメントも交えた企業回答を提示できる
  ③ 診療録の閲覧（調べ読むこと）を通しコミュニケーション実施
  ④ 今確認すべきことを実践できる（知っている）

CRCとモニターは，「よりよい医薬品をいち早く」という目標は同じであるが，行う業務・向き合う対象者は違うことを理解する必要がある(18)。互いの立場を尊重しながらも，創薬ボランティア(被験者)の存在を忘れずに，倫理感を研鑽していく同志でありたいと願う(19, 20)。

❸ まとめ―CRCから望むこと

---

21 CRCから望むこと

1. **資質・センス**
   ①社会人としてのマナー(挨拶，報告・連絡・相談)
   　CRCもモニターも人と関わる業務(相手の話を聴く)

2. **対処能力**
   ①施設の運用のしかたは千差万別(モニターはひと苦労)
   ②経験を通して実践能力は磨かれる
   　・問題点の共有と複数の視点で検証する機会の積み重ね(カンファレンス)，
   　　ひとりで悩まない
   　・3年目にして学ぶこともある(早期離職は損)
   　・「謝ればすむ」ではなく，事実を説明する根性がほしい

3. **なによりも向上心**

　モニターは施設ごとの特色に戸惑いを感じることも多いだろうが，悩まずに思い切って話かけてほしい。意外とすぐに解決できることかもしれない。CRC業務に就き感じるのは，判断力は実務経験をもって磨かれることは確かであり，せめて3年間続けて，ともに歩む同志として向きあい，語れるような関係を構築していけることを希望する。現場をフィールドとして働くということは，人と関わるということであり，魅力ある知的な技術職を目指してともに研鑽していきたい(21)。

(鈴木由加利)

C. 創薬育薬医療チーム内のコミュニケーションとトラブル予防策

2 医療機関と被験者間のトラブル

「トラブル」を辞書で調べてみると，「いざこざ」，「やっかいなこと」，「交渉」と記されているが，幸いなことに筆者は被験者の間で大きなトラブルに発展した経験はない。これまでにトラブルを引き起こすことなく治験を進めることができたのは，事前にトラブルを回避するための方策を立て，治験を進めていたからではないだろうか。もちろん，すべての場面において完璧にできているわけではなく，時折，トラブルの火種に遭遇することもあったので，それらの事例を交えて話を進める。

1 治験におけるトラブルの特徴

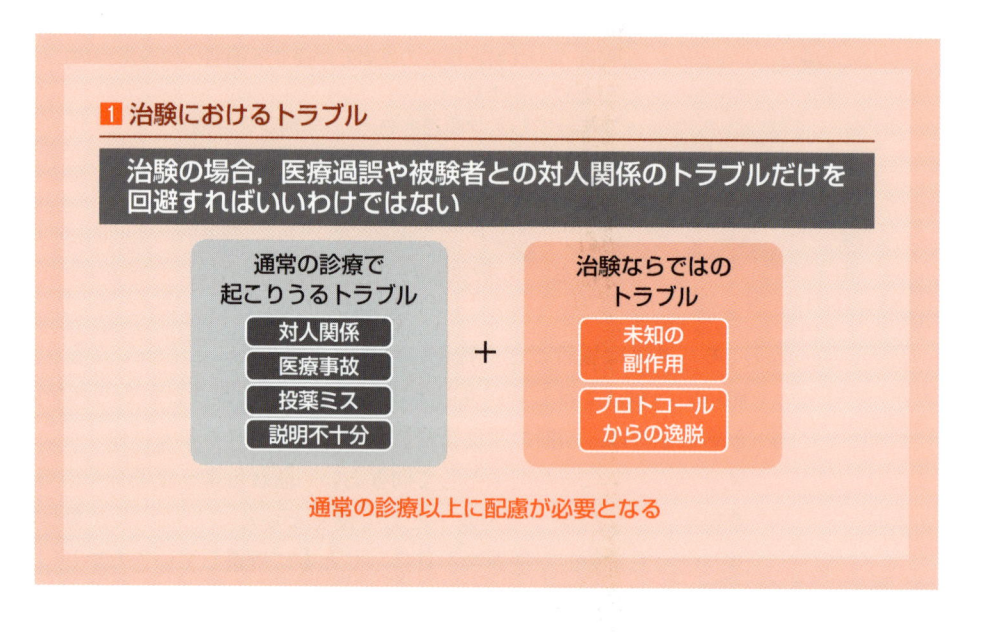

1 治験におけるトラブル

治験の場合，医療過誤や被験者との対人関係のトラブルだけを回避すればいいわけではない

通常の診療で起こりうるトラブル		治験ならではのトラブル
対人関係 医療事故 投薬ミス 説明不十分	＋	未知の副作用 プロトコールからの逸脱

通常の診療以上に配慮が必要となる

治験の場合，通常の診療で起こりうる医療過誤や，被験者との対人関係のトラブルだけを回避すればよいわけではない。治験においては，**1**に示したように，対人関係や，医療事故，投薬ミス，説明不十分といった通常診療で起こりうるトラブルに加え，未知の副作用や，治験実施計画書（プロトコール）からの逸脱といった治験ならではのトラブルにも留意しなくてはならない。そういう意味で，治験の実施にあたっては通常の診療以上にトラブルの予見とその予防策が重要となる。

実際に治験を進めるときに，どのようなトラブルが潜んでいるのかを，治験の開始から終了までの「治験の流れ」に沿って事例を提示し説明する。

❷ 被験者選定，インフォームドコンセント時のトラブル

　治験を開始するまでにはいろいろな準備をするが，われわれが初めに被験者にお会いするのは，同意説明の場であることが多い。

1）事例1：インスリン自己注射導入に抵抗感を抱いた一例 ❷

> **❷ 事例1　治療方針・ライフスタイル変更への不安**
>
> **治験の概要**
> インスリンの治験
>
> **被験者背景**
> 50代男性会社員
> 1年ほど前に糖尿病と診断，HbA1cが8.1と高値
> 経口剤2剤にて加療，通院中
>
> **被験者心理**
> 治験というよりは注射に対して強い抵抗感がある。
> 社会生活に適応できるのか？　低血糖の対応ができるのか？　現在のライフスタイルを続けられるか心配だ。
> これまで外勤が多い仕事で，昼食時間が不規則であったが，食事療法を頑張ってきた。もう少し頑張ればインスリンを導入する必要はないのではないか？
>
> **その場面でのCRCの対応**
> 担当医師にインスリン治療に関する詳細な説明を追加依頼した。
> ・インスリンを導入することの治療的な意義
> ・治験終了後の治療方針
> 　（血糖コントロールが良好になれば経口剤への移行もある旨）
> 院内の糖尿病療養指導士へ協力依頼を求め，インスリン導入時の生活指導を実施。
> 治験への参加の是非だけでなく，治療そのものへの受容に必要な時間を設けた。
>
> **解決策**
> 　単にGCPで求められている項目のみを説明するのではなく，患者の背景を考慮して，同意説明文書の作成支援，補助説明を実施する。

　❷は治験参加以前に様々な背景，不安を抱えた患者に対する治験導入までのCRCによる支援についての事例である。

　この患者は経口血糖降下剤では十分なコントロールが期待できないと判断され，インスリン自己注射の導入を検討されているところに，速効型インスリンの治験の被験者候補としてあげられた。

　担当医師より紹介され，CRCが補足説明を進めるなかで，治験の説明よりも前段階でクリアすべき基本的なインスリン療法や病気そのものに対する患者の理解が不十分で，患者が多くの疑問や不安を抱えていることに気づいた。そこで，一度治験の説

明を中断し，患者の疑問点や不安点を整理して再度医師に説明を依頼した．また，院内の糖尿病療養指導士に協力を求め，インスリン導入時の生活指導を依頼した．

抱えていた疑問や不安を1つずつ解消する過程で，患者は自らの病状とインスリン治療の必要性を理解し，自己注射導入への自信がついてきたのか，徐々に積極的な姿勢がみられ，最終的にはインスリン自己注射導入とともに，治験に参加してもらうこととなった．

ここで，候補となる患者の心理を考慮せずに，一方的に治験の説明を進めてしまうと，患者は治験に対する強い抵抗感をもち，理解を示してもらうことが難しくなるばかりでなく，治験そのもの，ならびに担当医師に対する不信感が生じてしまうように思われる．

2の「解決策」に示したように，単にGCPで求められている項目のみを説明するのではなく，候補となる患者の背景を考慮して，同意説明文書の作成，補助説明をする必要がある．

2) 事例2：広告を見て応募してきた被験者をめぐるトラブル（**3**）

新聞広告や折り込み広告などの媒体を使って，肥満や糖尿病などの治験において被験者が募集されることがある．このような媒体を通して治験に参加する被験者であっても，病院に来るという意味では一般の初診患者と同じように思われるが，来院の目的が異なるためか，思わぬトラブルが潜んでいることがある．

治験広告を見て，抗うつ薬の治験に参加した被験者の事例を紹介する（**3**）．同意取得時は特段の問題は認められず，文書同意を取得し，治験薬の投与が開始された．しかし，治験開始から2カ月後，仕事が多忙という理由で来院しなくなった．その後，連絡をとることもできなくなり，安全性の確認のみならず処方された治験薬すら回収することもできなかった．おおよそ1カ月のあいだ，電話や書簡なども含め様々な手段で連絡を試みたが連絡がとれず，治験責任医師と治験依頼者と協議のうえ，連絡をとろうとした書簡のコピーをカルテに綴じて，治験中止の手続きをすることにした．

一般的に，治験の同意取得する時点では被験者の背景や性格はおおよそわかっており，かつ，担当医師の信頼関係ができているなかで始めることが大半ではないだろうか．しかし，この事例のように治験広告に応募してきた初診の被験者の場合には，背景や性格を十分に把握してから治験を開始することは非常に難しく，また，多くの被験者は，治験薬に過剰に期待していることも少なくない．結果的に被験者の意図と反する結果が得られた場合のフォローにも十分留意しなくてはならない．また，治験終了後の治療方針や通院先など，治験の開始から終了後のことまで，きちんと被験者の希望を聞き，調整していく必要を痛感した事例であった．

3 事例2　紹介患者をめぐるトラブル

治験の概要
新聞広告で被験者を募集した抗うつ薬の治験

被験者背景
新聞広告を見て参加した40代女性，他院通院中。

経過
同意取得し治験薬を投与したが期待された治療効果が得られなかった。
仕事が多忙だったせいか，治験開始2カ月で来院しなくなった。
来院依頼のために電話連絡したり，書簡を出しても反応がなかった。

責任医師・依頼者の見解とその対応
責任医師と治験依頼者と協議のうえ，次のような内容を記載した手紙を送付し，連絡を試みた。また，書簡のコピーをカルテに綴じ経緯を記載し，記録に残した。
- 「安全性確認のため中止時検査と評価を受けていただきたい」
- 「どうしても来院できないなら，治験薬の残薬があったら送付返品していただきたい」
- 「それも無理ならほかの方に誤って飲まれることのないよう廃棄してください」

CRCとしてアセスメント
- 治験参加前に患者のキャラクタを把握することは重要である。しかし，治験広告や紹介センターなどを通した初診患者においては，十分に背景（性格，服薬コンプライアンスなど）を把握したうえで治験を開始できるとはかぎらない。

解決策
- 十分な時間をとって説明をし，同意説明日と同意取得日を別の日にする。
- 必要に応じ，患者をサポートしてくれる家族などがいる場合には，キーパーソンの連絡先を入手しておく。
- 治験終了後の外来通院について，あらかじめ検討したうえで治験を開始する。

3）事例3：記載があいまいなプロトコールをめぐるトラブル（4）

　　CRCの経験を重ねると，記載があいまいなプロトコールの解釈に，ときおり頭を悩まされることがある。次の事例では，消化器疾患に対する治験において，プロトコールには国籍に関する規定は記載されていなかった。候補にあがった患者は，国籍が中国の20代の男性で，人種は日本人と同じ黄色人種である。語学力は問題なく，日本語での意思疎通ならびに読み書きもできたので，同意取得は問題ないと判断された。プロトコールに記載されている身体的な適格基準はすべて満たしており，またプロトコール上には特に国籍に関する記載はなく，また日本人と同じ黄色人種なので，治験に組み入れても問題ないと治験担当医師は判断し，治験を開始することにした。

　　ところが，最初のモニタリングにおいて，依頼者から日本人ではないので適格基準を満たしていないとの指摘を受けた。CRCは「プロトコールに国籍については明記されてない」ことを主張したが，治験依頼者は「今回の治験は日本人を対象とした治験である」という見解が出されたため，被験者に事情を説明し，治験を中止することに

4 事例3 あいまいなプロトコール

治験の概要
消化器疾患に対する治験
プロトコールには国籍に関する規定は明記されていない。

被験者背景
20代　男性（留学生）　国籍；中国　人種；黄色人種
同意取得において日本語の能力は問題ない。

主治医の判断と対応
プロトコールに記載されている適格基準はすべて満たしている。
日本人と同じ黄色人種なので治験に組み入れても問題ないと判断し，同意取得し，治験を開始した。

依頼者の見解
プロトコールには明記されていないが，日本人を対象としている。
国籍が日本でない者は除外してほしい。

CRCとしてアセスメント
治験開始後に治験を中止するのは治験の信頼性が低下するだけでなく，被験者にも多大な迷惑をかけるので極力避けたい。

解決策
プロトコールでカバーできない詳細な運用に関しては，定型のヒアリングシートを用いて，治験開始前に確認しておく。

ヒアリングシートを用いることでCRCの経験やスキルに依存せず一定の質のヒアリングが可能。また，引き継ぎなどにも有用

なった。
　このようなプロトコールのあいまいさが及ぼす被験者への影響は，できるだけ避けなくてはならない。治験そのもののイメージや被験者と医療者間の信頼関係を損ねることにもなりかねない。プロトコールに記載されていない規定を確実に把握するために，今までの経験をふまえ，ヒアリングシートを独自に作成し，このヒアリングシートを使用して治験開始前に確認することにしている（5）。

5 ヒアリングシートの例

ヒアリングシート　治験名：abc0001		日付：20●●年 10月 ●●日　対応者：CRC		
スクリーニング関連	被験者識別コードの指定	□ なし	☑ あり	
	＊記載のタイミング	□ 説明後	☑ 同意後	□ 登録後
	＊誰が記載？	□ 医師のみ	☑ CRC可	
	＊記載のタイミング	□ 説明後	☑ 同意後	□ 登録後
保険外併用療養費	適応範囲	☑ 検査画像診断	□ 同種同効薬（依頼者提供のため該当なし。）	
	開始時期	□ 同意日	□ 登録日	☑ 投与開始日
	終了時期	☑ 投与終了日	□ 後観察期	□ 追跡調査終了日
軽減負担費	支給対象	□ 同意日	☑ スクリーニング	□ 有害事象　□ 後観察
		□ 追跡調査	☑ 外来受診時（規定日のみ）	（※追跡調査などは別途相談）
同意取得	即日同意	☑ 可	□ 不可	
	症例カウント	□ 同意取得	□ 登録後	☑ 治験薬投与後
検査	バイタル測定に関する規定	□ なし	☑ あり（座位で血圧測定、体温は腋下：体温計支給）	
	血糖値、脂質系検査	☑ なし	□ あり（空腹時　随時）	
	妊娠検査	☑ なし	□ あり（院内：尿・血　外注　提供試薬）	
	検体回収の連絡	□ 不要	☑ 要	
注射剤	調製	☑ 責任・分担医師	□ 病棟医師	☑ CRC　□ 病棟薬剤師/看護師
	投与	☑ 責任・分担医師	□ 病棟医師	□ CRC　□ 病棟薬剤師/看護師
	資材の指定	☑ なし	□ あり	
	＊資材の搬入方法	□ 現物支給	□ 振込	
	外来化学療法室	□ 使用	☑ 不使用	
	残薬の処理	☑ 回収	□ 医療機関で破棄	
	空アンプルorバイアル	☑ 回収	□ 医療機関で破棄	

❸ 被験者の抱える不安へのサポート

　CRCとして，どのようなサポートをすれば被験者とのトラブルを回避できるのであろうか．治験への参加は，患者の治療環境に大きな変化を与える．そこで治験は患者にどういう影響を与えるかをまとめてみた．

　6に示したように，「治験に参加して治療効果が期待できるのか」，「治験薬の副作用のこと」，「補償すると書いてあるがどんな補償をしてもらえるのか」，「困ったときCRCはどんなサポートをしてくれるのか」，「検査が増えることにより費用負担が増えるのではないか」，「スケジュールどおりに来院ができるのか」，「医師との関係が悪化することにならないか」などと同意取得場面では，被験者は様々な心配，不安を抱えている．患者自身が治験というものをどのようにとらえているか，また，治験に参加することを考えたときに感じる不安や期待を正確に把握したうえで情報提供を行うことが重要であり，一方的な情報提供とならないよう留意すべきである．

6 CRCとしてどのようなサポートが必要か？

治験は，患者にとって治療環境の大きな変化であり，治験への同意の過程には様々な不安を抱えている。

治療効果	自分の病気治療に効果があるか？
副作用	どのような副作用があるのか？
補償	ちゃんと補償してくれるのか？
支援体制	どのようなサポートが受けられるか？
費用	過剰に費用はかからないのか？
スケジュール	受診回数は増えるのか？
医師との関係	断ったら，関係が悪くならないか？

患者の心理・背景を理解し，納得のうえで治験に参加してもらうことが重要

❹ 来院管理で予測されるトラブル

　治験においてはプロトコールに規定されたスケジュールに沿って実施することが求められている。診察や検査の規定日の許容範囲が前後2日間ずつしか設けられていないことや，毎週来院するといったタイトなスケジュールが規定されていることもあり，被験者の予定だけでなく，治験担当医師や予約検査などの調整に苦労する場面も多くある。たとえ仕事をしていない被験者であっても，プロトコールに規定されているスケジュールどおりに来院できるとはかぎらない。被験者のライフスタイルを十分に確認せず治験を進めてしまうと，思わぬ落とし穴がある。たとえば，来院時に付き添いが必要な被験者の場合は，付き添いの方の予定が合わずに来院できないことがままある。このような背景のある被験者に治験に参加してもらう場合には，付き添いの方の予定も把握しておく必要がある。

　期間が短い治験の場合には，あらかじめ来院予定日を同意取得時に決めておくこともある。具体的には，被験者と一緒にカレンダーを見て来院日に印をつけていく。原始的な方法だが，スケジュールを確認するうえでカレンダーを利用することはとても有用である。また，年単位の長期治験や，診察や検査の許容範囲が少ない治験においては，先々の来院の予定までお知らせしておくことも有用である。あらかじめ来院予定日を示しておくことで，仕事をしている被験者には仕事の調整をしてもらえる場合もあるし，治験の来院日が決まらないことによる被験者のQOLの低下を回避することができる。

　このように，被験者の背景，治験の種類などの様々な条件を考慮したスケジュール調整や，診察や検査の予定表の作成をしていくことが重要と思われる（ 7 ）。

　また，治験がスケジュールどおりに進められている場合でも，被験者から「急に用

7 治験の予定表

長期にわたる治験の場合は，年間の来院予定日を示すとともに，来院の許容範囲も知らせておく

●●-●●臨床第Ⅱ/Ⅲ相試験								患者名：●● ●子 様				
	スクリーニング（同意取得前の日以内）		治験薬投与期間									中止・終了時
			治験薬投与開始	4週	8週	12週	24週	28週	44週	48週	52週	
規定日			2004/8/13	2004/9/10	2004/10/8	2004/11/5	2005/1/28	2005/2/25	2005/6/17	2005/7/15	2005/8/12	
診察の許容範囲 (14日前)				2004/8/27	2004/9/24	2004/10/22	2005/1/14	2005/2/11	2005/6/3	2005/7/1	2005/7/29	
(14日後)				2004/9/24	2004/10/22	2004/11/19	2005/2/11	2005/3/11	2005/7/1	2005/7/29	2005/8/26	
CTとエコーの許容範囲 (28日前)						2004/10/8	2004/12/31				2005/7/15	
(28日後)						2004/12/3	2005/2/25				2005/9/9	
治験薬投与			◎	◎	◎	◎	◎	◎	◎	◎	◎	
造影CTと腹部超音波							◎				◎	◎
胸部X線	◎										◎	◎
心電図	◎						◎				◎	◎
体重、PS、バイタルサイン[1]、	◎			◎	◎	◎	◎	◎	◎	◎	◎	◎
血液検査[2)3)4)6)]	◎			◎	◎	◎	◎	◎	◎	◎	◎	◎
尿検査[5)]	◎			◎	◎	◎	◎	◎	◎	◎	◎	◎

治験に参加することによって，不必要に QOL を低下させることのないように配慮

8 スケジュール変更時に留意すべき点

治験薬だけでなく併用薬にも注意を

一般診療であれば，病態に大きな影響を及ぼさない併用薬ならば，数日服用しなくても問題にはならない。

⇕

治験においては有効性の評価に影響があるとされる併用薬は，1 日も欠かさず確実に服用する必要がある。

解決策

下記の点について確認をする。
- 治験来院日の許容範囲だけではなく，治験薬，併用薬の処方日数は変更後の来院日まで足りるか？ 追加処方のために来院してもらう必要はないか？
- 検査の予約変更が可能か？
- 担当医が対応できるか？ 対応できないならば，他の分担医師による代診が可能か？

臨床的な視点だけでなく，治験として許容されるかどうかを的確に判断することも重要

事が入って来院できなくなった」という連絡を受けることもたまにある。一般診療であれば，外来予約センターなどで患者の都合に合わせ，受診日の変更をすればよい

が，治験の場合はそうはいかない。

　スケジュール変更に際しては，プロトコール遵守のために許容範囲内の来院のほかに「治験薬は足りるか」，「併用薬はなくならないのか」，「予約検査の変更は可能か」，「治験責任医師または治験分担医師による診察が可能であるか」など，様々な配慮と院内の調整をする必要がある（**8**）。被験者の都合を優先しながらも，治験としてどこまで許容できるかを判断しながら，常にスケジュール調整をしなくてはいけない点が，一般診療とは大きく異なる点である。

⑤ 治験実施中に起こりうるトラブル・逸脱

1）医療従事者の常識は一般人の常識ではない

　まず，検査に関しては，治験にかぎらず一般診療でも同様のことがいえる。

　多くの医療従事者は，検査のための「絶食」，「食止め」といった言葉は，専門用語であることを認識し，患者に説明する際には，できるだけ平易な言葉を用いることを心がけている。しかし筆者は，平易な言葉に頼りすぎたために，適切に食止めができず，予定の検査ができずにプロトコールからの逸脱を経験したことがある。医療従事者が通常使用している言葉の多くは，一般の方にとっては常識的な言葉ではないことを常に心に留めるとともに，説明時にはこちらが意図していることが適切に伝わっているどうか確認することも重要である。また，食事を止める行為そのものを説明するだけではなく，食止めの理由を説明することによって，より適切に伝えられることもあるので，説明の方法にも工夫が必要である（**9 a**）。

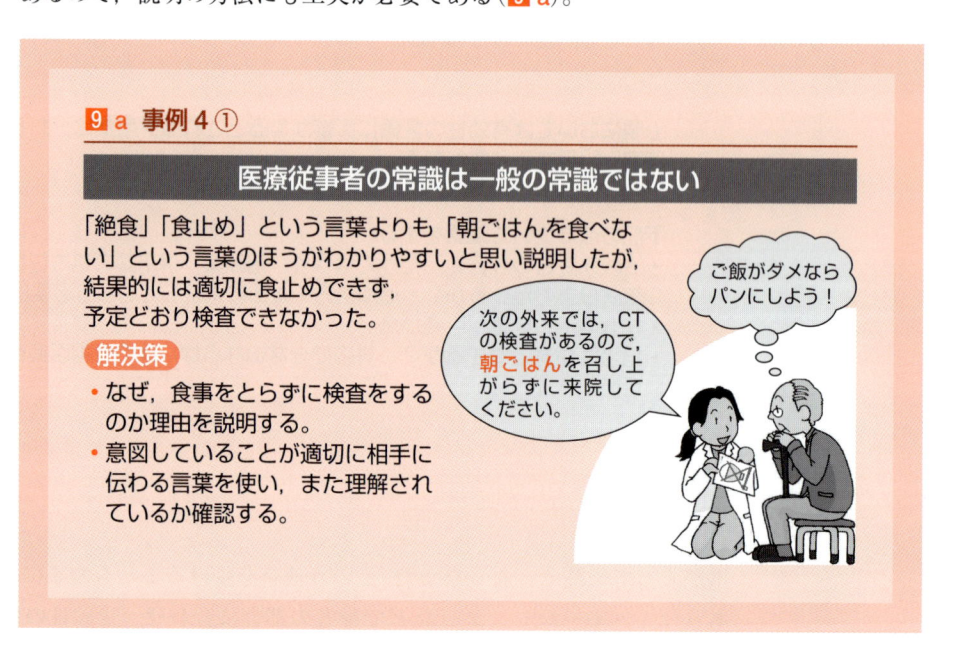

9 a　事例4①

医療従事者の常識は一般の常識ではない

「絶食」「食止め」という言葉よりも「朝ごはんを食べない」という言葉のほうがわかりやすいと思い説明したが，結果的には適切に食止めできず，予定どおり検査できなかった。

解決策
- なぜ，食事をとらずに検査をするのか理由を説明する。
- 意図していることが適切に相手に伝わる言葉を使い，また理解されているか確認する。

（医療者）「次の外来では，CTの検査があるので，朝ごはんを召し上がらずに来院してください。」

（患者）「ご飯がダメならパンにしよう！」

> **9 b 事例4 ②**
>
> ### 食止め時の服薬の指示
>
> 薬剤の種類，検査の内容によって食止め時の治験薬および併用薬の服用方法が異なる。
>
> **たとえば**
> ―検査が終わってから服用すべきもの（血糖降下剤など）
> ―検査に関係なく服薬すべきもの（降圧剤など）
>
> ↓
>
> 食止めの指示をしたときは治験薬や併用薬の服用方法を医師に確認し，被験者に説明する。

　また，多くの治験薬や併用薬は食事のタイミングに合わせて服用されるが，とくに食事の影響を受けるような薬剤を使用している場合には，食止めに伴う服用方法を医師に確認し，被験者に説明することで事故を未然に防ぐことができる（9 b）。

2）治験の都合どおりに尿検査ができるとはかぎらない（10）

> **10 事例5**
>
> ### 治験の都合で採尿できるとはかぎらない
>
> ・尿検査があることを知らされると，ギリギリまで尿意を我慢して来院されることが多々ある
> ・「尿検査」と意識するとどうしても採尿できない被験者がいる
>
> ↓
>
> **解決策**
> ・来院予定者の検査キットは事前に準備する
> ・ほかのスタッフでも迅速に対応できるように定位置に採尿カップ・スピッツを配置する
> ・被験者によっては，尿カップとスピッツを事前に渡し，来院日に自宅で採尿してきてもらう
>
> ※採尿のために別の日に来院してもらうのは避けたい…

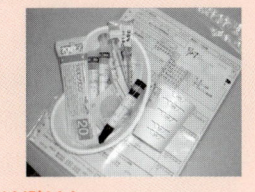

　尿検査は被験者の尿意に左右される検査である。尿検査があることを事前に知らせると，ぎりぎりまで尿意を我慢して来院される方や，尿検査と意識してしまうと，緊張してしまうせいか，どうしても採尿することができない方もいる。被験者によって

> **11 次回来院時に行う検査についてのメモ**
>
> **1か月先の検査スケジュールまで覚えていられない**
>
> ┌───┐
> 　　　　　　次回の来院日は　10月3日（木）です。
>
> ④ ☑ 診察は，（ 11：30 ）の予定です。
> ① ☑ （ 採血・採尿 ）があります。　　　〔いつ？〕
> 　　　☑ 来院したら<u>採血室（23）</u>で採血をして下さい。9：30 くらい
> 　　　☐ 治験外来にて採血をします。　　〔どこで？〕
> 　　☐ 心電図があります。
> ② ☑ CT があります。（ 10：00 ）の予定です。
> 　　　予約時間近くなりましたら，（13）で受付をして下さい。
> 　　　☑ 朝食は召し上がらずに来院して下さい。
> 　　　☐ 朝食は軽く召し上がり，昼食は召し上がらずに来院して下さい。
> ③ *CT が終わりましたら，お食事を召し上がって下さい。
> 　　　結果が出たら，ポケベルを鳴らします。診察室へお越し下さい。
> 　　　〔何をする？〕
>
> 　　　　　　　　　　　　　●●●●病院　治験管理室
> 　　　　　　　　　　　　　治験コーディネーター　●●●●（PHS：●●●）
> └───┘
>
> （左側：→検査の順番を示してあげる）
>
> 次の来院日の検査スケジュールをメモにして渡す

は，尿検査の方法を相談のうえ，準備をすることも必要となる（**10**）。

　われわれ CRC は，来院時の被験者のストレスや負担を少しでも軽減できるよう調整に努めている。治験によっては，1回の来院時に複数の検査・診察を受けていただくこともある。もちろん，検査日と診察日を分けることも可能であるが，来院回数を最小限にすることを希望される方が多いため，診察の前に必要な検査をすべて受けてもらい，検査結果が出しだい診察といった計画を立てることがよくある。その際には，検査や診察の順序だけではなく，待ち時間を使って食事をしてもらうなど，様々な気配りも必要となる。

　また，特に1回の来院で複数の検査を予定する場合には，次回来院時に受ける検査やその順番を覚えているのは，困難なことと思われる。**11**に示したような「次回来院時に行う検査についてのメモ」を渡して，検査の注意事項や検査を受ける順番などを示すことはとても有効である。

3）治験薬服薬指導にかかわるトラブル

　治験においては高い服薬コンプライアンスが求められるが，包装形態が複雑であるために，通常の処方薬では考えられないようなトラブルがみられることがある。治験

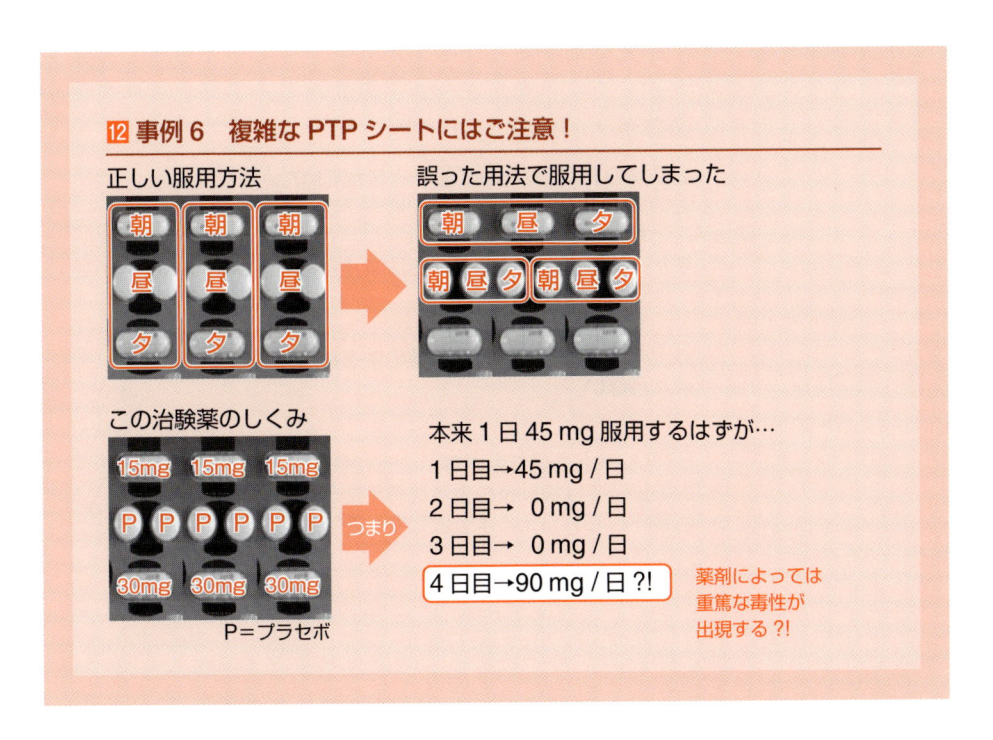

12 事例6　複雑なPTPシートにはご注意！

正しい服用方法／誤った用法で服用してしまった

この治験薬のしくみ　　P＝プラセボ

本来1日45mg服用するはずが…
1日目→45mg/日
2日目→ 0mg/日
3日目→ 0mg/日
4日目→90mg/日?!　　薬剤によっては重篤な毒性が出現する?!

　薬の服薬方法を間違えると，治験の正しい評価ができないばかりか，重大な副作用を引き起こすなど生命を脅かしかねない。ここで，特殊な包装形態に関連した事例を紹介する。

　2つの用量が違う実薬とプラセボが1つのPTPシートに変則的に包装されたものを，上から順に，朝1錠，昼2錠，夕1錠と服用することになっていた（12）。治験担当医師ならびに薬剤師は，適切に服薬指導をしたつもりであったが，被験者は誤って，1日3錠，分3で服用していた。その結果，本来予定されていた用量が少ない日だけでなく，倍の用量が服用されている日もあった。この時は，幸い問題となる副作用は認められなかったが，薬剤の種類によっては重篤な毒性が出かねない。

　このような特殊なPTPシートはできれば作ってほしくないというのが，CRCの本音であるが，使用しなくてはならない場合には，細心の注意を払って服薬指導をする必要があると痛感した事例である。

　次にbook型の治験薬である（13）。あまり目にすることはないが，この治験薬はPTPシートが冊子になっていた。このPTPシートには服薬予定日を個別に記載する欄が設けられており，コンプライアンスを管理するうえでは適切な設計であったと思われる。しかし，プロトコール上PTPシートを分解または切り離すことを禁止されていた。つまり，外出するときは，1カ月分の治験薬の束を持ち歩かなくてはならず，社会生活をしている人には扱いにくい設計であった。通院する被験者を対象とする治験であるならば，参加する被験者の生活を配慮したうえで，治験薬の設計をしてもらいたいと感じた一例であった。

　また，「チャイルドロックが解除できない」という治験薬があった（14）。近年，グローバル試験では多くみられる包装形態のようだが，PTPシートに包装されること

13 事例7　Book型の治験薬

治験薬のPTPシートが冊子となっていた。
このPTPシートには個別の服薬予定日を記載することが規定されていた。
また，治験薬を切り離すことは禁止とされていた。

→

外出時は大きな冊子，治験薬の束を持ち運ばなくてはならない。

> **解決策**
> PTPシートを切り離さないよう注意喚起を促す。
> 次の試験では被験者の生活を考えたうえで治験薬の包装をしてもらえるよう依頼者へ要望する。

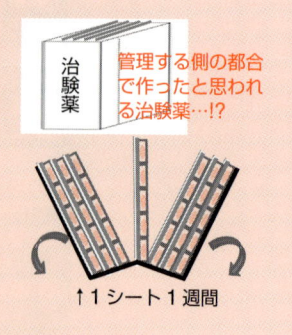

管理する側の都合で作ったと思われる治験薬…!?

↑1シート1週間

14 事例8　チャイルドロックが解除できない

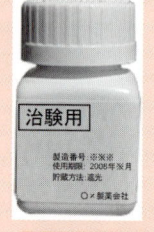

安全性の配慮でチャイルドロックがかかっている治験薬ボトル

→

被験者によっては開封できず，治験薬を服用できない。

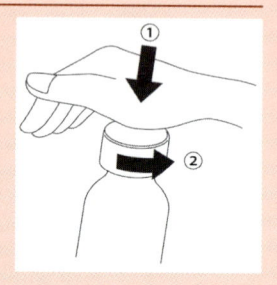

> **対　応**
> - 可能であれば治験開始前に治験薬の見本を入手し，実物をもとに誤薬となるような因子がないか確認する。
> - 特別な服薬指導が必要と判断した場合には，治験薬の見本を用いて，被験者の背景（ADL，要介護者，コンプライアンスなど）を配慮のうえ，個別の服薬指導を行う。

なく，治験薬はボトルのまま搬入され，小分けされることなくボトルのまま処方されることがある。日本ではあまりなじみがないが，プロトコールに規定されている以上，手順に従い服薬指導を行わなくてはならない。

　このようなボトルには，誤薬などの安全性への配慮でチャイルドロックがかかっているものもあり，「蓋を1回キュッと押して，クルッと回して開封する」が，被験者から，どうしても開封ができなくて，治験薬を内服できないという連絡を受けた。

　可能であれば治験開始前に治験薬の見本を入手し，自ら手に取り，服薬指導の注意点をあらかじめ抽出することが重要だと思われる。また，今回事例であげたような特殊な包装形態の治験薬の場合には，同意説明時に被験者に見本を呈示し，開封できる

か，間違えずに服薬できるかなどを確認しておく必要がある．万一，被験者自身で治験薬の開封または管理が難しい場合には，家族や介護者に支援が得られるかどうかといった個別背景を把握したうえで服薬指導ならびに治験への参加を検討することが重要となる．

6 トラブルにつながりやすい有害事象，補償

1) プラセボでも有害事象は起こりうる (15)

有害事象に関するトラブルを紹介したい．これはトラブルというよりは，筆者のCRCとしての経験のなかで，とても勉強になった事例である．治験の内容は，尋常性乾癬に対する内服薬の治験で，プラセボ対照の二重盲検比較試験であった．

---

15 事例9 プラセボであっても有害事象が起こりうる

治験の概要
皮膚疾患に対する内服薬の治験
プラセボ対照二重盲検比較試験

被験者背景
30代 女性
長年難治性の皮膚疾患に悩んでいた
美容効果も期待し，治験に参加

経過
治験薬投与開始後1週目の来院時では特別な有害事象は認められず，治験薬投与9日目より全身の皮疹と瘙痒を感じ，10日目に症状が増悪したため規定外受診した．治験期間中，新規薬剤投与なし．

主治医の意見・対応
治験薬による薬疹が疑わしいと考え，治験薬を中断し対症療法を開始．

依頼者の見解
これまでに遅延性の薬疹は報告されていない．
実薬ではないことを確認したいため，キーオープンを強く希望．プラセボであるならば，治験薬との因果関係は否定されるので，治験の再開を検討してほしい．

経過
キーオープンの結果，プラセボであった．
治験薬中止後，対症療法にて症状は落ち着いたが，色素沈着が残ってしまった．

主治医の意見
プラセボであっても基剤は使われており，基剤によってアレルギーを起こす可能性はある．
被験者の安全性・倫理性を考えると再開するのは不適切と考え，治験を中止した．

この被験者は，治験薬服用後9日目より全身の皮疹と瘙痒を感じ，10日目に症状が増悪したため，やむを得ず治験を中止した．治験担当医師によると，本有害事象と治験薬との因果関係は強く疑われていたが，キーオープンしたところプラセボであった．

　薬効成分が含まれていないプラセボであっても基剤は使われており，プラセボといっても無害とはかぎらない．基剤によってアレルギーを起こす可能性を念頭において同意説明および対応をしていく必要があると強く感じた事例であった．

2) 有害事象の早期発見と早期対応に備える

　自宅での健康管理は，やはり被験者に依存せざるを得ないが，CRC の積極的な関与によって，大きな有害事象を未然に防げることもあるのではないだろうか．

　多くの被験者は体調の変化を感じても，治験担当医師への連絡をためらい，先延ばししていくうちに休日に入り，症状が悪化し，救急搬送で入院というケースも少なからずある．「少し変かな？」と感じ始めた早い時点で，治験担当医師でなくとも，まずは CRC に気軽に相談してもらうような環境作りを常に心がける必要がある．その治験薬に特有とされる重大な有害事象の予兆を被験者に平易な言葉で説明し，連絡するタイミングを具体的に指導することは重要であり，このような情報によって被験者も相談しやすくなり，結果的に有害事象の早期発見，早期対応へとつながる（16）．

　また，夜間休日は思いがけないことが起きる．夜間休日に治験担当医師が院内にいるとはかぎらないし，大半の医療機関においては，治験管理室のスタッフ，CRC は不在であるため，万全な体制で有害事象への対応ができるわけではない．ときには，被験者が有害事象で来院したとしても，対応するスタッフに治験参加中であることが伝わらないことや，対応した当直医の判断で，治験中だから大事をとって入院したというケースもあった（17 a）．

　有害事象で規定外の来院を余儀なくされるにしても，できるだけ環境を整え，受け入れられるよう調整することは CRC の大切な役割である．たとえば治験薬投与後3日目に有害事象が頻発することがわかっている場合には，治験薬投与開始日を配慮することによって，スタッフが手薄となる土日の来院を避けることができる（17 b）．また治験担当医師が長期に不在になる前や，被験者の病状によっては週末に入る前に有害事象を確認したり，夜間休日の対応が必要となった場合にスムーズに行われるよう当直医や救急外来に連絡するなど，CRC 自らが積極的に関与していくことも大切ではないだろうか．

16 有害事象の早期発見・早期対応には

自宅での健康管理は被験者に依存することになるが、CRC による積極的な関与によって大きな有害事象を未然に防げることもある

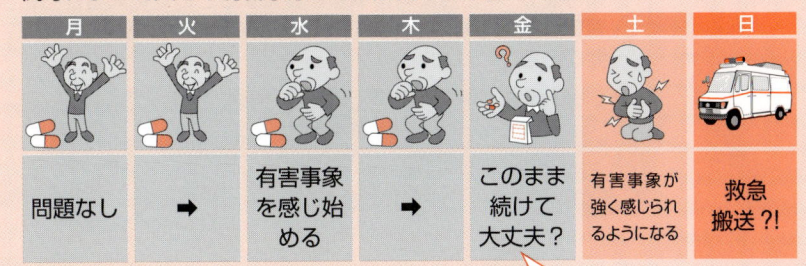

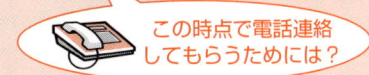

月	火	水	木	金	土	日
問題なし	→	有害事象を感じ始める	→	このまま続けて大丈夫？	有害事象が強く感じられるようになる	救急搬送？!

この時点で電話連絡してもらうためには？

解決策

- 連絡してもらう（したほうがいい）タイミングを具体的にイメージしてもらえるよう説明する
  → 例：熱が 38.5℃以上ならばすぐに連絡または受診、38℃が 3 日続いたら相談
- その治験薬に特有な重大な有害事象の予兆を被験者に理解できる言葉で説明する
  → 例：「乾性咳嗽」を「乾いた咳、痰の出ない咳」に言い換える
- 治験薬の特性を考慮し、高頻度に有害事象がでると思われる時期や主治医が長期不在になる前に電話にて健康状態を確認する
  → ギリギリまで無理をさせないことが重要

些細なことでも相談しやすい人間関係を形成する

17 a 夜間休日に起こる想定外のケース

- 治験管理室のスタッフ、CRC は不在
- 対応するスタッフに治験参加中の患者であることが伝わらない可能性がある
- 必ずしも当直医や救急外来のスタッフが治験薬、治験のシステムに精通しているとはかぎらない
  ―併用禁止薬が投与されてしまう危険性が高い
  ―「治験患者だから、（大事をとって）入院をさせておきました…」

可能なかぎり、夜間休日に被験者が来院しないようにしたい

17 b 治験薬投与開始日の検討

解決策

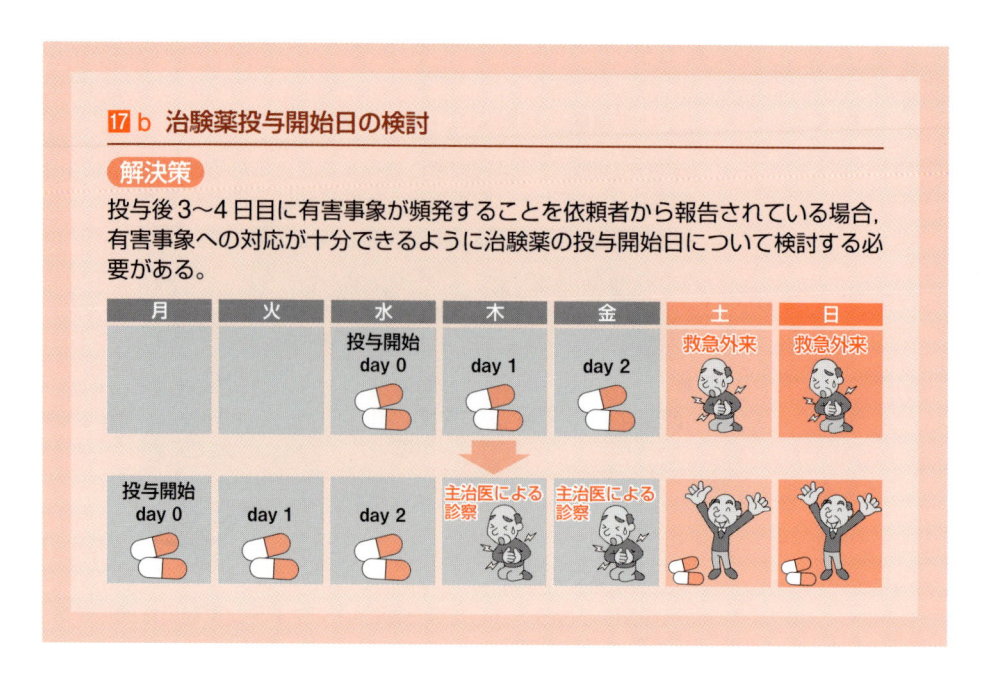

投与後3～4日目に有害事象が頻発することを依頼者から報告されている場合，有害事象への対応が十分できるように治験薬の投与開始日について検討する必要がある。

月	火	水	木	金	土	日
		投与開始 day 0	day 1	day 2	救急外来	救急外来
	投与開始 day 0	day 1	day 2	主治医による診察	主治医による診察		

3）長期にわたる副作用と補償の事例 (18)

　補償の事例を紹介する。患者の背景は50代の女性，主婦Aさんである。C型肝炎の治験を受けていたが，投与中に治験薬に起因する有害事象（甲状腺機能低下症）が発現し，治験を中止した。

　副作用の発症から4年が経過した頃には，症状は固定し，年間の治療費もほぼ一定していた。治験終了後の補償方法について特段取り決めをせずに4年間が過ぎ，その間は医療費のみが補償され，自己負担分が依頼者から支払われていた。

　この被験者は，これからもずっと治験薬の副作用と付き合っていかなければいけないのか，治験による補償がずっと受けられるのか，これまでにも医師やCRCが交代し，自分の副作用のことを理解してくれる人が少なくなっていくことへの不安と不満が強まり，徐々に「治験に参加しなければよかった」という思いに至っているようであった。

　この状況を継続するのは，被験者にとっても好ましくないことであり，また補償に関する手続き業務が院内の経理担当者や治験依頼者に負担になりつつある背景を考え，治験担当医師ならびに治験依頼者と協議のうえ，今後の医療費を一括して補償金として支払うことにしてもらった。

　そのとき依頼者からは，「一括で医療費を補償するのであれば，今後，補償や賠償はいっさい求めない」といった内容の誓約書への被験者本人による署名を要求された。補償を賠償まで波及させるのは，本来の補償・賠償の考え方に反しているので，誓約書の内容を再度検討してもらい，賠償の部分については削除を依頼した。

　その後の被験者への対応は，治験担当医師から今後の副作用における治療方針や，補償金を一括で支払うことを説明して了承を得，今後も引き続き当該副作用に関する

18 事例8 長期にわたる副作用と補償

被験者背景これまでの経過
50代女性　C型肝炎の治験
治験薬投与中に治験薬に起因した有害事象（甲状腺機能低下症）が発現し中止。
内科にて定期的な血液検査と内服薬投与にて4年間通院している。
副作用発症から4年が経過し，症状は固定し，年間の治療費も一定してきた。
補償の対象として医療費は依頼者から支払われている。

被験者心理
これからも治験の副作用と付き合って生きていかなくてはならないのか？
治験による補償は今後も受けられるのか？
この4年間，医師，CRCが変わり，自分のことをわかってくれている人が少なくなっていくので不安。

治験に参加しなければ，副作用に苦しめられることはなかったのに…

CRCとしてアセスメント＆対応
将来的に，患者の都合で転院となる可能性も考えられるため，長期補償の方法を検討していく必要がある。
来院回数は少ないが，そのたびに会計への連絡や事務手続きに時間を費やされるのは効率的ではない。

主治医の意見
一括で支払ってもらえるのであれば，支払ってもらえばいいのでは？
その当時は治験であったが，もしその治験に参加しなくても，Aさんはいつか標準的な治療法として，同様の薬剤にて治療し，同様の副作用が発現していたのではないか？

依頼者の要望
一括で補償金を支払うことを了承。依頼者の補償の規定に従い，これまでの治療費と寿命から算出し，結果的には少額であった。
一括で医療費を補償するのであれば，今後補償，賠償は求めない旨を示した誓約書に署名してほしい。

被験者の心理
一括で補償金が支払われたあとに，副作用が悪化したらどうしたらいいのか？
被験者からはお金のことは，やはり言いにくい。

CRCとしてアセスメント
賠償の権利まで放棄させることは元来の補償賠償の考え方に反している。誓約書について再度検討してもらう。

対応
- 主治医から今後の副作用における治療方針，ならびに補償金を一括で支払うことを説明し了承を得た。
- 今後も当該副作用に関する相談は主治医または診療科，そして治験事務局などでできる旨を説明した。

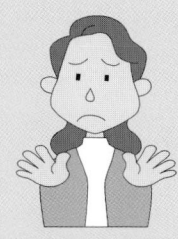

お金で解決できるわけではない…

相談は，治験担当医師または診療科において応じることを説明した。被験者にとって金銭的な問題よりも「万が一，今後副作用が悪化したときにはどうしたらいいのだろう」といった不安が一番大きく，お金では解決できないことを実感した事例であった。

抗がん剤や血液製剤，免疫抑制剤など，補償が制限される場合は，事前に治験薬提供者と十分に協議しておく必要がある．また，同意説明文書に加え，医法研ガイドラインに準じた補償の概要を作成している依頼者も多いので，それを入手して同意説明時に渡すことも1つの方法だと思われる．

　また，有害事象が発生したときに，補償されるべきケースかどうかを見極めることも，被験者のサイドに立つ CRC の役割である．重篤な有害事象だけが補償の対象ではない．軽度な有害事象であっても補償の対象となることもありうる．また，お金だけではなく，適切な治療を行うことも補償の1つだということを忘れてはならない．

❼ トラブルを予防するために

1）予測できることは早い段階で協議しておく

　これまでの事例から，事前の準備や，早期対応でトラブルを最小限に抑えられることがおわかりいただけたのではないだろうか．⓳にあるような治験の流れのなかで，トラブルをどこの場面で防ぐことができるかを矢印で示した．たとえば，有害事象への対応，補償の対応については事前のヒアリングとか，キックオフミーティングのあたりになる．他部門の人が支障をきたさないように，被験者が安心して治験に参加できる視点で早め早めの対応を心がけることが，CRC 業務のすべてにおいて重要である．

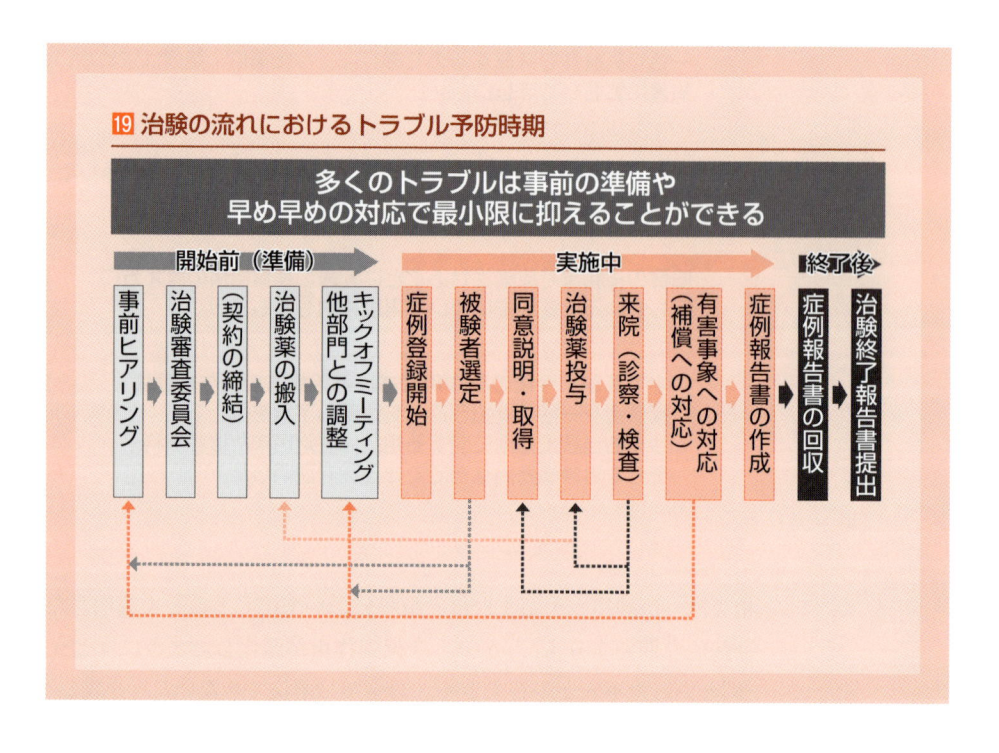

⓳ 治験の流れにおけるトラブル予防時期

多くのトラブルは事前の準備や早め早めの対応で最小限に抑えることができる

開始前（準備） → 実施中 → 終了後

事前ヒアリング → 治験審査委員会 → （契約の締結）→ 治験薬の搬入 → キックオフミーティング他部門との調整 → 症例登録開始 → 被験者選定 → 同意説明・取得 → 治験薬投与 → 来院（診察・検査）→ 有害事象への対応（補償への対応）→ 症例報告書の作成 → 症例報告書の回収 → 治験終了報告書提出

2）治験ごと，被験者ごとに留意事項は異なる（⑳）

　　プロトコールごとに，実施の際はどこがポイントになるかシミュレーションし，どう改善すれば問題を解決（トラブルを回避）できるかを見極める力を身につけていくことがCRCにとって重要なことではないだろうか。

　　積極的に介入して未然に防ぐ，たとえば被験者から訴えがあるのを待つのではなく，事前に「いかがですか」という電話をするなど，積極的な働きかけがトラブルを防ぐうえで大事なことではないかと思われる。

---

⑳ 治験ごとに異なる留意事項

- どんなトラブルが潜んでいるか
  - → 頭の中でシミュレーションをしてみる（治験ごとに異なる）
  - → 実際に自分の目で確認する
- 積極的に介入をして未然に防ぐ

CRCの腕の見せどころ !!
いつもマニュアルどおりに実施できるとはかぎらない…

3）様々な背景をもった患者が参加する（㉑）

　　CRC業務はマニュアルどおりにはいかないということを日々感じる。ケースバイケースのことが多いなかで，失敗した事例（自分やほかのCRC）を教訓に，スタッフ間で問題を共有したうえで，どれだけ自分の力にできるのかということは，とても大事なことではないだろうか。

㉑ 様々な背景をもった患者が治験に参加する

- 被験者の背景を知るための努力を怠らない
  　疾患，年齢，性格，価値観
  　現在の被験者の判断力・理解力はどうか？
- 同意説明から同意取得までに十分な時間をとる
  　（今日はこれ以上説明しても難しいかなぁ…）
- 本人が納得したうえで進める
  　不安材料を引き出してあげる
- あいまいな回答はしない

安心　納得　信頼
　　　↕
わかりやすい
正確な情報提供

被験者の意思を大切に…

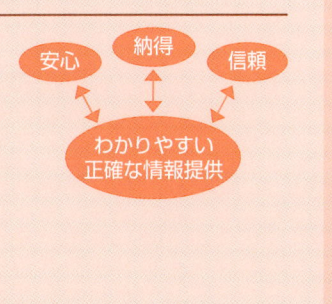

様々な背景をもった患者が治験に参加する．同意取得の場で初めて会ったときに，患者の背景を知る努力が必要である．先生が「説明して」と言ったので説明するというのではなく，患者の思いにじっくり耳を傾ける時間とその思いに応える時間を用意することが大切である．

患者自身の意思で決定したり，本人が納得したうえで進めるというのは，とても大切である．**2**の事例1で示したように，患者は何が不安なのか，自分の病気のことなのか，これから起こってくることなのかを引き出し，1つずつ解決することで治験がスムーズに進むことはよくある．

4）治験の推進には治験に関わるスタッフ間の情報の共有が重要

被験者の思いを大切にしながら対応することはトラブル回避のためにとても重要なことであると理解していただけただろうか．

紹介した事例を通していえることは，CRCが被験者の思いに添ったケアをしていくうえで他部門の協力と連携が欠かせないということである．それぞれの部門，被験者，医師，依頼者，CRCの治験チームがうまく機能していくことによって，大半のトラブルは回避できるのではないだろうか．CRCの役割は，チーム間の調整をうまく進めていくということである．それぞれが情報を共有してこそ連携のとれた治験の実施につながると思われる．

● 文献

1）古川裕之，神谷　晃（監修）：CRCのための治験110番 Q & A 2010．じほう，2010
2）友安直子（編）：プロに学ぶ患者接遇―患者心理に基づく実践のポイント80．医学通信社，2002
3）辻純一郎：治験に係る補償・賠償と個人情報保護法対応の実務 Q & A．じほう，2005

（伊豆津美和，白鳥敦子）

C. 創薬育薬医療チーム内のコミュニケーションとトラブル予防策

3 医療機関のスタッフ間のトラブル —医療機関所属CRCの立場から

1 医療機関のスタッフ間で起こりうるトラブル

(1) 創薬育薬医療チーム(**1**)

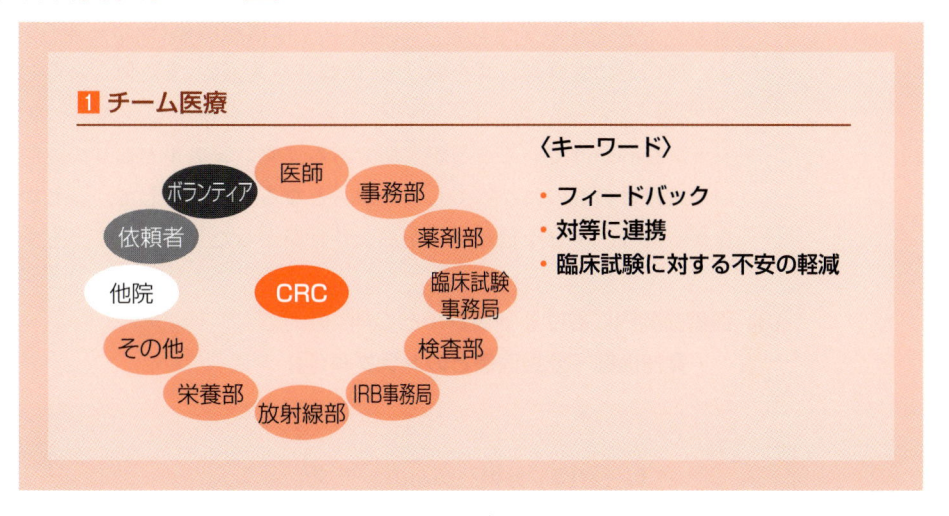

1 チーム医療

構成員:ボランティア、医師、事務部、薬剤部、臨床試験事務局、検査部、IRB事務局、放射線部、栄養部、その他、他院、依頼者、CRC(中心)

〈キーワード〉
- フィードバック
- 対等に連携
- 臨床試験に対する不安の軽減

　臨床試験は日常診療のなかで実施され，多くの院内スタッフが臨床試験に関わる。異なる職種がチームを組むことになるが，それぞれの臨床試験に対する姿勢や考え方が異なり，複雑な組織の中では，共通のゴールを見失いがちになる。そこで，CRCには，被験者を含めた創薬育薬医療スタッフの壁を取り去り，それぞれの立場からの提言を互いにフィードバックしながら，お互い対等に連携することで臨床試験が円滑に進むようにコーディネートする役割が求められている。

　そのため，CRCにはフレキシブルな対応や，現状を的確に判断するとともに問題点を整理し，具体的でわかりやすい説明／改善案を提示する能力が必要となる。

　また，医療従事者間の人間関係やチームワークのあり方は「不安」や「やる気」に作用する。通常の業務と異なる臨床試験業務に対して，医療スタッフには多くの戸惑いや不安がある。それらの軽減には医療スタッフ間のチームワークが重要で，できるだけ医療スタッフの日常業務に組み込んで試験業務ができるような業務提案をし，良好なチーム関係が成り立つよう支援することは，CRCの専門性を生かしたスキルの1つだといえる。

　創薬育薬医療スタッフのチームワークの向上は，臨床試験全体の質の向上につながるのではないだろうか。

(2) コミュニケーション(❷)

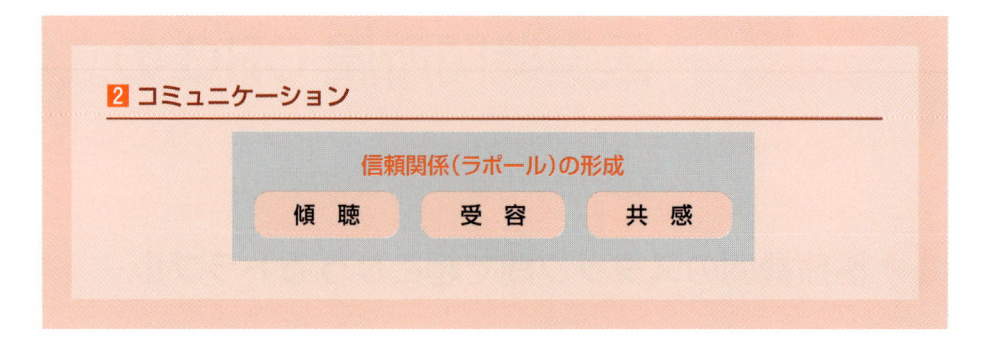

> **❷ コミュニケーション**
>
> 信頼関係(ラポール)の形成
>
> 傾聴　　受容　　共感

　創薬育薬医療チームのコーディネートをするうえで重要なのがコミュニケーションである。コミュニケーションのポイントは信頼関係(ラポール)の形成といわれている。何ごとにも真剣に耳を傾ける「傾聴」や「共感」，また何ごともしっかりと受け止める「受容」といったコミュニケーションツールを使用し，スタッフ間のコミュニケーションを心がけていくことが大切である。マニュアルどおりの説明は，心のこもらない形式だけのものになってしまいがちとなる。結果として，正しい情報の共有ができなかったり，十分な信頼関係が形成されなかったりということも少なくない。

(3) 医療機関内におけるトラブルと CRC の対応
　　・責任医師・分担医師とのトラブル(❸)

> **❸ 責任医師・分担医師とのトラブル**
>
> 被験者候補の同意説明補助を行ってもらおうと，CRC を呼んだのに，すぐに来てくれない!!

　「臨床試験のことは CRC がすべて行ってくれると思ったのに」という医師がいるとする。臨床試験開始後に CRC が支援する業務内容について齟齬が生じないよう，事前に医師の要望を確認・協議し，取り決めを行っておくことが大切である。

　また，医師は待たせた時間が長いから怒っているのではなく，他の理由がある場合もある。たとえば CRC の言動が不快感を与えている場合や CRC の都合に合わせた対応をしている場合がある。具体的には，要領を得ない質問や一方向の対応，CRC のペースでスケジュールの調整をしてしまうなどである。臨床試験では，通常の診療業務とは異なる複雑なことを依頼することが多々ある。CRC は事前に準備を十分整えておく必要がある。医師だけでなく被験者や院内スタッフを待たせてしまった場合にも，事情を説明し，待ち時間の負担を感じさせない対

応を心がけたい。

・事務部門とのトラブル(**4**)

> **4 事務部門とのトラブル**
> 被験者登録 FAX に記載不備があったため,コールセンターからの問い合わせが事務部にあり,担当医師に取り次いだ。
> 医師は診察に忙しく,返答せず。
> 治験薬の割付を待っていた CRC がコールセンターに問い合わせて状況を把握。
> 被験者をかなり待たせてしまった。

　規模の大きい病院では,各診療科に FAX 回線が引かれていることが少なく,FAX のある場所と,診療科が離れているために起こった事例である。
　被験者登録を FAX で行う臨床試験では,このようなコールセンターからの問い合わせ時のトラブルが起こりうる。CRC は院内を動きまわっているため,FAX 受信を待っていることができないという状況もある。

> **解決策【事務部門との連携】**
> ・問い合わせ手順をコールセンターと協議しておく
> ・CRC は被験者登録前の再チェックをする
> ・問い合わせ時の院内での手順を決めておく
> ・事務部門への臨床試験の啓発

　治験では,医事課が直接関わる業務以外にも事務部門には多くの業務をお願いすることになる。費用請求に関わる担当者ばかりでなく,様々な事務担当者に治験の仕組みや,治験全体の流れの説明を行っておく必要があると認識した事例であった。

・薬剤部門とのトラブル(**5**)

> **5 薬剤部とのトラブル**
> 臨床試験担当の薬剤師が不在で,「試験薬の処方がよくわからない」と言われた。

　薬剤部から「臨床試験担当の薬剤師が不在で,治験薬の処方がよくわからない」と連絡があった。このような事例は,規定外の来院や突然のエントリーの際に多

く発生することが予測される。CRC が，薬剤部で試験薬管理がどのような流れで行われるのかを把握していないと十分にサポートできない。

> **解決策【薬剤部との調整】**
> ・CRC・薬剤師は試験薬の処方・回収の一連の流れを把握しておく
> ・被験者の来院スケジュールを共有しておく

試験薬管理はすべて薬剤部に依存している施設も多いと思われる。試験薬搬入時の立ち会いは，CRC の必須業務ではないが，立ち会うことで試験薬の取り扱い，保管状況を把握し，試験薬の具体的な処方・調剤，残薬回収の一連の流れを確認する機会ができ，臨床試験全体を把握し，円滑に進めることに役立つ。

・検査部門とのトラブル（6）

> **6 検査部門とのトラブル**
> 検体回収を FAX で確認してあるのに，夕方になって，「検体が残っている！」と検査部から連絡があった。

CRC は外注検査会社に検体回収を FAX で依頼してあったが，夕方になって検査部から「検体が残っている」という連絡があった。CRC への連絡がなかった場合には，その検体が取り残され，検査されずに放置されるという最悪のことが起こったかもしれない。

> **解決策【検査部門との調整】**
> ・検査会社と事前協議を十分しておく
> ・検体回収マニュアルを整備する
> ・CRC は回収の最終確認をする
> ・トラブル時の手順を協議しておく

常にふだんの状況を理解している担当者が集配に来るとはかぎらない。検査室や検体回収担当者に，不明な点は必ず，CRC に問い合わせをしてもらうように依頼し，担当 CRC の連絡先を明確にしておくことが大切である。日曜日や祭日など検査会社が休みで連絡不可能な日の前日などは，特に慎重な対応が必要となる。検査は CRC の対応で逸脱を予防できる部分である。身近な先輩 CRC のアドバイスを受けながら，トラブルや逸脱を防ぐ方策を考えていきたい。

> **他部署との調整のポイント**
> - 作業の目的・方法・協力の必要性を明確にする
> - 実現の可能性を確認する
> - 日常業務に近い具体的な方法を提示する

　無理と感じる場合でも，お互いの状況を話し合い相談できる信頼関係を築くことで対応可能なこともある．医療機関全体として協力体制を整備していけるようにCRCが支援していきたい．

❷ 医療機関のスタッフの間でCRCが心がけること❼

> **❼ トラブル対処で大切なことは**
> - CRCがひとりで抱え込んだり，否定的な姿勢にならず，創薬育薬医療チームで相談する．別の観点が入ることで，新しい発想が出てくる
> - パニックを起こさずに，落ち着いて状況を的確に判断し複数の対処法からベストのものを選択し，実行できるスキルが必要．

　臨床試験の現場では，日々，予測もしないトラブルが発生し，CRCのフレキシブルな対応が不可欠となっている．迅速なトラブル対処のためには，チーム間で連携をとり，お互いにサポートし合える関係が大切である．

> **院内でのトラブル回避のポイント**
> - チーム間で協議し合える環境を作る
> - 情報交換により問題点・重要な点を共有する

　黙って考えているだけでは，相手に伝わらない．何が問題で，重要なことは何か，何が必要なのか，そのためにCRCとして何をすべきか，状況を正しく判断し，問題解決するスキルがCRCには必須である．臨床試験の動向の変化とともにCRC業務は細分化・専門化する傾向にあり，よりレベルの高い知識と高度なスキルを身につけたCRCが求められている．常に自己研鑽に努め，専門家として継続的に活動していくことがこれからのCRCにとって大切なことである．

（福島芳子）

C. 創薬育薬医療チーム内のコミュニケーションとトラブル予防策

4 医療機関のスタッフ間のトラブル
― SMO 所属 CRC の立場から

　SMO は治験実施を推進するため，施設へのサポートを行うことが使命である．しかし，SMO 所属の CRC と施設職員などとの間にトラブルが発生することがある．
　そこで，近年のトラブル事例の概要とその傾向，個別事例を紹介する．

1 日本 SMO 協会から報告されたトラブル事例(1) (表1, 2)

　表1, 2 および 1 からは，1 社あたりの SMO 自体のトラブルは減少しているが，施設内での実務上のトラブルは増加傾向であることがうかがえる．また，トラブル事例内容の内訳(表2)より臨床検査に関するトラブルは変わらず多いことがわかる．

表1　トラブル事例データ

2004 年	【2004 年 10 月実施】	トラブル報告件数　208 件(回答 14 社)	1 社平均 14.9 件
2007 年	【2007 年 10 月実施】	トラブル報告件数　210 件(回答 20 社)	1 社平均 10.5 件

(日本 SMO 協会実務検討委員会作成資料より)

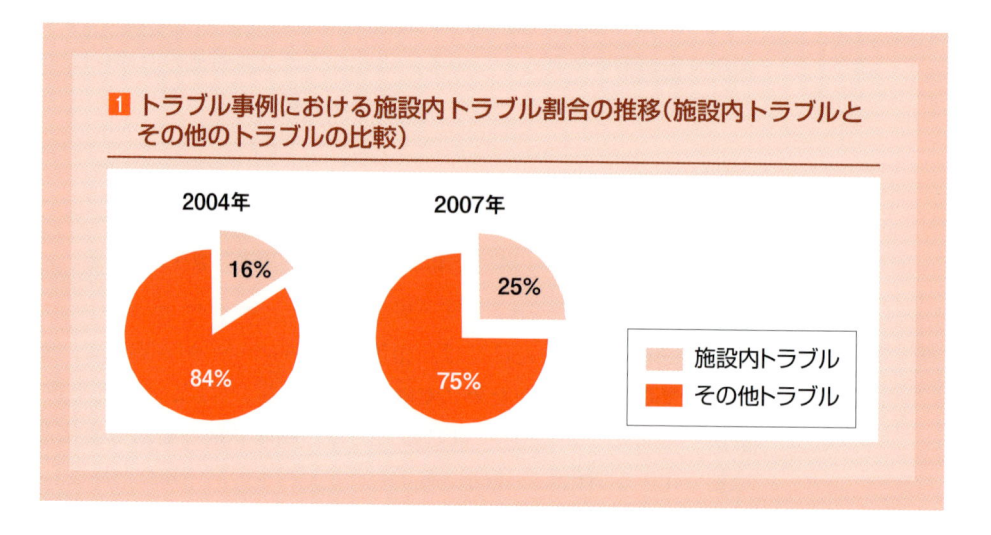

1 トラブル事例における施設内トラブル割合の推移(施設内トラブルとその他のトラブルの比較)

2004年: 施設内トラブル 16%, その他トラブル 84%
2007年: 施設内トラブル 25%, その他トラブル 75%

表2 トラブル事例内容の内訳

【事例項目】	2004年	2007年
1. 見積り／契約締結前作業(事前調査含む)／キャンセル／秘密保持	17	23
2. 業務分担取り決め／契約／再委託	8	1
3. 施設・責任医師の選定／SMO紹介施設における他SMOの介入	13	6
4. 経費の取り決めと支払い／追加業務発生と経費／スケジュール遅延と経費(インセンティブ・ペナルティ)	12	5
5. 医療機関経費(研究費・負担軽減費・保険外併用療養費)の取り決めと支払い	11	5
6. プロトコール不遵守／モニタリング手順書からの逸脱／モニタリング報告書の提出遅延	16	20
7. 臨床検査：検体回収ミス／報告漏れ・ミス／その他施設内トラブル	27	25
8. 賠償／補償	2	0
9. 提供資料のQC／記録の保管	4	1
10. Project leader(manager)の役割／担当者の能力／担当者変更対応	8	18
11. 委託者・依頼者からの連絡(コミュニケーション)	11	3
12. 実績評価	1	0
13. Site management／緊急時対応の体制	4	1
14. CRA・CRCの派遣に関わる派遣会社とのトラブル	3	0
15. 症例登録業務	5	6
16. SMOの立場でCROに関わるトラブル／CROの立場でSMOに関わるトラブル	21	16
17. SMOと施設(医師を含む)とのトラブル／CROと施設(医師を含む)とのトラブル	6	28
18. 依頼者の問題	29	34
19. その他	10	18
合計	208	210

ここ3年において契約や取り決め事項など書面に関するトラブルは減少しているが，治験実務における作業内容でのトラブルは増加していることがわかる。(日本SMO協会実務検討委員会作成資料より)

❷ トラブル発生のメカニズム

先に示したデータより，治験実務におけるトラブルは近年増加傾向にある。次にSMO所属のCRCから見た施設トラブルが発生する原因とSMO所属のCRCが施設に入るときに生じる問題を紹介する。

(1) トラブルの発生する原因

①CRCは施設内において調整係であり，トラブルを防ぐ役割である。
②問題の発生：CRCおよび施設職員間の連絡・確認不足により小さな問題が発生する。

③トラブルの発生：問題が解決できず，治験上のトラブル・プロトコールからの逸脱へ発展する。

　トラブルの根本的な原因は，コミュニケーション不足や確認不足（依頼したから大丈夫，連絡したからやってくれるだろう）から生じる基本的な認識のズレによるものと考えられる。

(2) SMO 所属の CRC が施設に入るときに生じる問題

　次に SMO 所属の CRC が施設の支援を行う場合の，施設職員の CRC との違いを紹介する。SMO 所属の CRC は施設職員との違いに留意し，施設の治験実施にあたり業務を行う必要がある。

　2 に SMO 所属の CRC が施設支援する場合の施設内での立場，ならびに院内に入るときの前提，施設職員の CRC との違いをあげる。

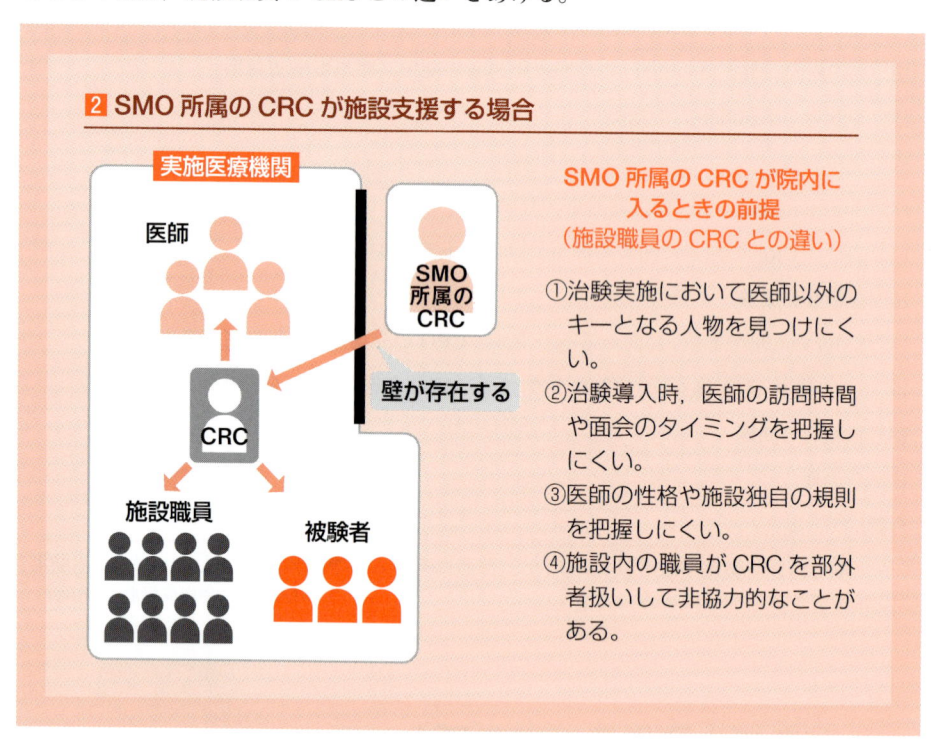

2 SMO 所属の CRC が施設支援する場合

実施医療機関
医師
SMO 所属の CRC
CRC
壁が存在する
施設職員
被験者

SMO 所属の CRC が院内に入るときの前提
（施設職員の CRC との違い）

①治験実施において医師以外のキーとなる人物を見つけにくい。
②治験導入時，医師の訪問時間や面会のタイミングを把握しにくい。
③医師の性格や施設独自の規則を把握しにくい。
④施設内の職員が CRC を部外者扱いして非協力的なことがある。

③ 事例紹介

(1) 医師と CRC の間で起きたトラブル（治験上初めて仕事をする医師へのファーストコンタクトのミス）

　事例：当該医療機関において治験を実施する際のキーとなる医師に治験の説明を行うために訪問した。アポイントのタイミングを誤り，さらに説明があいまいであると指摘され，説明内容に納得ができないかぎりは協力しないと言われた（**3**）。

　原因：医師へ依頼する内容およびアポイント時間を誤り，さらに依頼内容および資

3 医師訪問時の概念図

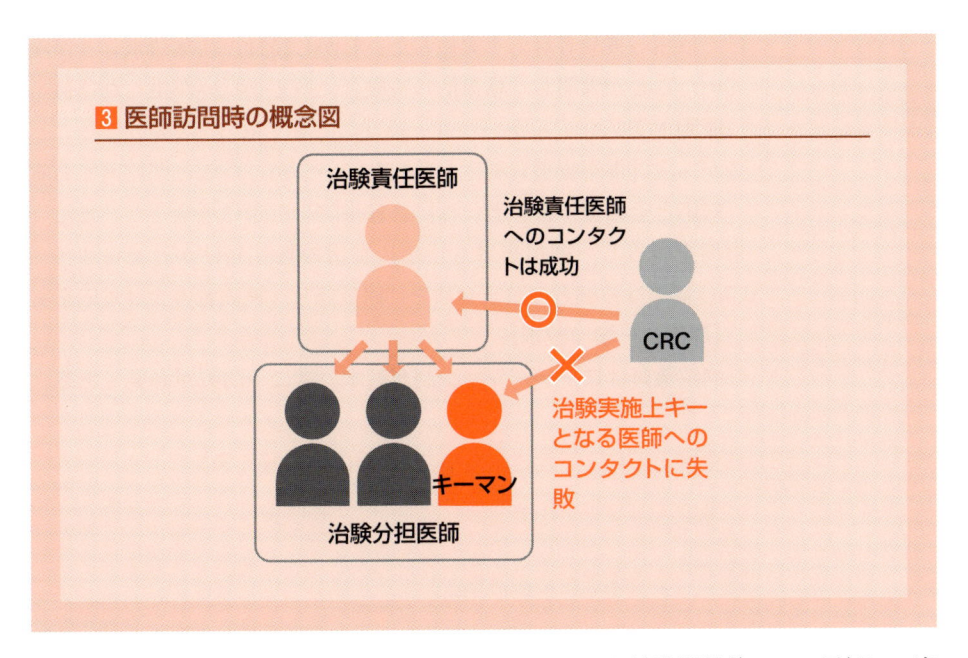

- 治験責任医師へのコンタクトは成功
- 治験実施上キーとなる医師へのコンタクトに失敗
- キーマン
- 治験分担医師
- CRC

料の説明が不足していた。他の原因として，モニターが治験開始前にこの医師に一度も面会していないことも考えられる。

対応とその後：医療機関の看護師や職員から当該医師の性格や勤務の時間帯に関する情報を収集した。そのうえで当該医師への依頼事項をまとめ，再面会時に提示した。結果として，本治験への協力の了解を得た。その後も医療機関訪問日には必ず当該医師のもとへ顔を出すよう心がけることで良好なコミュニケーションをはかることができた。

【事例から学ぶ教訓】
医師へのファーストコンタクトは入念な準備をし，説明は簡潔に！

(2) 医事課とCRCにおけるトラブル（被験者への支払いに関するミス）

事例：外来治験でCRCが被験者対応を行い，治験費用分と保険請求分の費用の振り分けを医事課職員に依頼した。主担当の職員が休みのため，他の副担当者に振り分

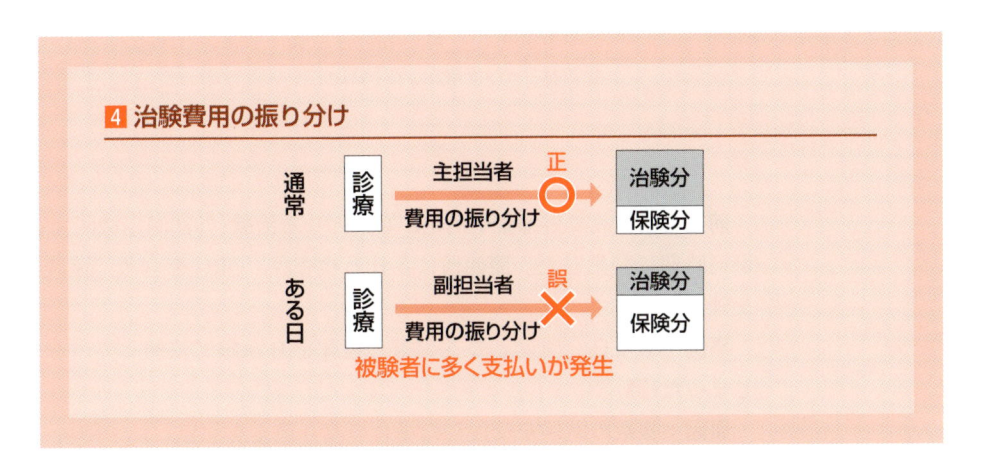

4 治験費用の振り分け

- 通常：診療 → 主担当者 費用の振り分け 正○ → 治験分／保険分
- ある日：診療 → 副担当者 費用の振り分け 誤× → 治験分／保険分
- 被験者に多く支払いが発生

けを依頼し被験者対応を実施した．しかし後日，治験請求分と保険請求分が逆になっていたことが判明し，結果的に被験者に多く支払いが生じた(**4**)．

　原因：支払い金額がいつもと違うことをCRCが見落としたこと，医事課の副担当者が保険外併用療養費制度を熟知していなかったことが原因である．

　対応とその後：被験者には，後日来院した際に返金した．また，主担当者に今回の事例を報告し，副担当者も正確に費用の振り分けが行えるよう，説明を依頼した．CRC側では被験者の請求金額を毎回確認し，被験者の会計対応を実施した．

　【事例から学ぶ教訓】
　病院職員はローテーション制が基本．常に予防策が必要である．

(3) 検査課と CRC で起きたトラブル(検体の回収ミス)

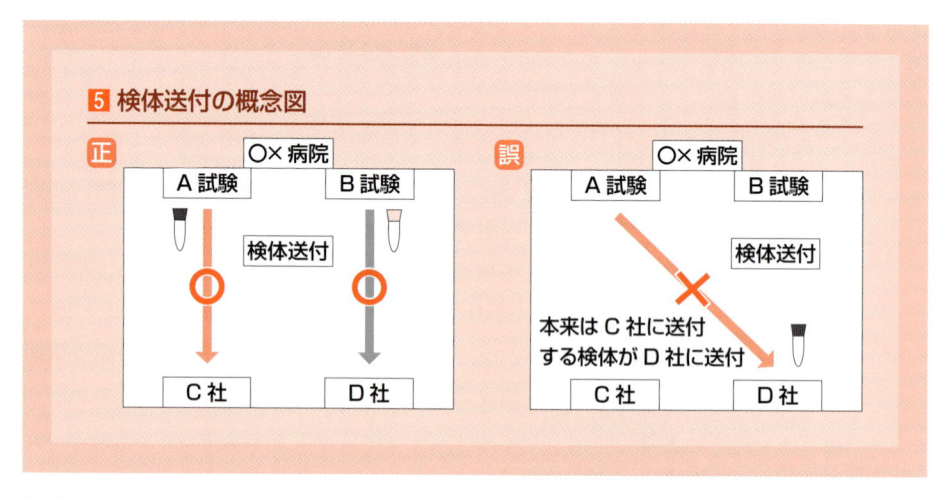

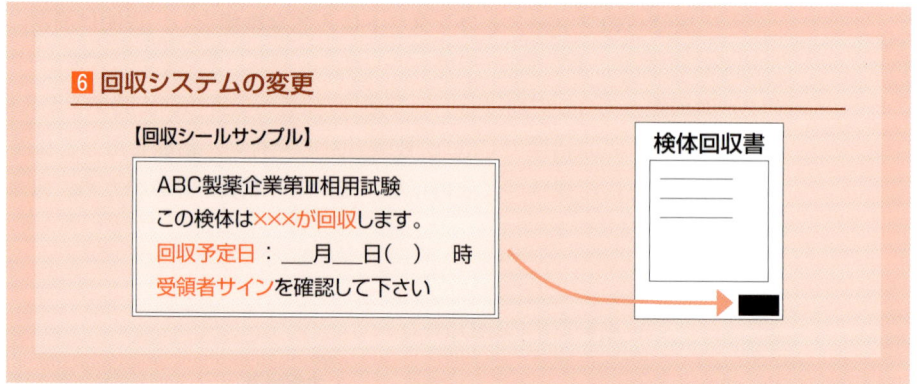

5 検体送付の概念図

6 回収システムの変更

　前提：同施設で外部集中測定が必要となる治験(外部測定機関は別々の会社である)が同時期に発生した．開始前に各社と検査課，CRCを含め，協議を実施し回収手順を確認した．

　事例：ある日，間違えてA試験の検体をB試験で依頼しているD会社が回収してしまった(**5**)．

　原因：複数の試験を受注した場合の取り違えを想定した予防策をCRC側で用意し

ていない．

対応とその後：CRCから医師と被験者に事情を説明し，被験者には再度来院を依頼し，治験実施計画書上の来院規定日内に再測定を実施したことで治験逸脱は免れた．今後の対応策として，当該施設検査課職員とCRCが協議のうえ，外部測定機関が用意する回収伝票に回収シールを添付し，検体回収時に回収者が署名して，CRCが回収確認するシステムに変更した（**6**）．

【事例から学ぶ教訓】
施設職員に依頼した事項も，CRCが自分の目で最終確認を！

(4) 治験事務局とCRC，複数SMOが介在することで起こるトラブル

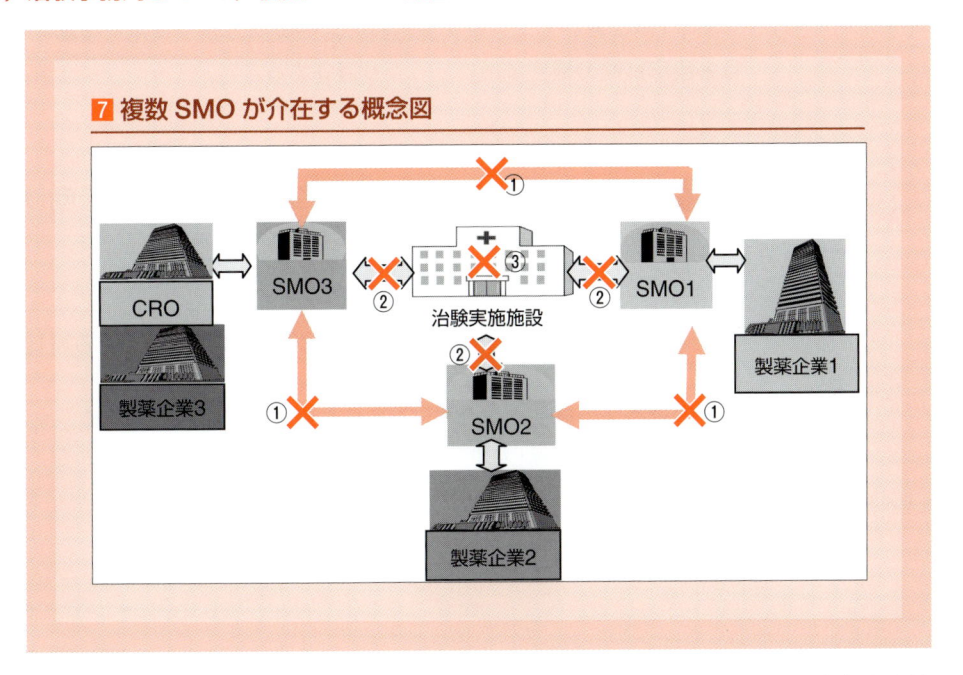

7 複数SMOが介在する概念図

最後に，近年増加しているトラブル事例を紹介する（協力：日本SMO協会実務検討委員会）．

原因：手順の複雑化，院内職員の混乱，SMO会社同士の治験実施における運用解釈の違いにより本来の施設サポートができず，トラブルが発生した（**7**）．

トラブルの流れ：
(1) SMOとSMO，またはSMOと施設でトラブル発生（**7**の①もしくは②）
(2) 各試験におけるトラブルが発生する（**7**の②）
(3) 最終的に施設全体のトラブルへ発展する（**7**の③）

トラブル実例：
- 医療機関に標準業務作業手順書が複数存在した．
- 同一治験依頼者からの複数の治験を同施設で複数のSMOが実施した場合に，SMO間の施設運用業務方法が異なり施設職員が混乱した（SMO 1とSMO 2, SMO 3で各々運用方法が違う）．

- SMO が治験事務局を受託した場合に担当者間で施設の書式の記載方法が異なる。
- 治験開始前のミーティングにおいて開催場所，時刻がダブルブッキングした（施設スペースの問題）。
- 複数の SMO が介在すると，治験実施施設での日程調整（SDV, モニタリング，被験者対応）が困難。

結果：SMO の本来の役割である施設への支援が逆効果になり，治験推進の弊害になることがある。

【事例から学ぶ教訓】
SMO 間において，治験実施施設の治験実施方法や運用を確認する。ただし，CRC は各臨床試験の機密事項はしっかり遵守すること。

❹ 現場で活躍する CRC の方へ―よりよい治験実施に向けて

治験実務において筆者が常に注意している点を4つあげる。

> ①医師や施設職員への訪問タイミングは重要。キーとなる職員は治験の成否を握る。
> ②連絡後の確認は忘れずに（CRC が最後まで業務実施を確認する）。
> ③記憶より記録（大事な決め事は必ず書面に残す）。
> ④"ありがとう"は魔法の言葉。コミュニケーションの基本に忠実に！！

（島田昌典）

C. 創薬育薬医療チーム内のコミュニケーションとトラブル予防策

5 事例から学ぶトラブル予防策

　CRCは，チーム医療の中でトラブルを起こすことなく，円滑に治験が行われるように調整することが求められる。しかし，治験の実施においては予想外のトラブルが起きることもある。ここでは当施設で治験実施中に起こったトラブルの実例をあげ，その予防策を紹介する。

1 事例紹介

1）治験薬や検査に関するトラブル

> **1 事例1，2**
>
> 〈事例1〉
> 被験者が治験薬を1回飲み忘れた。
>
> 〈事例2〉
> 治験用の検体が乳び血清であったため，中性脂肪，総コレステロールの値が参考値になってしまった。
>
> ↓
>
> 治験依頼者から逸脱となるといわれた。

　事例1と2は，治験依頼者と実施医療機関の間で治験実施計画書の解釈の違いからトラブルとなった事例である（**1**）。治験は治験実施計画書に則って行わなければならないが，記載されている事柄にあいまいな表現のものもあり，治験依頼者と医療機関で実施計画書の解釈に差異が生じることがある（**2**）。今回の事例でも，治験実施計画書に記載されている文章からだけでは読み取ることができなかったことで意見の相違が生じた。しかし，同様の記載であっても治験依頼者によって対応に違いがあり，有効性・安全性の解析対象から外れなければ逸脱と扱われないこともある。このような依頼者と医療機関との解釈の違いによるトラブルを予防するため，治験実施計画書中のあいまいな表現についての解釈や逸脱となりうる事例について事前に協議し，確認

2 問題点

〈事例1〉
　治験実施計画書中に服薬率は80%以上であれば，有効性の解析対象と記載されていた。
　1日1回服用の記載があったのみ。

〈事例2〉
　治験スケジュールどおりに採血を実施したのに…。

逸脱となるの？

3 予防策

**治験実施計画書の解釈を統一するため，
治験依頼者との事前の詳細な協議が大切!!**

〈事例1〉
- 治験薬のシートに日付を記入する
- 服薬のチェック表の利用

〈事例2〉
- 乳びを起こしやすい患者の場合は，空腹時に採血する，または採血時間などに留意する。
- 臨床検査室スタッフへ，検体処理時に乳び，溶血，凝固などがあれば連絡をしてもらえるよう依頼した。

しておくことが大切である(3)。
　本事例のような治験薬の飲み忘れや臨床検査検体の凝固・溶血・乳び血清は日常診療でもたびたびみられる。しかし，治験中に起こった場合には逸脱として扱われ，被験者から得られた貴重なデータが使用できなくなってしまうこともある。治験に参加している被験者のデータを無駄にしないためにも逸脱を防ぐ対策が必要となる。当院ではCRCによる治験薬シートへの日付の記入や服薬チェック表の利用で，飲み忘れや飲み間違えでの逸脱防止に努めている。また臨床検査実施の際には，今回の事例のような乳び血清だけでなく検体処理時に凝固・溶血があった場合の臨床検査部から担当CRCへの連絡体制の強化や採血時の留意点を考慮した被験者への説明を実施することで，臨床検査でのトラブル発生を予防している。

2）治験スケジュールに関するトラブル(4)

4 事例3

入院治験において朝9時から蓄尿を開始する予定だったが，蓄尿されていなかった。

この場合の問題点は？
- 蓄尿開始日が休日でCRCが対応できなかった。
- 当日朝の検温時に，蓄尿開始時間について病棟スタッフからも被験者に指示しており，被験者も9時から開始とわかっていたが，CRCから声かけされてから蓄尿開始すればよいと思っていた。

⬇

CRCの説明が被験者に正しく理解されていなかった。

5 予防策

被験者へ正しく伝えるため
- 被験者用のスケジュール表の見直し
- 被験者の理解度に合わせた説明の実施

スタッフとの連携強化のために
- 治験実施前の病棟スタッフとの詳細な打ち合わせ
- 病棟スタッフへの治験説明会の充実
- CRCが不在時の対応の確認
- 治験進捗のスケジュール表の準備（日めくり式など）

　事例3は，CRCが被験者へ説明した内容が正確に伝わっていなかったことで起こったトラブルである。治験スケジュール管理はCRCが行う業務の1つであるが，被験者も治験チームの一員として治験の内容を理解している必要がある。そのため，被験者用のスケジュール表にはイラストを挿入したり，治験実施中の注意事項を記載するなど，スケジュールを理解しやすくなるよう工夫し，個々の患者の理解度に合わせた説明を行うことで，被験者がスケジュールを正しく理解できるように努めている(5, 6)。

6 予防策：被験者への対応

被験者用のスケジュール表

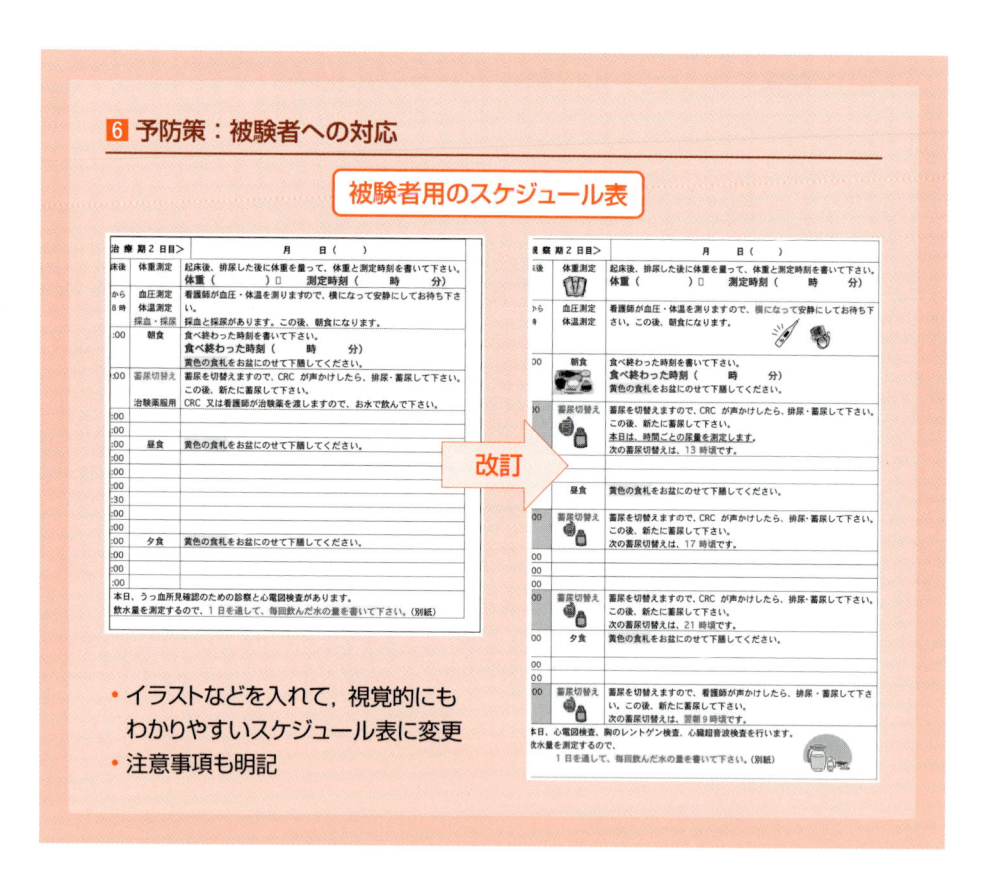

改訂

- イラストなどを入れて，視覚的にもわかりやすいスケジュール表に変更
- 注意事項も明記

　また，入院治験においてはCRCが不在の場合や緊急時の対応など病棟スタッフの協力なしでは円滑な治験実施ができない。病棟スタッフの治験への理解を深めるため，病棟へ何度も赴いて事前の打ち合わせを行い，日常の病棟業務から乖離しないような方法を検討することもトラブルを起こさないための予防策となると考える。

　本事例のトラブル発生後，再度行った病棟スタッフへの説明会では，具体的な例を盛り込んだ資料を使用し，理解しやすい言葉で説明するように心がけた。また，病棟スタッフ用スケジュール表は，空欄を埋めていけば，規定のスケジュールがこなせるようにし，CRC，病棟スタッフが相互に進捗を確認しながら実施できるものに改訂した(5, 7)。これにより，その後の症例は逸脱なく終了している。

7 予防策：病棟スタッフへの対応

病棟ナース用実施スケジュール表（日めくり式）

- 1日の治験スケジュールが1枚でわかる
- 病棟スタッフの実施すべき事項や注意事項を明記する

病棟スタッフがプロトコールを知らない場合でも，スケジュールどおりに治験が実施できるような表を作成した。

午前9：00に蓄尿袋を交換し，蓄尿してください。
メスシリンダーを使用して，正確な24時間尿量を測定してください。

3）被験者および治験担当医師とのトラブル（8）

8 事例4, 5

〈事例4〉
治験参加中の被験者より担当CRCをかえてほしいとの申し出があった。

〈事例5〉
プロトコールの治験スケジュールどおりに投与開始するよう依頼したところ，前任者はそんなことは言わなかったと治験担当医師が怒りだしてしまった。

この場合の問題点は？
担当CRCと被験者および治験担当医師とのコミュニケーション不足

事例4, 5は，被験者，治験担当医師とのコミュニケーションの形成がうまくいかずに起こった事例である。チーム医療の中で治験を円滑に実施する際に，コミュニケーションは大切な要素であり，被験者，治験担当医師など治験に関わるすべての人々とのコミュニケーション形成がうまくできなければ，治験チームとしてのパートナーシップが取れない（9）。相手の気持ちを推察し，相手の気持ちを尊重しつつ，情報を共有できるよう努めることが良好なコミュニケーションを形成するうえで重要で

9 治験では

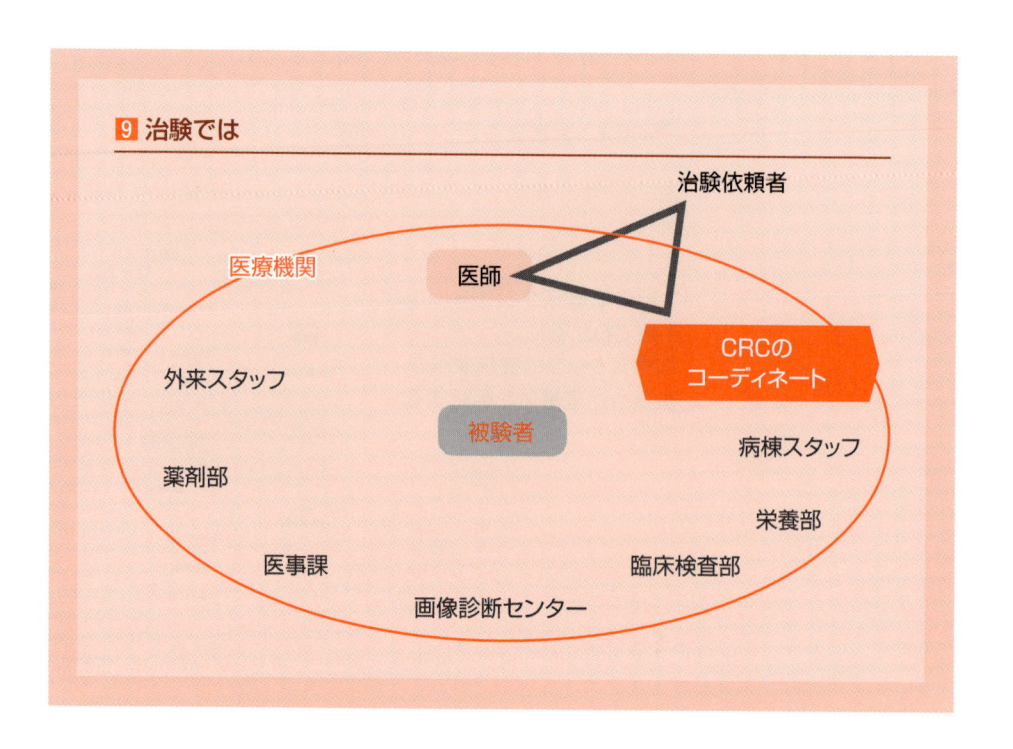

- 医療機関
  - 医師
  - 治験依頼者
  - CRCのコーディネート
  - 外来スタッフ
  - 薬剤部
  - 医事課
  - 被験者
  - 病棟スタッフ
  - 栄養部
  - 臨床検査部
  - 画像診断センター

10 良好なコミュニケーションをとるには

- 相手の表情，眼の動き，沈黙，場の空気などに十分に注意を払うことで，相手の気持ちを推察する。
- 相手の気持ちを尊重して，相手に不快感を与えないタイミングや表現で，自分の感情や意思などを相手に伝える。

11 治験のチームワーク構築のために

- スタートアップミーティングで，治験担当医師，CRC，治験依頼者との間でプロトコールの解釈の統一をはかる。
- 医療スタッフへの情報提供と事前の詳細な打ち合わせを行う。
- 担当CRCによる対応の差をなくすために，CRC間での情報伝達を密にする。

あり，CRCとして身につけておかなくてはならない大切な技術（スキル）である（10）。また，医療機関内での事前のチームワーク構築も本事例のようなコミュニケーション不足を招かないための予防となると考える（11）。

❷ トラブルを CRC の財産とする

> **12 トラブルへの対応：まとめ**
> - 問題点を抽出し，検討する。
> - 具体的な改善策を提示する。
> - 情報を共有して，CRC の財産にする。

　トラブルを起こさないための事前の予防はとても大切である。しかし，トラブルが起こってしまった場合には，まず解決すべき問題は何かを抽出し，それを改善する方法を検討したうえで具体的な案を提示・提案するとともに同じトラブルが起こらないよう予防策を周囲と情報共有しておく。これらを行うことにより，トラブルに対する解決能力と臨機応変な対応の技術を CRC の財産としていくことができると考える（12）。

● 文献

1) 日本臨床薬理学会（編）：CRC テキストブック　第 2 版，医学書院，2007
2) 山田浩，中野眞帆，鈴木千恵子（編）：すぐに役立つ！　CRC スキルアップ実践マニュアル．メディカル・パブリケーションズ，2006
3) 日本病院薬剤師会（監修），日本病院薬剤師会臨床試験対策特別委員会（編）：フレッシュ CRA のためのテキスト―治験実施医療機関の実情を知りたくありませんか？　薬事新報社，2005

〔森下真千子〕

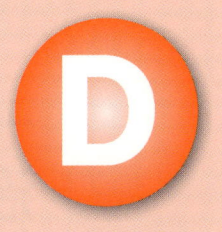

被験者保護とIRBのありかた

D. 被験者保護とIRBのありかた

1 一般市民からみた治験と被験者保護

　CRCは常に，治験を「実施する側」であり，CRCにとって治験は慣れ親しんだ日常業務といえる。一方，患者は通常，治験を「実施される側」，つまり被験者としてしか治験に関わることはない。たまたま自分がかかっている病気の種類や進行度，受診している医療機関，受診のタイミングなどが合ったために被験者となった，あるいはなるように勧められたにすぎない。つまり，CRCと被験者とは，治験に対するイメージ，知識，期待感など，多くの点で異なっているといえる。

　CRCが被験者を保護するとは，こうした違いを自覚したうえで，被験者となる患者の立場にどれだけ思いをめぐらせることができるかに尽きるのではないか。ここでは架空のシナリオをもとに，CRCにとっての被験者保護について考えてみたい。

1 患者にとって治験とは

> **シナリオ**
>
> 　Aさん(29歳)は看護師で，ある病院の手術室に勤務していました。最近，治験管理室に異動になり，CRC業務を始めたばかりです。治験については勉強中で，まだそれほど詳しいとはいえません。
>
> 　Aさんのお母さん(専業主婦，60歳)は，関節リウマチのため，もう5～6年，病院通いをしています。お母さんは，これまで様々な種類のリウマチの薬を試した末，現在は，世間で標準的とされている薬を飲んでいます。主治医を信頼しているので通い続けていますが，正直なところ，薬が「効いている」という実感はあまりありません。
>
> 　ある日の外来で，お母さんは主治医から，「開発中のリウマチの薬があります。治験に参加してみませんか？」と言われました。お母さんは，「よく考えて，次の外来日にお返事します」と言い，その場では決めずに帰宅しました。Aさんは，帰宅したお母さんから「主治医の先生から，治験に参加しないかと誘われたんだけど，どうしたらいいと思う？　あなた，最近そういうことを扱う部署に配属されたって言っていたわよね」と聞かれました。

　Aさんの母親にとって，治験への参加は寝耳に水で，そもそも治験で何をするのかもよくわからない。現在の治療ではそれほど効果がないのは自覚しており，主治医も内心ではそう思っているはずなので，その主治医が勧めるのなら，やってみてもい

いのかもしれないという期待はある。主治医との関係を悪くするようなことはしたくないという気持ちも強い。一方で，薬を変更することに対する不安もないとはいえない。今の状態では，治験に参加するかどうか，自分ひとりで決める自信がない。娘のAさんに治験について相談を持ちかけたのは，こんな気持ちからだろう。

そこでAさんはまず，主治医から治験についてどのような説明を受けてきたのか，母親に聞いてみることにした。すると，①まだ認可されていない新薬を使って治療する，②今度の新薬は，今の薬とは効き方が違うので，効果が期待できる，③アメリカでは既に使われているらしい——という答えが返ってきた。

Aさんは，CRCから詳しい説明を聞いていない段階では，母親が治験について多くのことを知らなくても当然だと思う半面，あれだけリウマチについて普段から気にしている母親でも，主治医から口頭で説明された程度で治験について正しく理解するのは容易なことではないと痛感した。そして，もしも母親が，今の情報だけで治験への参加に同意したとしたら，後で後悔するかもしれないと心配になり，治験について患者が知っておくべきことを自ら説明することにした。

❷ なくならない情報の非対称性

医師-患者間には，情報の"非対称性"があるといわれる。しかし，医療に関する情報公開が進んだ結果，市民(患者)が手に入れることのできる医学・医療の情報は，以前に比べれば格段に増えている。インターネットの影響は言うまでもない。

たとえばインターネットの検索エンジンで「関節リウマチ　薬」と入力して検索すれば，たちどころに関節リウマチの治療薬に関する多数の情報が抽出される。「関節リウマチ　薬　治験」などと入力して検索すれば，当該の治験に関して何らかの情報を得られる可能性が高い。英語で書かれた情報も併せて検索すれば，主治医でもまだ知らないような最新情報を入手することすらできるかもしれない。その意味で，少なくとも情報の量に関して，医師と患者の間の隔たりは少なくなっている。

だが一般的には，治験段階の薬に関する情報は，既に承認されている薬に比べれば格段に少ない。特に，使用経験が少ないことから，副作用についての情報はよくわからないことが多い。さらに，仮に情報があっても，患者が入手できるような場(たとえばインターネット)に公開されていないことが多い(その意味でも，実施中の治験を含む臨床試験を登録し，その情報をインターネットで公表することは重要だと思われる)。

また，たとえなんらかの情報にたどりつくことができたとしても，医学の基礎知識が乏しい市民(患者)の場合，①どの情報が重要であるか判断するのが難しい，②情報があっても正しく理解できない場合がある，③誤った情報が紛れ込んでいてもそれが誤りであると判別できないおそれがある——などのために，得られた情報を生かしきれないことが多い。つまり，治験においては，情報の"量"に加えて，それを読みこなす"技術"の点でも，医療者と患者との関係は"非対称"なのである。

だからこそCRCには，まずは今から行われる治験がどのようなものであるかについて，予備知識のない患者が十分に理解できるよう，具体的に，わかりやすく説明することが求められる。CRCは，情報に関する医療者と患者の間のギャップを埋める役割を担っているのである。

❸ 治験のインフォームドコンセント

　インフォームドコンセントという言葉が一般的になり，治療に際して医療者が患者に説明し，患者が理解したうえで同意するということが日常的に行われている。患者が被験者として治験に参加することに同意する際の説明も，治療におけるインフォームドコンセントと特に変わりはないという見方もあるだろう。

　しかし，治療におけるインフォームドコンセントと，治験におけるインフォームドコンセントとは，重要な点で異なっている。

　患者にとって，医療機関とは，自分の病気を治療してもらうところである。患者は医療機関，およびそこで働く医療者が，ほかのだれでもない，自分の病気を治すために，最善を尽くしてくれることを期待して受診する。医療者のまなざしは，患者自身にまっすぐ向かっているというイメージといえる。この場合のインフォームドコンセントとは，医療者が患者にとって最善と考えられる治療法について説明し，患者がそれに同意するというプロセスであり，わかりやすい。

　一方，治験の目的は「試験」，つまり，集団を対象に，開発中の新薬の効果と安全性の両面について客観的に評価し，その結果を将来の多くの患者に役立てることである。医療現場で使われている薬は，少数の患者で治験を行い，その結果を受けて承認された結果，多くの患者に使えるようになる。しかし患者は通常，そのことをあまり意識していない。

　医療者が治験への参加を患者に提案する際，目の前の患者本人の治療について考えていないわけではもちろんないし，これまでの治療より良い結果が得られる可能性があるからこそ治験という選択肢があることを示すはずである。だが一方で，患者に起こったことはデータとして記録され，ほかの患者のデータとともに，統計的に処理されることになる。ここでの医療者のまなざしは，目の前の患者に向けられていると同時に，その先にいるはずの，不特定多数の患者にも向けられている。

　治験の目的が試験であることは，省令GCPでも患者に説明すべき事項(81頁，**表8**)のトップに盛り込まれており，被験者への説明文書には必ず書かれている。しかし，このことは医療者にとって説明が難しく，患者にとっても理解が難しいのではないだろうか。なぜならこれは，極端に言えば，患者本人の治療という医療者と患者の共通目的を一時的に棚上げし，将来の患者のためにボランティアになるという，ほとんどの患者にとっては想定外のことを依頼することにほかならないからだ。

　たとえば二重盲検ランダム化比較試験の場合，被験者となる患者をくじ引きで2群に分けるが，ある被験者がどちらの群に割り付けられたかは，本人も主治医も最後ま

でわからないという，一般的な治療からすればかなり"不自然"なことが行われる。これは，データの客観性を高め，科学的評価に耐えられるようにするために必要なことである。

　治験の目的についての理解が医療者，患者（被験者）ともにあいまいなままでは，真の意味での治験のインフォームドコンセントは行えないのではないだろうか。CRCには，当該の治験の説明に加えて，治験とはそもそも何なのかについて被験者に説明し，理解を求める役割が期待されている。その結果，患者が納得して治験に参加することができるのなら，患者も新薬開発にかかわるチームの一員となり，治験実施計画書（プロトコール）の遵守を含め，治験の質の向上にもつながると考えられる。

❹ CRC 自身がプロトコールを吟味する必要性

> **シナリオ**（続き）
>
> 　しばらくして，Aさんが勤務する病院でも，Aさんの母親が誘われたのと同じ関節リウマチの新薬の治験を行うことになりました。プロトコールを読んだAさんの心に，いくつか疑問が浮かびました。たとえば…
> ・治験責任医師のB医師は，この新薬はアメリカでも話題だと言っていたが，同じ作用メカニズムのリウマチ薬は既に何種類も使われている。さらに新薬を開発する意味はどこにあるのか？
> ・目標症例数の割に参加施設数が多いため，1施設当たりの症例数はせいぜい2～3例。施設間で結果にばらつきが生じることはないのだろうか？
> ・評価に使われる○○Indexという指標は，過去の研究ではほとんど使われていない。患者の自覚症状や痛みの程度をきちんと反映できるものなのか？…

　Aさんは担当CRCとして，これらの疑問を解決しておく必要があると思った。
　CRCになって日の浅いAさんにとって，リウマチの権威であるB医師は近寄りがたい存在であったが，自分の担当する治験だからと，勇気を振り絞って問い合わせてみたものの，あいにく海外出張中で，B医師と直接話をすることはできなかった。企業の担当者にも聞いてみたが，「本社に問い合わせてみます」と言ったきりで返事がなく，そのうち会社の定期人事異動で担当者が変更に。こうした経緯も含めて先輩CRCに相談してみたのだが，別の治験で忙しいせいか，「そういうこともあるわよ」で済まされてしまった。結局，疑問は解けないままだ。
　母親に聞くと，結局，治験には参加しなかったのだという。治験を希望した患者がほかに何人かいて，予定症例数に達してしまったらしい。今までどおりの治療を続けているが，治験の患者は診察時間が長めになり，母にとっては治験の患者だけを優遇しているように映るせいか，「私も参加しておけばよかった」と今になって愚痴をこぼしている。Aさんは，母親の気持ちもわかるが，プロトコールに関する疑問が解消され

ていないので，自信をもって「参加すべきだった」とも，逆に「参加しなくてよかった」とも言えず，もやもやした気分だけが残った。同時に，こんなことでは，被験者に対して自信をもって説明することなどできないということに気がついた。

　Aさんは，IRBの場で，Aさんが疑問に思ったことについて委員から質問が出て，議論になることを期待した。ところが，その日のIRBは2時間で3つものプロトコールを審査しなければならず，突っ込んだ議論ができるような雰囲気ではなかった。それ以上にAさんが内心がっかりしたのは，委員がプロトコールをきちんと読んできていないように思われたことだった。外部委員を務めている，地域で乳がんの患者会活動をしているCさんは，プロトコールを丹念に読んでいたが，乳がんには詳しくてもリウマチについての知識がないこともあり，残念ながら質問が要領を得なかった。結局，提案されたプロトコールがそのまま承認された。

❺ 治験の"質"を評価できるCRCに

　CRCの役割には大きく分けて，①患者の立場を代弁する，②情報を伝達する，③関係者間を調整する——がある。患者が治験に対して抱く様々な不安や疑問を受け止め，解消する手助けをすること，患者が納得して治験に参加できるよう，治験についてわかりやすく説明すること，さらに，医療者側，企業側，そして被験者をコーディネートし，治験の円滑な実施につなげること。これらは皆，CRCの重要な役割である。そしてこれらは同時に，治験の被験者となる患者の保護にも通じる。

　こうした3つの役割に加えて，「質の高いエビデンスを生み出せるような（プロトコールの）治験を実施する」ことも，CRCの役割として加えてもらいたい。なぜなら，「質の高くない（プロトコールの）治験」に患者を被験者として参加させることは，科学的にも，倫理的にも問題があるからだ。

　プロトコールを与えられたものとしてただ受け入れるのではなく，CRCの知識・経験・常識を総動員して批判的に吟味し，評価してほしい。その際，「この治験は，患者にとって意味のあるものか？」，「もしも患者の立場だったら，この治験に参加してみたいと思うか？」という視点をもつことが，被験者保護を考える第一歩ではないだろうか。患者自身には，プロトコールを批判的に吟味するだけの知識も，時間も，精神的余裕も乏しい。本来，その役割はIRBが担っているのだが，患者（市民）の立場を代弁する委員がまだまだ少ないのが現状だ。

　実際に治験薬を投与される患者が，自分に何が行われるかを正確に知らないとしたら，また，自分が参加する治験では，意味のある知見を生み出す可能性が乏しいとしたら，それはとうてい倫理的とはいえないだろう。被験者にとって最も身近な存在であるCRCは，その専門性を生かして，被験者保護に貢献してもらいたい。それが，治験が患者（被験者）からの信頼を得ることにもつながるのではないだろうか。

〔北澤京子〕

D. 被験者保護と IRB のありかた

2 法的立場からみた被験者保護をめぐる「Q & A」

Q1 治験における被験者保護は，法令の条文上，どのように確保されているか？

A 薬事法80条の2「治験の取扱い」と，それを受けた省令（GCP 省令：医薬品の臨床試験の実施の基準に関する省令）の2つによって確保されている。

その中で，IRB については GCP 省令 27 条から同 34 条までの8か条によって規定されている（以下，GCP 省令の条文には，「GCP 省令」の文言を省略して記載する）。

Q2 IRB による被験者保護の大枠は，GCP の条文上，どうなっているか？

A 治験の実施医療機関の長は，「治験を行うことの適否」等に関する調査審議を行わせるため IRB を設置し，その意見を聴くという義務を課せられている（27条，30条）。そして IRB は，その治験が，①倫理的および科学的に妥当であるか，②当該医療機関で行うことが適当であるか，について審査して実施医療機関の長に文書をもって意見を述べる，という義務を課せられている（32条）。

つまり，実施医療機関は治験の依頼者との間で，一定の内容の「治験の契約」を締結するが（13条），その前に，依頼者は実施医療機関の長あてに，治験実施計画書（以下，プロトコール）や説明文書などの文書を提出しなければならず（10条），IRB がその文書に基づいて上記①および②について審査する，という一連の工程によって被験者の保護に当たる。

Q3 IRB による被験者保護は，GCP の条文上，具体的にどのように確保されているのか？

A IRB による被験者保護は，いろいろな角度から確保されている。主なものは次の2つである。

①プロトコールと説明文書に基づいて審査すること（32条1項）

②IRBの委員の構成等に一定の制限を設けていること(28条)

> **Q4** IRBによる被験者保護の「プロトコールと説明文書に基づいて行う審査(32条1項)」は,どのようにして被験者を保護しているのか?

A 被験者保護のためにIRBが審査すべき項目は,プロトコール(7条)と説明文書(51条,50条)に列挙して明記してある。

IRBはこれらにつき,第一には治験それ自体について倫理的・科学的に審査するとともに,第二にこれらが被験者に説明される際のことを想定し,わかりやすく理解しやすい表現になっているか,必要な事項の記載が欠けていないか,逆に不必要な記載や誤った記載があるか,などについて審査する。

> **Q5** IRBによる被験者保護の「プロトコールと説明文書に基づいて行う審査(32条1項)」におけるプロトコールと説明文書には,どのような項目が列記されているのか?

A 両者に共通する項目として,「治験の目的」,「治験の方法」があるが,プロトコールだけにある項目として「被験薬の概要」,「資料等の閲覧や保存」などがあり,説明文書だけにある項目として「当該治験が試験を目的とするものである旨」,「予測される利益と不利益」,「治験の参加・不参加・取りやめにおける被験者の自由意思の尊重」,「他の治療方法」,「秘密の保全」,「補償」などがある。

> **Q6** IRBによる被験者保護の「IRBの委員の構成等に一定の制限を設けていること(28条)」は,どのようにして被験者を保護しているのか?

A GCPはIRBの委員構成等について一定の要件を規定することにより,審議が公正かつ十分に行われるようにはかっている(28条)。「治験について倫理的および科学的観点から十分に審議を行うことができること」を筆頭に,具体的には「5人以上の委員からの構成」,「非専門委員の参加」,「実施医療機関やIRBの設置者との利害関係を有しない者の参加」などがあげられる。

Q7 GCP の「説明文書」といわゆる「説明と同意」(インフォームドコンセント：以下, IC) との関係はどのようなものか？

A GCP は治験責任医師等に対し, 被験者の治験参加について「文書による適切な説明」と「文書による同意の取得」の義務を課しており (50 条 1 項), その説明に際して, 説明文書の冒頭に「当該治験が試験を目的とするものである旨」を記載した説明文書を被験者に交付すべき義務を課している (51 条 1 項 1 号)。

つまり, GCP の「説明文書」と IC との関係は,「前者は後者を適切に行うために供されるもの」ということになる。ここで特に法的に重要な意味をもつものが, 説明文書の筆頭の記載事項「当該治験が試験を目的とするものである旨」という記載である。

Q8 説明文書の筆頭の記載事項「当該治験が試験を目的とするものである旨」(51 条 1 項 1 号) が法的に重要であると言われるのは, どのような意味か？

A 薬事法に基づく GCP の治験は, 治験の依頼者と実施医療機関との間で「契約」として締結すべきことになっているが (13 条), それは民法上の委任契約 (643 条), 正確には準委任契約 (656 条) という法律行為の一種である。

そして, 法律行為の「要素に錯誤のあるとき」の契約は無効となる (民法 95 条)。治験契約も「要素に錯誤のあるとき」は無効になる。そして, 被験者に対して「当該治験が試験を目的とするものである旨」が正しく伝わるか否かは, まさに「要素の錯誤」たりうるので, 法的に重要な意味をもつのである。

ここで「要素の錯誤」とは, その錯誤 (思い違いなど) をしなかったら契約の意思表示をしなかったであろうと認められるほどの重大な錯誤をいう。

つまり, 被験者が「試験目的」であることを理解していたら治験に参加しなかったと認められるときは, 治験契約は無効となりうるのである。

通常の医療契約と異なり, 治験はまさに「試験を目的」とするものである。そのことを契約の冒頭に被験者に明確に説明することが被験者保護の第一歩である。被験者は, それに基づいて「予測される利益と不利益」,「秘密の保全」,「健康被害の補償」などについて正確に理解し,「治験の参加・不参加・取りやめ」について自由意思を行使しうることになる。IC は, 説明を正確に理解して同意することが重要である。

Q9 IC に関しては, どのような法的留意点があるか？

A 多くの留意点があるが, 主なものは次のとおりである。

①自己決定権を重視する判例動向
②副作用の種類に応じた説明
③個人情報保護法に則った同意

Q10 ICに関する法的留意点における「①自己決定権を重視する判例動向」とは，どのようなことか？

A 判例は，通常の医療のICにおいて，2つの方向で患者の自己決定権を重視する傾向にある。

第1は，医療契約の締結時における包括的同意に加えて，手術などの特別な医療を受ける際の自己決定権の重視である。その典型例は，乳がんにおける乳房温存手術の普及に伴い，手術自体の同意に加えて「乳房温存か全摘か」の選択についても，十分な説明のうえで患者の自己決定権に委ねることである。つまり，同意権に加えて選択権をも保障する傾向といえる。

治験においては，説明文書の記載事項である「他の治療方法」，「予測される利益と不利益」などとの関係で，「治験不参加の選択権」の保障に留意する必要がある。

第2は，悪い結果の発生をも想定し，悪い結果について，「弁明することにより納得してもらえるか否か」（語弊があるかもしれないが，感覚的にわかりやすいので，筆者は「事後的IC」とよんでいる）について最初のICの時点で十分に考慮することが，紛争ないし訴訟の防止上重要である。

Q11 ICに関する法的留意点における「②副作用の種類に応じた説明」とは，どのようなことか？

A 被験者の視点に立てば，「安心」に留意すべき副作用と，「安全」に留意すべき副作用とがある。発生頻度は高いが重篤な結果を生じにくい副作用は，事前にひと言説明しておけばよいので，「安心」に留意すべき副作用ということができる。一方，まれではあるが発生すると重篤な結果を招くものは防止に万全を尽くすべきなので，「安全」に留意すべき副作用であるといえる。両者における被験者への説明は完全に異ならなければならない。

この両者を明確に区別することなく，「予測される不利益」を記載しているプロトコールや説明文書を多く見かけるが，改善すべきである（実は，医薬品の添付文書についても同様のことがいえる）。

なお，被験者保護の観点からは，副作用問題とは別に，取り違えや過量投与などのヒヤリハット事故の回避が求められる。しかし，これは治験や薬物療法に固有の問題ではなく，機械事故や交通事故などと共通することであり，十分なヒヤリハット対策を行うことは当然である。

これに対し，副作用（特に安全に留意すべき副作用）の問題は，投薬中の十分な経過観察によるモニターが鍵となる。当該被験薬の既知の副作用はもちろん，類似の医薬品ないし薬物の副作用も考慮し，さらには未知の副作用の発生にも注意を怠らないことが肝要である。

Q12 ICに関する法的留意点の「③個人情報保護法に則った同意」とは，どのようなことか？

A 　2005（平成17）年4月1日から施行された個人情報保護法に関して，2007（平成19）年3月に改訂して発表された経済産業省の新ガイドラインでは，同法の同意取得において本人の「同意」を得るとは，「本人の承諾する旨の意思表示を当該個人情報取扱事業者が認識すること」と解説している。治験の場合，ここに言う個人情報取扱事業者とは実施医療機関を意味するので，治験における「同意」は治験責任医師などの現場の担当者だけでなく，実施医療機関全体の問題であることに留意すべきである。

（三輪亮寿）

3 被験者保護と模擬 IRB による学習

① 臨床試験の基本構造と被験者保護

1）「One of one」のアプローチと「One of them」のアプローチ

　「一般の医療の場」では，個々の患者に最適の治療を行うことが，患者にとっても医療者にとっても，当然のこととして受けとられている。つまり，患者は治療を求めて医療機関を受診し，当然のことながら医療者に「one of one のアプローチ」を求めており，一方で医療者も目前の患者に最善となるような治療に努めている。臨床の現場では，まさに一対一の人間関係に基礎を置く「医は仁」の世界が，理想になっている。

　しかし，薬物の有効性や安全性を科学的に評価するために必須となる「治験を含む臨床試験の場」では，患者は，自分自身の治療にはならないかもしれず，恩恵を受けるのは主として未来の患者である臨床試験に，被験者として参加することになる。また，臨床試験の場では，個々の患者からなる集団を対象にした客観的なデータが重視される。つまり，患者にとって「one of one のアプローチ」ではなく「one of them のアプローチ」を受けている感じがするという特徴が，臨床試験の場にはある。

　研究者の立場としての「one of them のアプローチ」の視点と，患者の立場としての「one of one のアプローチ」の視点が混在しているのが臨床試験の場の特徴である。臨床試験の科学性を追求するのは，前者の視点からであるが，そのために個々の患者の人権や保護がおろそかにされることがないように配慮することが，臨床試験を行う際に必須となる重要な心構えであり，「臨床研究の倫理性」の意味する内容である。つまり，研究者と患者のどちらか一方の視点にとどまるのではなく，両方の視点の間を柔軟に行き来できる「やわらかなこころと態度」が，臨床研究者とその支援スタッフには求められる，ということになる。

2）「ニュルンベルク綱領」と被験者保護

　第 2 次世界大戦中にナチスが行った残虐行為は，戦後間もなく戦勝国である連合軍（米国，英国，フランスが中心）が主導する軍事裁判で裁かれた。ニュルンベルク裁判

と名づけられているこの裁判で重要なことは，未来の人類の歴史の中でこのような悲惨なことを二度と繰り返さないためにはどうすればよいのか，そのための「歯止め」を考えたことである。この「歯止め」としての役割を果たすものとして「ニュルンベルク綱領」が生まれた(1947年)。「ニュルンベルク綱領」の冒頭に，現在「インフォームドコンセント」とよばれている考え方が盛り込まれている。その後，この綱領の精神は世界医師会の「ヘルシンキ宣言」(初版は1964年)にも取り込まれ，人間を対象にした臨床研究を行う際の倫理指針になっていることは周知のとおりである。

つまり，信頼できるエビデンスに基づいてより良い医療を人々に提供しようとする際に，人間を対象にした臨床試験を含む臨床研究を避けて通ることはできないが，その際に「被験者保護」は必須となる。

❷ 被験者保護のためのインフォームドコンセントとIRBの役割

1) 被験者保護のための「インフォームドコンセント」

米国での人間を対象にした臨床研究において，倫理的に問題のある研究が行われていたことが1950～1960年代に次々と報告されるようになり，これを契機にして1970年代の初めに「生命倫理学(bioethics)」という新しい学問が誕生した。従来の権威的で独善的な米国医師のパターナリスティックな態度が批判されるようになり，長年米国の医学界で重視されてきた「ヒポクラテスの誓い」には「患者の意思の確認」という重要な事項が欠けていることが指摘されるようになった。

患者が臨床研究の目的や方法について十分な説明を受けて納得したうえで，自発的な意思で被験者として参加するかどうかを選択するという「インフォームドコンセント」は，臨床研究において患者を守るための法理になっている。「インフォームドコンセント」は一般診療では，患者の意思を尊重した医療やケアを医療者から受ける権利を保障するものである。臨床研究の場では，医療者が行う医療行為や治験を含む臨床試験の実施が適法とみなされるためには，被験者の自由意思に基づくインフォームドコンセントが必須要件となっている。

2) 「ベルモント・レポート」の原則

1974年，米国では国家研究法(National Research Act)という法律ができた。この法律が成立したことにより，人間を対象とする研究にIRBの承認を要求するという連邦規則ができあがった。つまり，国家研究法の成立により現代的なIRBシステムが確立したことになる。その後，生物医学・行動研究における被験者保護のための国家委員会(倫理・宗教・法律・産業・医学・その他の分野の代表者により構成)が設けられ，数多くの報告書がまとめられ，1978年に有名な「ベルモント・レポート」とし

て公表された。

　ベルモント・レポートは，その後，人間を対象にした研究を実施する際の倫理指針になっており，次に記す3つの原則をあげている。

(1) 原則1：人格の尊重(respect for persons)

　この原則には個人の自律に関する次の2つの倫理的事項が含まれている。①個人を自律的な主体として扱うことと，②自律性の低下した人格を保護することである。

　この原則1(人格の尊重)から，次のようなIRBにおける承認の要件が導き出される。

- 自由意思による同意：自由意思による同意に基づく研究への参加
- インフォームドコンセント：インフォームドコンセントに基づく研究への参加
- 個人情報やプライバシー等の保護：被験者のプライバシーと秘密等が保護されること
- 参加を取りやめる権利：被験者には不利益な条件なしに研究への参加を取りやめる権利があること

(2) 原則2：善行(beneficence)

　この原則は，「研究は潜在的な恩恵を最大にし，潜在的なリスクを最小限にするようにデザインされなければならない」ということを意味している。

　この原則2(善行)から，次のようなIRBにおける承認の要件が導き出される。

- 恩恵とリスクのバランス：研究のリスクが，個人または社会に対する潜在的な恩恵によって正当化できること
- リスクの最小化：研究がリスクを最小化するようにデザインされていること
- 利益相反の扱い：利益相反(conflict of interests；COI)が適切に扱われていること
- 被験者の扱われ方：自分が被験者であったらそう扱われたいような方法で被験者が扱われていること

(3) 原則3：正義(justice)

　この原則は，「研究による潜在的なリスクは，その研究から恩恵を得る可能性のある社会の構成員で等しく分かち合われていなければならない」ということを意味している。

　この原則3(正義)から，次のようなIRBの承認要件が導き出される。

- 弱者の保護：弱者を便宜的な理由で研究対象として設定していないこと
- 公平性：研究参加により恩恵を得る可能性のある者を系統的に排除していないこと

3) わが国における IRB のあり方

わが国においても薬事法により法制化された「医薬品の臨床試験の実施の基準(GCP)」や「臨床研究に関する倫理指針」などが,ヘルシンキ宣言やベルモント・レポートの基本的な考え方をベースにして作られている。

これからのわが国における IRB のあり方を考える際に重要なことは,IRB が「被験者保護」という本来の機能を十分に果たせるようにすることである。そのためには,創薬育薬医療スタッフが育つとともに,IRB の設置母体のあり方,各 IRB メンバーの役割の再認識,よいコミュニケーションのあり方,IRB メンバーのための研修会の企画・運営などが,今後の活動のキーワードになってくる。

3 臨床試験の科学性と倫理性を学ぶために役立つ「模擬 IRB」

第19回大学医学部医科大学倫理委員会連絡懇談会を,大分医科大学(現 大分大学医学部)の主管で1998年1月22〜23日に別府において開催した。その年の春から,新 GCP が完全実施されるにあたって,同一の模擬試験課題(模擬試験計画書と模擬同意説明文書・同意書)を作成し,全国の大学医学部医科大学の病院長に配布して,それぞれの病院内に設置されている IRB で審査してもらい,それを持ち寄って一堂に会した場でディスカッションを行うという試みを行った。

その結果,全国80の医学部・医科大学の74%にあたる59大学から審査結果の回答を得た(**表1**)。

表1　各大学の IRB の審査結果

・承認	2%（ 1/59）
・修正の上承認	51%（30/59）
・非承認	27%（16/59）
・保留	12%（ 7/59）
・審査せず	9%（ 5/59）

審査課題が模擬課題であったため治験薬概要書のようなものもなく,さらには説明者もいない(したがって質問に答える者がいない)という具体性に欠ける状況,つまり与えられた書類だけの審査に頼らざるをえないという特殊な条件下での審査であったが,当時の大学病院の IRB のレベルでも,かなりのバラツキがあることがわかった。

当日のディスカッションは,模擬 IRB 審査のために作った模擬試験計画書と模擬同意説明文書・同意書の,どこが問題なのか,なぜ問題なのか,その問題点はどうすれば改善できるのか,などについて座長が解説しながら,質疑応答と意見交換を行うスタイルで実施した。

その後,日本臨床薬理学会年会でもシンポジウムで「模擬 IRB」を取り上げたこともある。また,2006年の春から筆者が国際医療福祉大学大学院の手伝いをすることに

なって以降，公開の「乃木坂スクール」でも何度か被験者保護を学ぶ目的で「模擬IRB」を課題として取り上げた。また，筆者が関与した「模擬IRB」は，大分で開催している「豊の国IRB連絡協議会」で実施したものも含めると，2009年夏までに10回を超えている。

❹ 「模擬IRB」の実施方法

「模擬IRB」の実施にあたっては，学習効果を高めるための工夫が必要となる。

1）「模擬試験計画書」と「模擬同意説明文書・同意書」の準備

模擬IRBを実施するためには，IRBの審査課題にする「模擬試験計画書」と「模擬同意説明文書・同意書」を準備する必要がある。この模擬試験計画書と模擬同意説明文書・同意書を作る段階が，最も労力と時間を要する。科学性と倫理性の面で重要な点の記述を，ほどよく抜いたものを用意する必要がある。実際に既に使用されている試験計画書と同意説明文書・同意書を使用することは，不可能に近い。またすでに終了した試験計画書と同意説明文書・同意書であっても，使用許可を得ることが現実的には難しい。

「模擬試験計画書」と「模擬同意説明文書・同意書」をその時々の学習目標に合わせて作成したほうが，臨床試験の科学性と被験者保護という倫理性のポイントを学ぶためには，より効果的な教材になると思われる。

実際の治験のIRB審査では，「治験薬概要書」が審査資料の中にあるが，「模擬治験薬概要書」を作るために膨大なエネルギーを要することになる割には，得られる効果はさほど上がるようには思えないため作っていない。

2）模擬IRB委員会委員の構成

模擬IRB委員会の構成は，全体の参加者の数にもよるが，委員長，副委員長，医学・薬学・歯学の専門会員，非専門家委員，施設外委員や市民委員といった利害関係を有しない委員など，全員の人数が数名〜10名にするのが実施しやすいようである。模擬IRBの実施に際しては，委員長の司会で審査を進めていく。各委員はそれぞれの立場を明確にしておくが，実際の発言は自分の立場を越えたものであっても一向にかまわない，という設定で実施する。

3）模擬IRBの説明者（研究責任医師等）を設けるか

実際のIRBでは説明者として研究者自身が出席するのは一般的である。しかし，筆者らの実施している模擬IRBでは，説明者をあえて設けていない。その理由は，

説明者となる者の準備の負担が過度に大きくなることと，説明者の実際の質疑応答の対応のしかたにより審議の結果が影響を受けやすくなること，などを懸念したためである．しかし，準備に余裕がもてるようであれば，説明者を設けた模擬IRBを組んでみることも可能である．

説明者を設けない場合には，模擬IRBの中で審議資料の記載事項に対する疑問点が委員から指摘されても，「後で担当者に確認しましょう」としか言えないという難点がある．しかし，説明者をあえて設けなくても，臨床研究を実施する際の科学性と倫理性の面から，模擬試験計画書と模擬同意説明文書・同意書のどこが被験者保護の視点から問題なのか，なぜその点が問題なのか，どうすれば問題点を改善できるのか，といった点を指摘することに焦点を当てることで，学習目標は十分達成できる．

4）模擬IRBに要する時間と時間配分

1チーム約30分間の模擬IRBを行い，2～3チームの模擬IRBを2時間程度の時間帯のなかで実施するか，5～6チームの模擬IRB委員会を半日程度の時間をかけて実施する．同じ課題を行うこともあれば，いくつかの課題を用意することもある．同じ課題を何チームかが行う場合には，最後のチームでは最終審議結果を出す必要がある．

模擬IRBはロールプレイだが，参加者は臨床研究の科学性と倫理性のポイントを楽しく学ぶことができる．各チームの模擬審査が終わるごとに，気づいた点に関する感想や疑問点を出し合いながら，情報の共有化をしていく．

最後には，模擬IRBのオーガナイザーがスーパーバイザーの役割として，全体を通じて気づいた点，よかった点，こうすればもっとよかった点などを感想として述べた後に，全体についての質疑応答の時間を設けることにしている．さらに時間的に余裕があれば，参加者全員にこの模擬IRBを行ってみて新しく気づいたことがあったかどうか，どのような感想をもったか，新しく何を学んだか，などについて述べてもらい，感じたことと，学んだことを共有することにしている．

5）学習のポイント

模擬IRBの実施によって，IRBの委員になる際の知識，技能，態度を身につけることはもちろんであるが，IRBの委員にならなくても，創薬育薬医療チームのメンバーとして働く際に役に立ち，臨床研究の科学性と倫理性を具体的に学ぶことができる．講義による単なる知識レベルの学習にとどまらず，参加体験型学習として臨床研究の科学性と倫理性に関する考え方を身につけようとする際に，模擬IRBはよい方法になるものと思われる．

（中野重行）

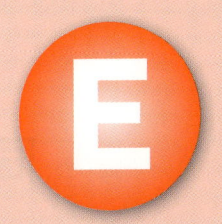

臨床試験の
インフォームドコンセント

E

E. 臨床試験のインフォームドコンセント

1 同意説明文書を考える

① インフォームドコンセントとインフォームドチョイス

　新 GCP が施行され旧 GCP から大きく変わった点の1つはインフォームドコンセントと文書で同意を取得することが明記された点である。インフォームドコンセント（informed consent）は IC と略して表現され，「医学的処置や治療に先立ち，それを承諾するのに必要な情報の説明を医師から受け，納得した同意」と記されている。また，IC は informed choice（インフォームドチョイス）とも呼ばれ，十分な説明を受け考えたうえでの選択という意味において，インフォームドコンセントとほぼ同義で使用されるが，患者自ら治療方法を選択するというニュアンスで使用されている。

　GCP 50 条に「治験責任医師は治験に参加させるとき，治験に関する事項について当該者の理解を得るよう，文書により適切な説明を行い，文書による同意を得る」ことが明記されている。また，51 条に説明文書に記載すべき事項が明記されている。

　GCP に示された同意説明文書に盛り込む項目は 81 頁，**表 8** を参照のこと。

1）CRC のジレンマ

　CRC は医師によるインフォームドコンセントの際に同席し，被験者の反応を確認しながら補足説明を行っている。その際に患者が理解した，納得したということを確認することは難しい。説明日と同意日が同日にならない（24 時間以上あける）ようにするのが理想とはいっても患者の来院頻度を考えると無理があり，詳しく説明した，時間をかけて説明したという CRC の満足感で終息していることがしばしばある。CRC は患者が満足いく説明を受けたと感じられるインフォームドコンセントを心がけることが大切である。

2）同意を取得することとインフォームドコンセント

　治験は同意を取得しなければ始められない。また，たとえ納得したうえで同意しても被験者は治験の進捗の過程で様々な不安や心配事にさらされている。同意を取得する際ばかりでなく，治験の全過程において被験者の気持ちに寄り添ったインフォームドコンセントを心がける必要がある。

❷ 患者にわかりやすい説明とは

> **わかりやすい同意説明文書作成のポイント**
> ①一般の人にわかりやすい文言を使用する
> 　・難しい漢字にはルビをふる
> 　・医学用語や一般的でない疾患や事象には注釈をつける
> ②イラスト，図，表を用いて，視覚に訴える
> ③患者が比較考量できる情報を盛り込む
> ④過度の期待をもたせる記載を避ける

1 患者の予想外の行動①

患者が自分で内服できるように
分包しておいた…
それぞれの袋から順番に飲んでください…
　　　　　⋮
家族が確認したときは朝の薬袋だけが空っぽ

2 患者の予想外の行動②

明日は朝から手術なので，今夜10時から
ご飯やお茶は飲まないでください
　　　　　⋮
患者はパンと牛乳をしっかり食べて手術に

　同意説明文書を作成するとき，一般市民である患者にわかりやすいように言葉を噛み砕き，専門用語を用いないよう配慮する必要がある。

　1，**2**は臨床の場で実際に経験した事例である。患者にとってわかりやすいであろう具体的な言葉を使って説明したつもりが，患者はその内容をイメージできず失敗した。医療者にとっては日常的なことでも，患者にとっては初めてのことが多々ある。治験においても同様のことがいえる。CRCが説明していることを患者がイメージできないと，逸脱や脱落につながるばかりでなく，被験者の安全性が脅かされることになる。インフォームドコンセントやインフォームドチョイスは，今までの日本の医療の"お任せ医療"から，患者が主体的に"参加する医療"へと変貌していくプロセスであるといえる。

❸ インフォームドコンセント時のキーポイント

　CRCは患者に治験の説明をする際，患者が理解しやすいようにと様々な工夫をしている。しかしながら医療者からの一方通行になっている場合も少なくない。納得したうえで治験への参加を選択する過程には，患者の様々な想いが含まれている。その想いに沿ったインフォームドコンセントを行うことが，患者が安心して治験に参加し治験を継続していくことにつながっていると思われる（**3**）。

3 患者に安心して治験に参加してもらうために

患者の治験参加時の「想い」は様々。それぞれの候補者に寄り添ったインフォームドコンセントが必要

4 治験に対する想いの違い

最良の治療を求めて通院
それを超える治験があれば…

患者

依頼者　薬　医師

より良い薬を1日も早く患者さんへ　　忙しいのに…でも新しい治療方法が見つかるかも？

　患者は自分の病気を治したい一心で病院を訪れ受診している。 4 に示したように薬や治療に対する思いは，治験を依頼する企業・治験を実施する医師・治験を受ける患者，三者三様である。このように，思いの違いを乗り越え治験への参加を選択する患者と医療者との間には，コミュニケーションと信頼関係が必要である。

　この信頼関係を築くためには，一方向の説明ではなく候補者の想いを受容・共感する姿勢が大切である（ 5 ）。

5 候補者の想いに添ったインフォームドコンセントとは

候補者の想いを受容・共感する

⬇

CRCは候補者（被験者）の気持ちの表出を助ける役割をもつ。言葉として表現できなくても相手の雰囲気を察知する技能（コミュニケーション能力）が必要

❹ 患者が抱いている想い

患者は治験に対してどんな想いを抱いているのであろうか。

> **治験に参加した患者が「治験」に抱いているイメージ**
> （良いイメージ上位3項目）
> ・新しい治療方法が生まれること
> ・新薬の開発に貢献できること
> ・医療の進歩に貢献できること

　治験に参加した患者の意識調査の結果では良いイメージをもっている人が多数を占めているようにみえる。しかしながら，患者の反応は様々で，医師の前で見せる顔とCRCに見せる顔が異なることがあるのを心の片隅に置いておく必要がある。

　たとえば，医師から治験参加の打診をされると，「先生が勧めるなら…」「難しいことはわからないのでお任せします…」といった反応がよくみられる。一方で，CRCが補足説明を始めると，「どうして私なのですか？」「実験台にされるみたい」と否定的な質問が出てくる。これは，患者の不安の表出の1つといえる(**6**)。また，治験に参加した患者の意識調査によると，もっと詳しく説明を受けたかったという意見がある。CRCはインフォームドコンセントの場面において，同意説明文書のすべてを詳しく補足説明するという役割ばかりでなく，患者が不安や疑問を表出しやすい環境を作り，不安を表出する手助けをするという役割を心がけることが大切である(**7**)。

　患者は治験に参加したとき一般的にはどのような情報を知りたがっているのか，ある病院で調査した結果を以下に示す。

> **患者がもっと詳しく知りたいと思った項目**
> ・治験薬の期待される効果（治験薬の特徴）
> ・治験薬の予測される副作用
> ・治験薬を選択しないときのほかの治療方法
> ・健康被害が生じたときの補償（具体的に）

6 患者の想いは複雑です…

- 信頼できる先生の熱意，誠意に応えなくては
- はやく病気を治したい
- より良い治療のために役立てるのであれば……
- 自分以外の困っている人のために
- 私は特別に選ばれた人？

インフォームドコンセント時の患者の想い

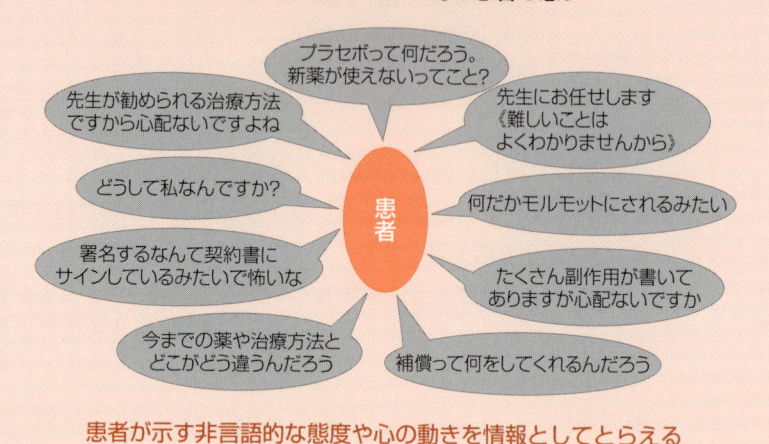

- プラセボって何だろう。新薬が使えないってこと？
- 先生が勧められる治療方法ですから心配ないですよね
- 先生にお任せします《難しいことはよくわかりませんから》
- どうして私なんですか？
- 何だかモルモットにされるみたい
- 署名するなんて契約書にサインしているみたいで怖いな
- たくさん副作用が書いてありますが心配ないですか
- 今までの薬や治療方法とどこがどう違うんだろう
- 補償って何をしてくれるんだろう

患者が示す非言語的な態度や心の動きを情報としてとらえる

7 被験者の人権と福祉を守る

候補者と向き合うインフォームドコンセント

1. 治験と治療の違いを伝える
2. 参加する自由，参加しない自由があることを伝える
3. 治験を選択しない場合のほかの治療方法も選択肢として伝える
4. 試験が新薬開発・承認のプロセスとして必要なことの理解と自分が参加しなければならないのとは別であることを伝える
5. 説明文書に規定された項目の説明は患者がイメージできる表現で伝える

❺ CRC が陥りやすい「勘違い」

　CRC はインフォームドコンセントの補足説明を行う際，時間をかけて患者が理解しやすい説明をすることに苦慮している。同意説明文書に記載される内容は GCP に規定されているが，患者にわかりやすいように情報を盛り込むあまり，最近では 20 ページ前後に及ぶ長文の冊子になっている。

---

8 事例 1
説明文書をくまなく読んで説明した

　ただ読んで説明するだけでなく，説明しながら，この患者はどんな情報を欲しがっているかを観察しながら説明を進めていく必要がある。欲しがっている情報は患者によって違う。一方的な説明ではなく質問する時間を提供しながら説明したい

---

　8 の事例 1 のように，くまなく読んで説明したから患者は理解しただろうというのは思い違いである。

　たしかに「時間をかけて説明をする」ことは該当している。しかし患者が聞きたい情報は個々に異なる。この患者は治験への参加を考えるにあたりどのような情報を聞きたがっているかを観察しながら説明を進めていく必要がある。

---

9 事例 2
患者に説明し，次回来院時同意を取得
　⇒患者に十分な時間を提供した
　⇒自宅に持ち帰り家族と十分相談してきた

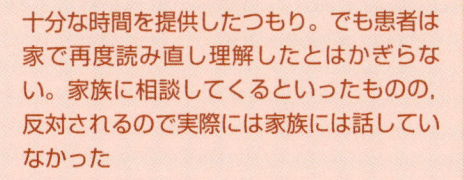

⬇

十分な時間を提供したつもり。でも患者は家で再度読み直し理解したとはかぎらない。家族に相談してくるといったものの，反対されるので実際には家族には話していなかった

---

10 事例 3
時間がないのでとりあえずサインするといわれた

⬇

インフォームドコンセントは同意取得時のみではない。日々の対応のなかで患者が不安に思っていることや疑問に思っていることを引き出してそれに応えることが重要

---

1. 同意説明文書を考える

9 は日常の治験の場面で遭遇する事例である。CRC は患者に「十分な時間をとって考えてもらった」「家族とも十分に検討してもらった」つもりになっていることがある。ところが細かく記載された長い説明文書をただ再読しているばかりであったり，家族と相談すると反対されるので実際には家族には話していなかったという患者もいる。

 10 は患者から「今日は詳しい説明を聞いている時間がないからとりあえずサインしておきます…」と言われた場面である。CRC としては，「時間をかけて…」「理解したうえで…」という条件を満たしていないという不安に駆られる。しかし，インフォームドコンセントは同意取得時のみではない。日々のやりとりの中で，患者が何を不安に感じているか，今この患者はどのような情報を欲しがっているのかを考えながら対応していくことが重要である。

6 IRB からの指摘事項

同意説明文書の作成支援をするうえで，IRB での指摘事項は大変参考になる。ことに非専門家や医療訴訟に携わっている委員からは，患者の立場で意見が出されることになり，医療訴訟に携わった委員からはトラブルを回避する表現方法など貴重な意見を聞くことができる。以下に IRB からの指摘事項の一例をあげる。

IRB から指摘事項の例
① 副作用の記載方法：数ページにわたる副作用が列記されている
　　⇒　不安をあおられる，恐怖心・警戒心を抱いてしまう
② 重篤な副作用：頻度は少ないですが×××がありました
　　⇒　試験では頻度が少ないかもしれないが，患者にとっては重大。予防方法や早期発見の手立てのほか，起こった場合に医師がきちんと対処するという姿勢を明記する
③ 検査名，事象名，症状や徴候など平易な言葉に言い換えられない医療用語には注釈をつける

同意説明文書は依頼者から IRB に申請される前に CRC が関わることのできるる唯一の文書であるといえる。現在では多くの施設で同意説明文書の雛形を作成し活用していると思われる。とはいうものの，CRC は患者やその家族が治験か標準治療かを選択する意思決定するのに必要な情報を提供しなければならない。

7 同意説明文書作成・インフォームドコンセント時のポイント

ここで大切なのは，説明をする対象となる被験者の層（小児・成人・高齢者）や対象群の特性に合わせた文章を作成することである。説明する内容を患者がイメージでき

> **11 依頼者から申請予定の同意説明文書を渡されたら**
> - 治験薬の特徴と開発の意義が記載されているか
> - 患者にわかりやすい平易な言葉で書かれているか
> - 慇懃無礼にならないていねい語が使われているか
> - 不必要なルビはふられていないか
> - 見やすい書き方(図，表，イラスト)か
> - 過度な期待を抱かせる表現はないか　　etc
>
> 自分が説明する時のイメージを思い浮かべながら読んでいくとチェックしやすい

なかったために失敗した例を先に紹介したが，CRC自身が被験者に説明するときの被験者の反応をイメージしながら年齢層に見合った挿絵(イラスト)や，図を用いて同意説明文書を作成するのも1つの方法である(11)。治験に参加した患者へのアンケート調査で，自由記載欄に記載されていた要望やコメントの一部を紹介する。

> **被験者からのコメント・要望**
> ・CRCの真摯な対応で治験に対する理解が増した
> ・CRCのわかりやすい説明があったので不安がなくなった
> ・患者をモルモットのように見ないでほしい
> ・治験薬の効果がなかったことについての説明や考察がなかった
> ・新薬に対する不安はいつでもある
> ・自分自身のために藁をもつかむ思いで参加した

> **12 インフォームドコンセント時に心がけること**
> - 患者に合わせた，わかりやすい言葉で説明する
> - どんな思いで治験に参加しているか理解したうえで真摯な態度で臨む
> - 不安をあおったり，警戒心を抱かせない
> - 「社会貢献は良いこと」は医療者の都合。同意をとることに集中し参加を説得しようとしない
> - 一方的に説明しない(質問しやすい間をとる)

このように患者により，治験に良いイメージをもつ人もあれば反対に悪いイメージをもつ人もいる。「自分自身のために藁をもつかむ思いで参加した」という言葉があるが，これが患者の本音ではないだろうか。

治験を推進していくうえで実施率や同意取得率を上げることはCRCの実績として評価されがちである。患者の本音を理解したうえで真摯な態度で臨むことがCRCとしてのコミュニケーションスキルを高めることにつながるはずである(12)。

(中原綾子)

E. 臨床試験のインフォームドコンセント

2 創薬育薬医療スタッフに必要な被験者保護の知識

① 被験者が置かれている状況を考える

　被験者が治験への参加を考えるとき，どのような事項が意思決定に影響を与えているのだろうか？　被験者候補者へのアンケート結果をもとに，検討してみた（**表1**）。調査対象は慢性疾患の治療中の患者で中高年者が多く，平均年齢は43.8歳であった。この年齢層は一般に，物事に対する理解力や判断力が高く，自立していて，自分の生活や病気の治療を自分で考え，コントロールできる年齢といえる。

　説明がわかりやすかった項目をみると，治験の意味や当該試験の意図などについて，50%以上の回答が得られた。それまで治験になじみのなかった人にも，ある程度の理解が得られたと考えられる。

表1　被験者の意思決定について

◇被験者候補者へのアンケート調査
- 慢性疾患患者を対象とした24のプロトコール
- 平均年齢　43.8歳（男性38人，女性27人，計65人）

1 同意説明文書で，わかりやすかった項目は？
- 治験とは何か　　　　　　　　　　　　　　58.4%
- スケジュールと検査内容　　　　　　　　　57.6%
- 効果と副作用　　　　　　　　　　　　　　55.3%

2 同意説明文書で，もっと詳しく説明してほしかった項目は？
- 効果と副作用　　　　　　　　　　　　　　21.5%
- 被験者の参加状況　　　　　　　　　　　　21.5%
- 治験を依頼している製薬会社名　　　　　　21.5%
- 補償について　　　　　　　　　　　　　　 9.2%

3 治験への参加を決めた理由は？
- 治療効果に期待したから　　　　　　　　　58%
- 主治医を信頼しているから　　　　　　　　27%
- ボランティア精神から　　　　　　　　　　 9%

◎実際のコメント
- 自分の病気が良くなることを期待した
- 医師やコーディネーターからの説明に納得できた
- 新しい治療（新薬）を受けることができると思った
- 新薬開発や医療の進歩に貢献できると思った
- 診療上の優遇があると思った
- 主治医には，断りにくかった

「治験参加中のスケジュールや検査内容」の項目は，被験者の関心が高い。また，治験に参加すると受診回数が増えるのか，あるいは検査に時間がかかるのかなど，具体的な疑問をもちながら説明を聞くため，イメージがつきやすいと考えられる。

一方で，もっと詳しく説明してほしかった項目として，治験に参加することで得られる効果と副作用，他の患者の参加状況，製薬会社名はともに要望が高かった。効果と副作用は，対象となる患者の状況や治験薬の特徴・試験デザインなどで違うため，提供する情報の選択が難しい。またほかの患者の参加状況については，患者が参加の可否を考えるとき，ほかの患者の参加状況を知り，「参加の価値あり」と判断した人がほかにもいることを確認して安心感を得たいのだろう。また，会社名については，自分が聞いたことのある製薬会社名であれば，一般に社会的にも信用がある会社だと判断して安心するものと考えられる。

② 被験者の意思決定を促すもの

最終的に治験参加を決めた人の参加理由は，「治療効果に期待した」が圧倒的に多かった。同意説明の際に，治験に参加しても必ずしも「治療」になり得ない場合もあることは説明してある。しかしそれがわかっていても，もし治療効果が上がるチャンスがあればと期待する人が多い。「診療上の優遇」の一部として，慢性疾患を対象とする場合，薬物による治療だけではなく生活指導や食事指導，きめ細やかな観察などが含まれることがある。そのようなケアも期待される治療効果といえる。

③ 副作用についての情報提供

先に述べたように，治験への参加は必ずしも治療になるとはいえない。GCP省令では，治験の文書による説明と同意取得の際に，「予測される利益と不利益について」説明するよう求めている（**表2**）。治験の利益と不利益は，等分ではない。特に不利益について，あらかじめどのような情報を提供するのが望ましいのだろうか？

先述の被験者候補者へのアンケートの際に，治験について不安なことを聞いてみたところ，経済的なこと，受診にかかる負担，医師との関係などにも及ぶが，身体に対

表2　治験薬の安全性に関する情報提供

GCP 省令
第51条：治験責任医師は，前条第1項（文書による説明と同意の取得）の説明を行うときは，次に掲げる事項を記載した説明文書を交付しなければならない。 五　予測される治験薬による被験者の心身の健康に対する利益（当該利益が見込まれない場合はその旨）及び予測される被験者に対する不利益
◇どこまでの情報提供が望ましいのか？

表3　被験者が感じる，治験への不安の内容

・治療効果	：自分の病気の治療に効果があるのか
・副作用	：どのような副作用があるか
	病気が悪くなったら，どうするのか
・補償	：きちんと補償してくれるのか
・支援体制	：どのようなサポートが受けられるのか
・費用	：よけいな費用はかからないのか
・スケジュール	：受診回数は増えるのか
・医師との関係	：断ったら関係が悪くならないか
	断ったら主治医に迷惑がかからないか

表4　副作用についての情報

- 重篤な副作用
- 発生頻度が5%以上の有害事象
- 発生頻度が0.1～5%未満の副作用
- 前相試験の結果報告された有害事象のすべて

　　何を基準に情報提供すればよいのか？
　　被験者が本当に知りたいのは何か？

◇副作用の情報提供は，被験者の不安を増すだけなのか？

する悪影響についての不安が一番大きい（**表3**）。

　同意説明文書には，様々な副作用・有害事象が記載される（**表4**）。発生頻度が高い副作用や重篤な副作用は当然記載されているが，発生頻度が低い副作用や有害事象は，どの範囲まで載せるべきなのか。その情報を理解する前提となる「副作用」と「有害事象」の言葉の区別からして，患者にはわかりにくい。患者が本当に知りたい情報は何なのだろうか？

❹ 被験者の納得を引き出す

　　CRCは，「被験者が，治験のありのままの情報をもって参加の可否の意思決定ができるように支援する」という立場に立って，対応のしかたを考える必要がある。

　同意説明の場面で，患者の気になる反応がいくつかある（**表5**）。このすべてが解決されなければ，治験への参加を決めてはいけないということではない。しかし，少なくともその患者が一番聞きたいと思っているのは何か，相手の反応を確認しながら対応することで，心からの「納得」を引き出せるのではないだろうか。これは，最初の同

表5　同意説明の場面で問題となる患者の反応

- 説明している内容の，何がわからないのかわからない
- 専門的すぎて，理解しにくい
- 主治医が勧める治療だから，受け入れる
- よくわからないが，医師におまかせする
- 何となく，漠然とした不安がある
- 副作用や治療効果などに対する，明確な不安がある
- 治療は受け入れるが，いろいろ難しいことは聞きたくない
- 不安はあるが，医師には聞きにくい

◇このまま治験に参加してもよいのだろうか？

意説明の場面だけでなく，治験中も事あるごとに繰り返される必要がある。それは，一般の診療場面での治療の説明と同意，治療の進行の際と同様である。

以下に，患者に治験のありのままの情報をもって参加の可否の意思決定をしていただいた事例を紹介する。

事例 1

患者は，6 年ほど糖尿病の治療をしてきたが徐々に血糖値が高くなり，医師の勧めで治験の説明を受けた。初めは，自分に注射針を刺すことへの抵抗感が強かったようだが，セルフケア能力を高くしなければ，これからも良くならないと考えるようになった。これも広い意味で患者ケアになったと考える。

---

2 型糖尿病：速効型インスリンの治験
58 歳，男性，6 年前から糖尿病治療．現在は内服薬 2 剤でコントロール
HbA1c 8.1％

- 医師から治験の参加を打診され，「参加してもいいかなぁ…」
- その後 CRC から説明すると，
  ・治験以前に，インスリン治療に抵抗感。
  ・注射と低血糖に対しての不安があるが，医師には言いにくい。
  ・外勤が多い仕事で，昼食時間が不規則。
  ・これまで，食事療法は頑張ってきたつもり。

　　　自己注射は抵抗がある　　　本音のところ　　　セルフケアへの意欲

- 患者の本音は，どこにあるのか？
- 今まで頑張ってきたことの評価は？

⬇

患者の気持ち
自分の血糖値がなぜ改善しないのか，今までの食生活や運動について，きちんと評価できていなかった。それができないと，インスリンを始めても，何をどうすればよいかわからない。低血糖を起こしたりしたら，ますますコントロールのしかたがわからなくなってしまう。

結論
糖尿病コントロールについて改めて評価したうえで，次の治療を考えたいので，今すぐは治験を選択しない。

事例2

がん治療の治験は，一般に第一選択とされる既存治療で効果が得られない患者を対象とすることが多く，治療効果への期待が大きい。しかし抗がん剤は，副作用を最小限にして治療効果を最大限にする用法・用量の設定が難しい。患者は，ほかの化学療法や放射線療法など，いくつかある治療のなかで，何が自分の望む治療方法かを検討し，主体的に治験を選ぶことができた。

前立腺がん：経口投与の抗がん剤の治験
72歳，男性，X線画像上で転移はないが，PSA（前立腺特異抗原）が上昇している

- プロトコールの特徴
  - 1日3回，食後に内服。治療効果を判定しながら，増量・減量する。
  - 2週間ごとに外来受診し，4週間内服・2週間休薬。
- 患者の思い
  - 医師から，今までのホルモン療法が効かなくなってきたと聞いている。
  - 入院して点滴で治療するのではなく，普通に自宅で過ごしたい。
  - 胃がんの手術を受けているので，下痢しやすいのが気になる。

| ベネフィット：治療効果 | 被験者がなりたい姿 | リスク：副作用 |

- 治験に参加することで期待される利益・効果とリスク・デメリットを，どのように説明するか？

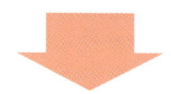

⬇

医師とCRCから，追加説明
　今回お勧めしている治験薬は，既存の抗がん剤の改良型で，胃腸障害が出やすいが，内服期間と休薬期間が取ってあり，症状に合わせて増量や減量ができるため胃腸症状やPSAを見ながら調節が可能。

結論
　できるだけ身体と生活に負担がかからずに治療効果が期待できるなら，やってみたい。

事例3

患者にとって，全身麻酔で手術を受けること自体が，すでにリスクを伴う治療である。仕事の関係で治験への理解はあるが，最近のアレルギー体験が不安を招いていた。手術中の治験ということで，突発事項の発生するリスクの面から参加の可否を判断した。

全身麻酔・開腹手術予定の患者：代用血漿の補液の治験
61歳，男性，結腸切除＋肝臓部分切除術の予定

- 患者の背景
  - 24歳時に，歯科治療で処方された抗生物質で薬疹が出た。
  - 6カ月前に魚を食べて湿疹が出て受診し，抗ヒスタミン薬を内服して回復した。
- 医師の説明への反応
  - 自分は医療器械の開発に関係する仕事をしているので，治験の意義は理解できるし，関心はある。
- 除外基準
  - 原因不明のアレルギーの既往がある場合は，除外。

　仕事上の立場，役割意識　　突発事項への不安，体調（体質）変化への不安　　アレルギーの体験

- アレルギーのことが気になるが，明確な除外条件ではない。どう判断する？

↓

医師とCRCから追加説明
　今回の治験薬は，植物のある成分から作られた代用血漿で，野菜のアレルギーがなければ，アレルギー反応が起きる可能性はかなり少ない。

結論
　今回病気になったことで，以前とは自分の体調が変わってきたように感じる。若いとき以来，アレルギーなんて経験しなかったのに，今年になって40年ぶりくらいで湿疹が出たりしたのも体調の変化の1つではないか？　と思うとやはり心配。今回は辞退したい。

事例 4

患者は，それまでの内服治療について，胃が弱くても飲み続けるしかないと考えていたため，外用薬に魅力を感じ使ってみたいと申し出た。しかし，プラセボ対照試験であること，鎮痛薬の変更による影響，貼り薬のデメリットなどを検討し，自分にとってのメリットは少ないと考えた。

慢性疼痛：鎮痛薬（外用薬）の治験
67歳，女性，消炎鎮痛薬の内服でコントロール。胃が弱く，胃薬は手放せない

- プロトコールの特徴
  - 治療期間：4週間（前観察期：1週間）
  - 効果があっても，継続投与はできない
  - プラセボと薬剤濃度の違う薬で，3群間の比較試験
  - 外用薬なので，貼り替えのときに痛みが増強する可能性あり
- 患者の背景
  - 季節の変わり目や，旅行の後など体調を崩しやすい
  - 痛みのために不眠で，精神科から睡眠導入薬と抗不安薬を処方
- 医師の説明への反応
  - 貼り薬は副作用が少ないのかしら？

　外用薬は副作用が少ない？　　少しでも痛くなければよい　　薬が変わる不安

● この患者に，この治験を勧めるメリットは？

⬇

医師と CRC から，追加説明
　この薬の特徴は，外用薬なので，痛いところに貼って，1日1回貼り直す必要がある。貼り薬なので，胃腸への負担は小さいが，皮膚がかぶれたりする可能性はある。プラセボ対照試験なので，どの薬が当たるかわからない。もちろん，始めてみて調子が悪いようなら，いつでも中止を申し出てもらってかまわないが，効果があっても，決まった期間が過ぎたら元の薬に戻さなくてはならない。

結論
　今回は，自分にとってメリットが少ないように感じるので辞退する。

❺ 被験者の判断力を見極める

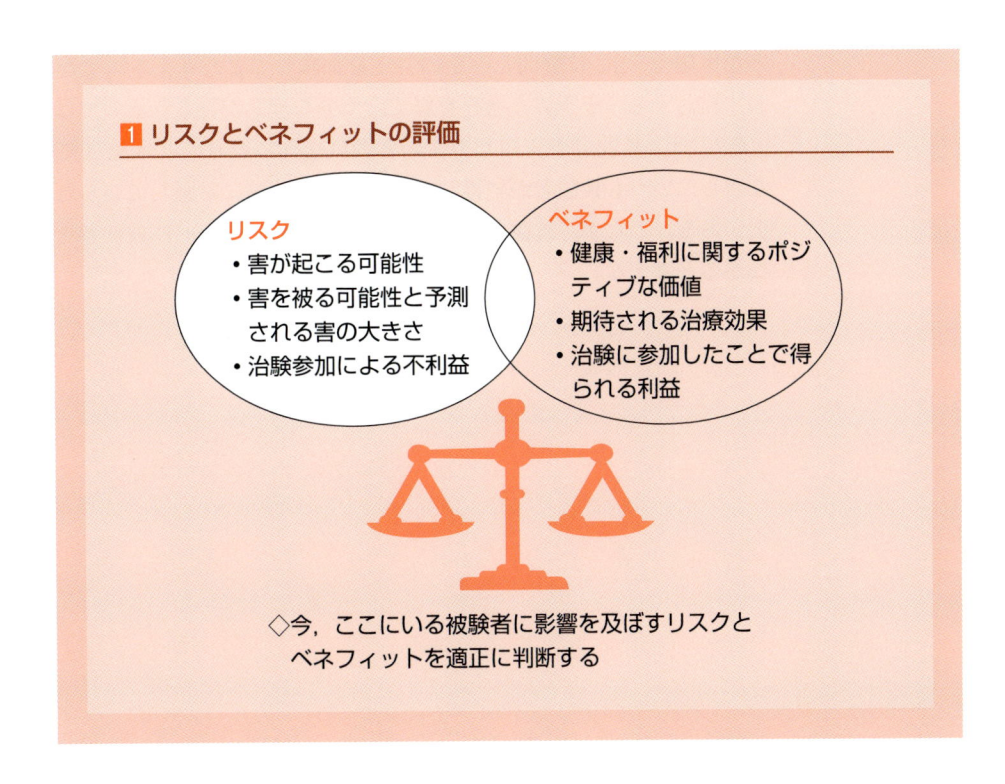

❶ リスクとベネフィットの評価

リスク
- 害が起こる可能性
- 害を被る可能性と予測される害の大きさ
- 治験参加による不利益

ベネフィット
- 健康・福利に関するポジティブな価値
- 期待される治療効果
- 治験に参加したことで得られる利益

◇今，ここにいる被験者に影響を及ぼすリスクとベネフィットを適正に判断する

　CRCの役割は，治験に参加する被験者に対して，被験者がこの治験に何を期待するのか，治験をどのように理解しているかなどを把握しながら，適切な情報を提供し，判断できるよう助けることである．まずCRC自身が，その被験者にとってのリスクとベネフィットを，適正に判断する必要がある（❶）．被験者が，治験の良い部分ばかりを見ているようならリスクがきちんと理解できているか確認し，デメリットが気になっていたら，そのデメリットを調整できそうな解決策を示す．

表6　被験者の判断能力を構成するもの

◇選択を表明する能力
◇意思決定に関連する情報を理解する能力
◇自分の置かれた状況，特に自分の病気とその治療を選択した場合に起こりうる結果に関する情報の重要性を理解する能力
◇関連情報をもとに，理論的に治療選択を比較・考察する能力

＊つまり，
「自分にとっての治験による利益・不利益を勘案する能力」

被験者の判断力(**表6**)を見極めるのは難しい。判断力は，自分に必要な「情報を収集」し，「理解」し，「比較」して，それについて「意思表明する」という要素から構成されている。人は基本的に日々の生活の中で，他人と情報をやりとりしながら，自分の気持ちや考え方を確認し，意思決定する。たとえば，説明の場面で自分が気になることを医師やCRCに質問し，その答えを加味してまた考える。また違う視点から確認し，検討する。そういう過程を経て，十分な理解が得られるのではないだろうか。

　CRCは，被験者が質問しやすい雰囲気を作ったり，どう思っているか尋ねたりしながら，いつも被験者が納得して，自主的に治験に参画していられるよう支援する必要がある。それが，被験者の意思決定を尊重し，倫理的に被験者を保護することにつながると考える。

（松木祥子）

付録

参加体験型ワークショップの記録

本項は，国際医療福祉大学大学院の公開講座である「乃木坂スクール」の中の「CRCのためのコース」で行われた参加体験型ワークショップの記録をもとにまとめたものである。

1 ワークショップとしての「模擬IRB」の行い方

CRCは，講義により学べる知識と，体験により習得できる技能をともに高めることが求められる。わが国では，ワークショップは，主としてEBM（evidence-based medicine）の学習方式として医療専門職間で導入されているが，CRCの教育においても小グループでの議論やロールプレイによる体験は，「気づき」と「学習意欲の高まり」が得られる点で，効果的な学習方法である。

1）学習の目標

①「一般市民からみた被験者保護」の視点，「法律家から診た被験者保護」の視点の講義内容を頭に入れたうえで，科学性の観点から試験計画書の妥当性，倫理性の観点から同意説明文書の内容を吟味できること
②グループ討論の際に，感情で意見を述べるのではなく，事実と感情を分けて，根拠を示した意見を述べることができること

2）模擬IRBの進め方

①事前にチーム編成をする：1チームは6〜10名程度。使用する模擬試験計画書，模擬同意説明文書を事前に配布。
②模擬IRBの当日の打合せ（約30分間）：GCP上規定されたIRBの成立要件にあわせて，IRB委員長，副委員長，医学・薬学歯学の専門家委員，非専門家委員，外部委員といった役割を決め，IRB委員長が司会役となり，チーム内で打ち合わせを行う。
③模擬IRBの実施：2007年度は，全部で4チーム（東京キャンパス3チーム，福岡キャンパス1チーム）を作り，各チームとも委員長が進行役を務めて，1チーム30分間の模擬審査を実施。
④連続して4チームの模擬審査を実施：最後の4チーム目は，それまでのチームの審議の内容をふまえたうえで，最終的な審査結果（承認，条件付承認，保留，却下）を決定。

3）全体討論とフィードバック

①参加者全員（模擬IRB委員）の感想
②アドバイザー（「一般市民からみた被験者保護」の講師，「法律家から診た被験者保護」の講師）からのコメント
③質疑応答
④オーガナイザーからのコメントとまとめ
⑤今回のワークショップに関するアンケート調査用紙への記入

4）模擬IRBの進行風景

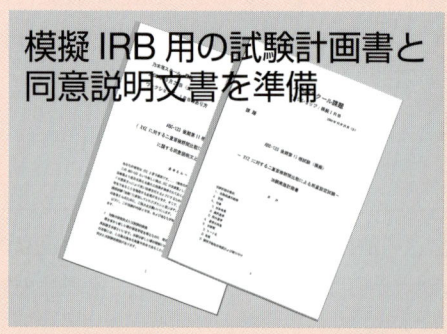

模擬IRB用の試験計画書と同意説明文書を準備

模擬試験計画書・模擬同意説明文書を事前に準備しておく。

あらかじめ全員に配布し，自己学習にて，模擬試験計画書・模擬同意説明文書の読み込みをして，模擬IRBの当日に備える。

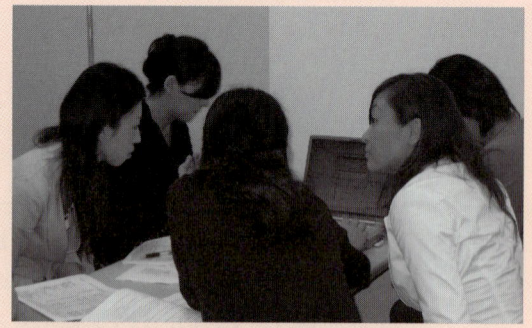

チームごとに分かれて，チーム内でのディスカッションを行う（約30分間）。

全員で意見を出し，各自が問題と思った点を話し合い，問題点を共有したうえで模擬IRBの進め方をまとめる。

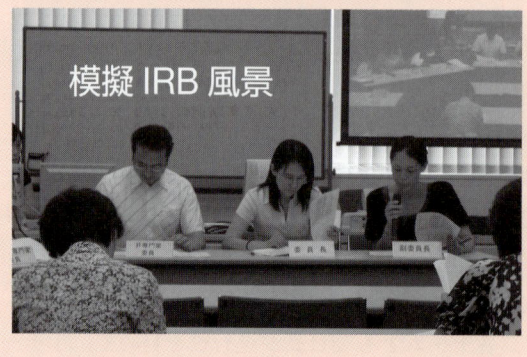

模擬IRB風景

チームの構成：IRB委員長，副委員長，医学・薬学歯学の専門家委員，非専門家委員，外部（非利害関係）委員

1チーム8〜10名で，委員長が進行役を務めて，30分間の審議を行う。

5）ワークショップ終了後の参加者アンケート結果

①所属機関について

病院	SMO	CRO	その他
11人 (42.3%)	11人 (42.3%)	0人	4人 (15.4%)

②CRC経験年数

6カ月未満	2年未満	4年未満	4年以上	経験なし
1人 (3.8%)	6人 (23.1%)	11人 (42.4%)	5人 (19.2%)	3人 (11.5%)

③講義の難易度

平易	普通	難しい	どちらとも	未回答
1人 (3.8%)	17人 (65.4%)	3人 (11.5%)	5人 (19.2%)	0人

④個人の受講目的の達成度

十分達成	ほぼ達成	どちらとも	あまり	達成できず	未回答
3人 (11.5%)	17人 (65.4%)	4人 (15.4%)	1人 (3.8%)	0人	1人 (3.8%)

⑤講義内容についての満足度

大変満足	ほぼ満足	どちらとも	やや不満	不満	未回答
5人 (19.2%)	17人 (65.4%)	4人 (15.4%)	0人	0人	0人

⑥グループワークについての満足度

大変満足	ほぼ満足	どちらとも	やや不満	不満	未回答
8人 (30.8%)	11人 (42.3%)	5人 (19.2%)	2人 (7.7%)	0人	0人

[意見・感想]

参加してよかった点（習得できた点）

- とても充実した内容で，他者の意見（生の声）が聞けた。
- IRBに参加したことが1回しかなく難しかったが，他施設のIRBに参加しているCRCの意見を聞くことで，実際のIRBの審議を学ぶことができた。
- IRB委員の立場になってみて，どういうところをポイントに審議するのかがよくわかった。IRBの責任の重さが肌で感じられた。

- 考え方が各人違うように，被験者の立場も個々で違うので，十分考えていく必要があると感じた。積極的に参加してよかった。
- 座学のみの研修よりも，様々な角度・視点で意見を聞くことが学びになり，わかりやすく参考になった。
- 自分で体験することにより，次回から少し違う目で考えたり感じたりすることができると思った。

不足を感じた点（今後の希望）
- 模擬IRBをすることで，貴重な経験はできたが，キャストが足りなかったのではないかと思う。依頼者や責任医師というキャストを作って質疑応答が成り立つようにしてほしかった。質問や意見を出しても一方通行で終わっていた。
- 資料の配布とグループ編成を，もっと早い時期に行ってもよかったのではないかと思う。会社が違うと会う機会もないため，もっと打ち合わせの時間を作ってほしかった。

6）ワークショップ企画運営者の感想

アンケートの記載にもあるように，CRCのみでワークショップとして模擬IRBを行うと，試験計画書で疑問に思った点に答えてくれる治験責任医師や医学専門家がいないために，模擬IRBとしての結論を出すには限界がある。

しかし，このワークショップの目的は，IRB委員としてのトレーニングにあるのではなく，CRCの能力の向上である。つまり，CRCとして活動する際に，被験者保護の視点（倫理性の視点）から，試験計画書や同意説明文書を理解し，問題点を改善できる能力を身につけて，被験者保護に役立てることを目的としている。このようなスキルを身につけるという点では，アンケートの結果にもあるように，具体的な事例を皆で一緒に考えながら，他者の意見に耳を傾けることで，様々な気づきが生まれ，効果的な学習法になるものと考える。

CRCは，依頼者から提供される試験計画書や同意説明文書は，GCPに則り作成されているから科学的・倫理的に問題がないとついとらえがちになる。知識ばかりに目を向けるのではなく，体験的に批判的吟味の手法を身につけ，被験者サイドに立った視点で問題点を解決する能力を高めることも重要である。

❷ ワークショップとしての「代諾者の必要な治験での同意取得」

治験において被験者として参加する際の同意は，本人自身の自由意思による同意と本人の署名を必要とする。しかし，本人自身での意思決定が困難な（十分な同意能力を欠く）場合（たとえば意識障害のある患者，認知症の患者や未成年者）には，代諾者が必要になる。代諾者とは，患者本人の親権を行う者，配偶者，後見人その他これに準じるもので，患者本人との生活の実態や精神的な関係からみて，患者の最善の利益をはかりうる者でなければならないとされている（局長通知）。

相手が本人でも代諾者でも，説明すべき内容に変わりはないが，患者の最善の利益

をはかる代諾者は，本人が抱く不安とは異なった種類の責任感やプレッシャーを感じていることがしばしば認められる。CRC は，このような代諾者に接したときには，代諾者の気持ち（不安など）を受容し，その気持ちに添った説明が必要になる。

1）学習の目標

①グループワークを通じて模擬試験計画書から同意説明文書を作成できるようになること

②グループワークにより作成した同意説明文書を用いて説明を行い，代諾者のインフォームドコンセントのありかたを体験的に学ぶこと

2）ワークショップの進め方

①事前に模擬試験計画書を配布し，チーム編成を行う。
　A：模擬試験計画書（ABC-123 顆粒剤の小児における第Ⅱ相臨床試験）
　B：模擬試験計画書（肺炎で意識障害を呈している患者に対する AAA-777 の製造販売後臨床試験）
②グループワーク：事前に配布した模擬試験計画書から同意説明文書の骨子を作成する（小児を対象とした治験においては，小児用アセント文書を作成する）。
③模擬課題 A：2 チーム，模擬課題 B：2 チームがロールプレイを行う。ロールプレイを行わない者は，観察者として参加する。各チームとも代諾者へ約 30 分間の説明を行う。
④フィードバック：ロールプレイ終了後，参加者によるフィードバックを行う。
　フィードバックの順番：CRC 役→観察者役→患者役，時間が余れば最後にもう一度 CRC 役が全体の意見を聞いたうえで感想を述べる。

3）フィードバックの方法：ポイント

- ロールプレイの中で感じたことだけを，フィードバックする。
- フィードバックの内容は，相手が受け入れやすいように，また役立つように配慮する。
- ロールプレイ中に起こったことを，事実と感情に分けて伝える。
- 相手のポジティブな点に注目しながら，次にネガティブな点を伝えるようにする。つまり，フィードバックは，P(ositive)→N(egative)→P(ositive)の順序を原則とする。

4) ワークショップの進行風景

模擬試験計画書を配布

模擬試験計画書を事前に配布しておき，ワークショップ当日までに読み込みを行い，チームごとにチーム内での役割分担を行う。

ロールプレイ風景

観察者

観察者のフィードバック

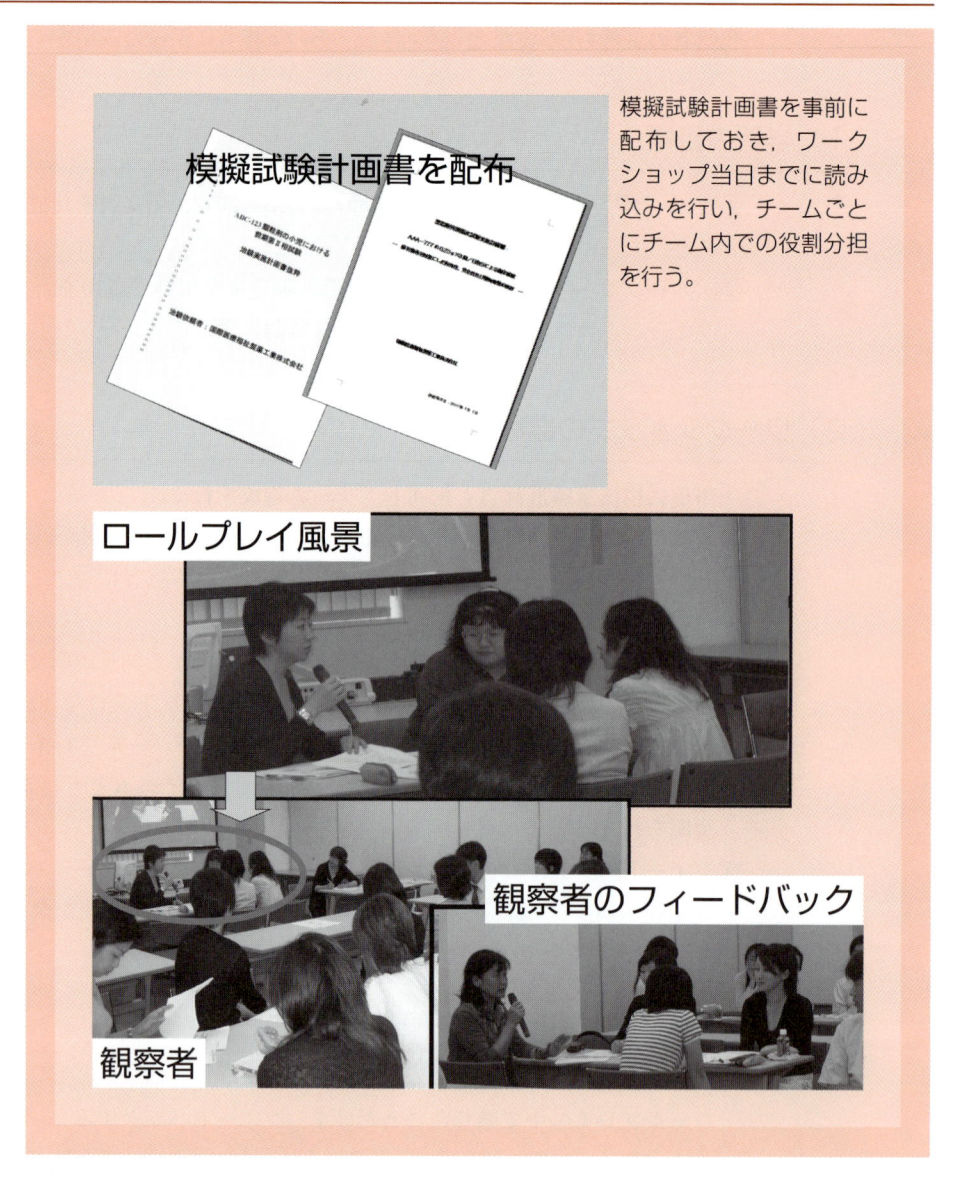

　患者用のシナリオは提供せず，それぞれに役作りを工夫してもらう。小児を対象にした治験では，子どもならではの質問が出ることもあるので，子どもでも理解できるように説明する必要がある。

　本人への治験の説明は，何度も経験しているCRCでも，代諾者への説明は初めてという方が多く，フィードバックでは様々な「気づき」が得られたことが語られた。

5）ワークショップ終了後の参加者アンケート結果

①所属機関について

病院	SMO	CRO	その他
14人 (32.6%)	27人 (62.8%)	0人	2人 (4.6%)

② CRC 経験年数

6カ月未満	2年未満	4年未満	4年以上	経験なし	未回答
7人 (16.3%)	13人 (30.2%)	15人 (34.9%)	6人 (14.0%)	1人 (2.3%)	1人 (2.3%)

③個人が設定した目標の達成度

十分達成	ほぼ達成	どちらとも	あまり	達成できず	未回答
4人 (9.3%)	32人 (74.4%)	4人 (9.3%)	0人	0人	3人 (7.0%)

④講義に対する満足度

大変満足	ほぼ満足	どちらとも	やや不満	不満	未回答
8人 (18.6%)	29人 (67.4%)	2人 (4.7%)	1人 (2.3%)	0人	3人 (7.0%)

⑤ワークショップに対する満足度

大変満足	ほぼ満足	どちらとも	やや不満	不満	未回答
14人 (32.6%)	25人 (58.1%)	3人 (7.0%)	0人	0人	1人 (2.3%)

[ワークショップで学んだ点（記述）]

- CRCとして働き出し3カ月。その間，同意説明をしたのは3回だが，そのなかには「人体実験」「モルモット」といった言葉を言われたこともあり，同意説明の難しさを感じていた。ワークショップに参加し，どちらも代諾者という設定であったが，代諾者の責任の重さやプレッシャー・不安などを感じ取ることが大切だと感じた。
- いろいろな同意説明のしかたを見学できて今後の参考になった。
- 同意説明を行っている場面を見学できる機会がないので，大変有益だった。日頃自分がしていることの振り返りができ，問題点・改善点を見出すことができた。
- グループワークは自分が思っていたより良かった。顔なじみもできて，楽しく参加できた。テーマが代諾者のいる被験者へのインフォームドコンセントで，代諾者の立場や医師との信頼関係など，説明のしかたを考慮しなければならないと感じた。医師から代諾者へ試験の目的，効果と副作用が十分説明されていれば，CRCからはその他の細かい部分や質問への対応を行えばよいのだろうと思う。
- いろいろな背景をもつCRCと一緒に話し合うことで，彼らの経験を聞いて，自分のものに

することができて，勉強になった．
- 小児のプロトコールでは，経験のないインフォームドコンセント場面をロールプレイで見せていただき，大変勉強になった．本人だけでなく代諾者に納得して治験に参加していただくためには，通常以上にいろいろな配慮をしなくてはいけないと感じた．また，代諾者が大きな負担感を背負わないためにも，CRCの活躍が求められていることが再確認できた．
- 今までに経験したことのない内容のインフォームドコンセントで，とても勉強になった．肺炎を担当したが，治験と製造販売後臨床試験の目的の違いを混同し，ポイントがずれていたことを気づかされた．
- いろいろな方のインフォームドコンセントのやり方を見ることができてよかった．
- 様々な意見交換の場となった．経験のないインフォームドコンセント場面に触れることができて，刺激的だった．
- 経験のない場面をロールプレイすると勉強になる．
- ワークショップで医療機関側の役をしたが，内容に対しての突っ込み不足・理解不足を感じた．もう少し勉強したい．

6）ワークショップ企画運営者の感想

　　代諾者に治験の説明をする場面のロールプレイというワークショップは，はじめての試みであった．インフォームドコンセントを行う場合，被験者やその家族によって，質問や抱えている不安は多種多様であり，CRCがひとりで判断しながら対応しなければならない場面も多い．また，ほかのCRCがインフォームドコンセントの場でどのような説明を行っているのかを見学する機会もないため，「これでよかったのだろうか」と不安を抱くことも多いと思われる．

　　経験者と初心者が入り混じって，グループワークで意見を出し合いながら学びの場をもつことで，自分自身に不足しているものが見えてくる．また，ロールプレイを経験することで，基本的な型を覚えたうえで，自分自身の形を作っていくのがインフォームドコンセントを上達させるコツだと実感した．

（中原綾子，中野重行）

索引

ACRC；Assistant CRC　2
BCRC；Beginner CRC　2
beneficence　202
book 型の治験薬　160
CCRC；Certified CRC　2
CRA；clinical research associate　63
CRC；clinical research coordinator　1, 17
　──，SMO 所属の　176
　── の ABC Steps　2
　── の役割　86, 138
CRC 業務　10
　── の改善，治験依頼者からみた　27
　── の多様化　16
CRC と臨床試験のあり方を考える会議　2, 16
CRC 連絡協議会　1
CRF；case report form　24, 144
CRO；contract research organization　20, 26, 54
deviation　66
eCTD；electronic common technical document　20
EDC；electronic data capturing　13
Excel　123, 129
GCP；Good Clinical Practice　1, 41, 62, 70
　── への適合性　66
GCP システム調査　68
GCP 実地調査，新医薬品の　65
GCP 実地調査結果　67
GCP 調査　62
GCP 適合調査　34
GLP；Good Laboratory Practice　41
GMP；Good Manufacturing Practice　41

IC；informed choice　208
IC；informed consent　192, 197, 201, 208
ICH-GCP　62
integrity　64
IRB；institutional review board　56, 203, 214
　── による被験者保護　195
justice　202
MR；Medical Representatives　63
National Research Act　201
on-site audit　47, 48
PTP シート　159
QA；quality assurance　40
QC；quality control　40
QT 間隔　98
respect for persons　202
SAE；serious adverse event　143
SCRP；Senior Clinical Research Professional　2
SDV；source document verification　19, 142
SMO；site management organization　20, 26, 174
SMO 間のトラブル　179
SOP；standard operating procedure　25
violation　66
Visio　132
Word　129

あ・い・お

安全性の解析対象集団　31
医事課とのトラブル　177
医師主導治験　13, 139
医師とのトラブル　176

逸脱　66, 102, 156, 182
　──，治験実施計画書からの　59, 75
違反　66
医薬情報担当者（MR）　63
医薬品医療機器総合機構　34, 62
医薬品開発　19
医薬品の臨床試験の実施の基準（GCP）　1, 41, 62, 70
院内調整　87
　── に必要な能力　104
　── のスキルとコツ　101
院内配布用資料　113
インフォームドコンセント（IC）　192, 197, 201, 208
インフォームドコンセント時のトラブル　149
インフォームドコンセント時のポイント　214
インフォームドチョイス（IC）　208
オーバーワーク　64

か

外注検体袋　122
開発業務受託機関（CRO）　20, 26, 54
開発戦略　20
外部判定委員会　98
カルテシール　36
看護部との調整　92
監査　40
　──，医療機関の　46
　── の対象　49
監査業務委託，CRO への　54
監査結果の報告　51
監査実施時期　50
監査担当者の教育　53
患者の想い　211
管理能力　135

き

企業主導治験　13
キックオフミーティング　113
教育能力　135
共感　170, 210
緊急の危険を回避するための治験実施計画書からの逸脱に関する報告書　77

け

傾聴　170
研究者主導臨床試験　104
検査部との調整　90
検査部とのトラブル　172, 178
原資料　56
原資料の直接閲覧（SDV）　19, 42
検体処理の手順　110, 119

こ

交渉能力　135
国際共同治験　13
個人情報保護法　199
国家研究法　201
コミュニケーション　135, 170, 185, 210
コミュニケーション能力　104

し

試験薬管理　172
事後処理　23
システム監査　45
事前準備　23
実施医療機関等施設監査　47
実施可能性調査　20
シミュレーション　96
事務部門とのトラブル　171
重篤な有害事象（SAE）　143
　──に関する報告書　78
受容　170, 210
情報提供，被験者への　153
情報の非対称性　190
症例ファイル　140
症例報告書（CRF）　24, 144
　──の作成　58
症例報告書記載情報　45
食止め　156

資料作成　105
新 GCP　1, 8
人格の尊重　202
審査報告書　35, 67
申請資料の信頼性の基準　41
心電図検査　98
真の不確実性　23
信頼関係　170, 210
信頼性適合性調査　68
信頼性保証活動　42

す

スクリーニング板　127
スケジュール確認表　115
スケジュール管理　117
スタートアップミーティング　108

せ・そ

正義　202
絶食　156
説明文書　81, 197
善行　202
全国治験活性化３カ年計画　10
全国治験活性化５カ年計画　15
選択・除外基準　127
全般的書類の作成　56
創薬育薬医療チーム　4, 169

た・ち

代諾者　228
チーム医療　87, 169
チームワーク構築，治験の　186
チェックリスト　129
治験
　──，質の高い　22
　──におけるトラブル　148
　──の空洞化　12
　──の現状　12
　──の質　194
　──のスケジュール管理　117
　──のチームワーク構築　186
　──の動向　13
　──の予定表　155
　──への参加の継続　82
治験検体　97
治験広告　150

治験コーディネーター　1, 17
治験参加　72
治験システム，院内の　93
治験施設支援機関（SMO）　20, 26, 174
治験実施計画書　181
　──からの逸脱　59, 75
　──の遵守　58
　──の不遵守　59
治験実施システム　48
治験実施状況報告書　78
治験審査委員会（IRB）　56, 57, 203, 214
治験スケジュール管理　183
治験スケジュールのトラブル　183
治験責任医師　70
治験総括報告書　45
治験担当医師とのトラブル　185
治験チーム　25, 95, 139
治験ネットワーク　12
治験薬 GMP　41
治験薬管理　58
治験薬の使用説明書　72
治験薬のトラブル　181
チャイルドロック　160
中央判定委員会　98
直接閲覧　47

つ・て

ツール作成，CRC 業務に必要な　123
データの完全性　64
データの信頼性確保　36
適合性書面調査結果　67
電子記録　59

と

同意説明文書　208
同意説明文書作成時のポイント　214
ドラッグ・ラグ　13
トラブル
　──，SMO 間の　179
　──，医事課との　177
　──，医師との　176

——,医療機関と治験依頼者間の　138
——,医療機関のスタッフ間の　169, 174
——,インフォームドコンセント時の　149
——,検査部との　172, 178
——,事務部門との　171
——,責任医師・分担医師との　170
——,治験実施中の　156
——,治験スケジュールの　183
——,治験担当医師との　185
——,治験における　148
——,治験薬の　181
——,被験者選定時の　149
——,被験者との　185
——,薬剤部門との　171
——,来院管理の　154
——の発生する原因　175
トラブル予防策　181
トラブル予防時期　166

に・ぬ

ニュルンベルク綱領　8, 200
尿検査　157
認定CRC　1
抜き取り監査　48

ひ

ヒアリングシート　152
被験者　70
　—— とのトラブル　185
　—— の意思決定　216
　—— のエントリー　57
　—— の納得　218
　—— の判断力　223
　—— のベネフィット　223
　—— への情報提供　153
被験者選定時のトラブル　149
被験者保護　63, 190, 200, 216, 228
　——,法的立場からみた　195

被験者募集　33
被験者モニタリング　37
ヒヤリハット　198
標準業務手順書(SOP)　25
品質管理(QA)　40
品質保証(QC)　40
　——,収集データの　31

ふ

副作用　164, 217
副作用等報告,治験中の　77
服薬指導　158
服薬日誌　119, 127
プライマリーナース　92
プラセボ　161
ブリッジング試験　13
プレゼンテーション　113
プロトコール　31, 193
　——,記載があいまいな　151
　—— の実施妥当性　36
プロトコールサマリー　107, 115

へ

ベネフィット,被験者の　223
ヘルシンキ宣言　62, 201
ベルモント・レポート　201

ほ

放射線部との調整　89
訪問書面調査　68
補償　103, 164

ま・も

マナー　142
模擬IRB　203, 225
模擬試験計画書　204
模擬同意説明文書・同意書　204
モニター(CRA)　63
モニター交代　142
モニタリング　22, 40, 46, 63
　—— に関する記録　24

や

薬剤部との調整　91
薬剤部とのトラブル　171
薬事規制　41

ゆ

有害事象　218
　—— の早期発見と対応　162
有害事象発現時の対応　72
有害事象報告　59
有効性の主要解析対象集団　31

よ

要素の錯誤　197
予防措置　23

ら

来院管理　154
ラポール　170

り

リスク　23
　——,被験者の　223
リスクマネジメント　23
臨床研究コーディネーター(CRC)　1, 17
臨床研究の倫理性　200
臨床試験
　——,質の高い　22
　—— の基本構造　200
　—— の国際化　17
　—— の多様化　16
　—— への期待,日本の　29

れ・ろ

連携,関連部署の　33
ロールプレイ　225

わ

ワークシート　24, 129, 140